U0887676

· 顾 问 樊代明 | 总策划 刘燕平 ·

中国常见肿瘤科普图解

ZHONGGUO CHANGJIAN ZHONGLIU KEPU TUJIE

主 编 许 剑

副主编 杨 阳 周薇薇 田 音

天津出版传媒集团

天津科学技术出版社

图书在版编目（CIP）数据

中国常见肿瘤科普图解 / 许剑主编. -- 天津 : 天津科学技术出版社, 2025. 7. -- ISBN 978-7-5742-3131-3

Ⅰ. R73-64

中国国家版本馆CIP数据核字第2025DB6192号

中国常见肿瘤科普图解

ZHONGGUO CHANGJIAN ZHONGLIU KEPU TUJIE

策划编辑：韩　瑞　李荔薇

责任编辑：季　乐

美术编辑：吕　刚　纪昕怡

出　　版：天津出版传媒集团
天津科学技术出版社

地　　址：天津市西康路35号

邮　　编：300051

电　　话：（022）23332390

网　　址：www.tjkjcbs.com.cn

发　　行：新华书店经销

印　　刷：北京捷迅佳彩印刷有限公司

开本 710×1000　1/16　印张 12.25　字数 163 000

2025年7月第1版第1次印刷

定价：68.00元

编委会

序言

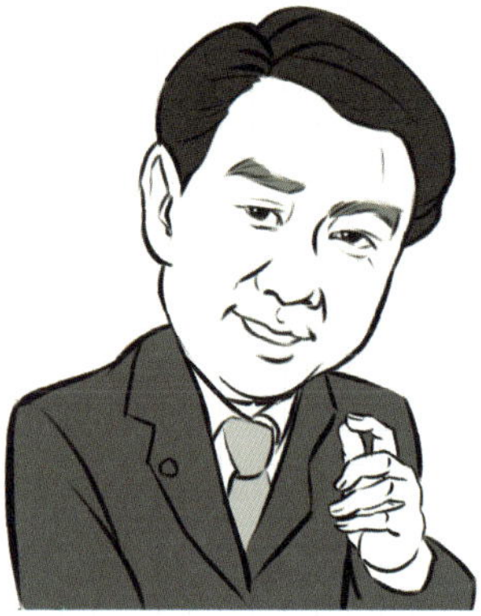

樊代明

中国工程院院士

美国医学科学院外籍院士

法国医学科学院外籍院士

肿瘤，这一生命旅程中的不期邂逅，实为人体精密调控网络失衡之果，堪称全身性疾病之典范。为夯实中国肿瘤防治之基，中国抗癌协会汇聚群英，集万余名业界精英之智慧与汗水，精心雕琢出《中国肿瘤整合诊治指南》（简称“CACA 指南”）——一部横跨肿瘤学界的鸿篇巨著，其规模之宏大，内容之广泛，堪称前所未有。五十三瘤种详尽剖析，六十诊疗技术精湛呈现，更以“防 - 筛 - 诊 - 治 - 康”“评 - 扶 - 控 - 护 - 生”十字方针为引领，填补了我国本土肿瘤指南之空白，不仅彰显了中国智慧之光，更在全球率先树立了“整体整合（HIM）”理念之旗帜。

然，学术之海浩瀚无垠，阳春白雪常难觅知音。如何将这深邃的医学智慧，转化为普罗大众手中的明灯，照亮健康之路，实乃时代赋予我们的重大课题。习总书记高屋建瓴，指出“科技创新、科学普及是实现创新发展的两翼，要把科学普及放在与科技创新同等重要的位置。没有全民科学素质的普遍提高，就难以建立起宏大的高素质创新大军，难以实现科技成果快速转化”，此言振聋发聩，强调了科普工作对于提升全民科学素质、促进科技成果转化的关键作用。渝北医院 CACA 肿瘤科普宣教培训基地，正是这股时代浪潮中的弄潮儿，他们积极响应总书记号召，勇于担当，深知知识之树唯有深深扎根于民众心田，方能枝繁叶茂，硕果累累。于是，一群满怀热忱与梦想的医者，携手并肩，以 CACA 指南为坚实基石，精心编纂了《中国常见肿瘤科普图解》。此书精选我国高发瘤种二十种，化繁为简，寓教于乐，将深奥的医学知识融入生动的文字与趣味的漫画之中，使之成为一部既具科学性又富有趣味性的袖珍版肿瘤科普宝典，让医学的深邃与人文关怀并蓄，触手可及。

余蒙编委会之邀，为是书作序，既感责任千钧，亦怀憧憬满怀。展卷细读，但见文脉清晰，逻辑严谨，字里行间洋溢着渝北医院同仁深厚的学术功底与非凡的创意才华。他们巧妙地将医学术语转化为通俗易懂的语言，将枯燥的知识转化为引人入胜的故事，让知识之舟乘风破浪，驶向公众的心海，不仅激发了公众对肿瘤防治的兴趣与关注，更搭建起一座连接健康与生活的坚实桥梁，引领着更多人踏上主动健康、科学防癌的征途。

《中国常见肿瘤科普图解》的问世，不仅是肿瘤科普领域的一次勇敢探索与成功跨越，更是中国抗癌协会及渝北医院 CACA 肿瘤科普宣教培训基地创新精神的集中展现。我坚信，在中国抗癌协会的坚强领导下，在渝北医院同仁的不懈努力下，这部袖珍版的肿瘤科普读本定能如星星之火般迅速燎原于华夏大地，照亮每一个家庭的健康之路，共同守护人类生命的绿洲，携手迈向一个更加健康、更加美好的未来！

2025 年 6 月 20 日

导言

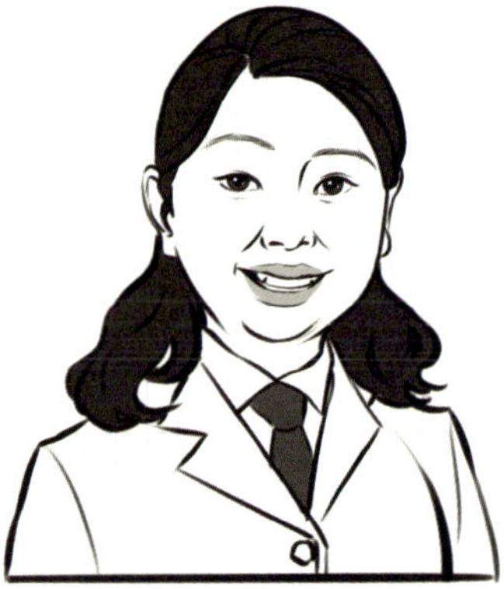

刘燕平
渝北医院党委书记

在人类与疾病顽强抗争的千年长卷中，癌症防治始终是医学领域最具挑战性且最令人敬畏的命题之一。习近平总书记曾明确指示："要把人民健康放在优先发展的战略地位，加快推进健康中国建设，努力全方位、全周期保障人民健康"。遵循国家"预防为主、防治结合"的方针，是我们开展癌症防治科普工作的行动指南。据统计，我国每年新增恶性肿瘤病例逾 400 万，死亡病例超过 200 万，其发病率和死亡率长期处于高位，成为严重影响国民健康的重大公共卫生问题。在此严峻形势下，普及科学认知、革新健康观念成为破局的关键之道。

2024 年 3 月，在健康中国战略深入实施的关键节点，中国抗癌协会 CACA 肿瘤科普宣教培训基地落户渝北医院。基地肩负着"让医学知识走出象牙塔"的时代使命，始终秉持"让医学高岭之花飞入寻常百姓家"的初心，严格遵循科学性、权威性与实用性原则，组织专家团队历时数月精心编撰《中国常见肿瘤科普图解》一书。该书打破传统医学科普的束缚，以“识其形—知其因—察其兆—明其径—晓其治—重康复—强预防—破误区”为逻辑主线，通过图文并茂的形式，向公众深入普及肿瘤防治知识，积极倡导健康生活方式，助力公众树立“早预防、早发现、早诊断、早治疗”的科学防癌理念，全方位指导公众科学抗癌。

本书的成功出版，得益于中国工程院院士、中国抗癌协会理事长樊代明教授的悉心指导与大力支持。樊院士提出的“整合医学”理念，以及由其领衔全国专家团队编撰的我国首部《中国肿瘤整合诊治指南》（CACA指南），为本书奠定了坚实的学术根基。这使得本书既兼具学术著作的严谨性与权威性，又拥有科普读物的亲和力与易读性，生动展现了医学模式从“以治病为中心”向“以健康为中心”转型的时代内涵。

谨以此书献给每一位珍视生命的读者。当科学防癌的理念融入日常生活，当“早发现、早诊断、早治疗”成为全民共识，我们终将筑起抵御癌症的坚实防线。让我们以“人民至上、生命至上”为信念引领，携手将健康中国的宏伟蓝图转化为万家安康的生动实践——愿每一次科学知识的传播，都能成为驱散癌症阴霾的一缕阳光；愿每一份对健康的追求，都能汇聚成民族复兴的健康基石！

刘莲年

2025年6月18日

前言

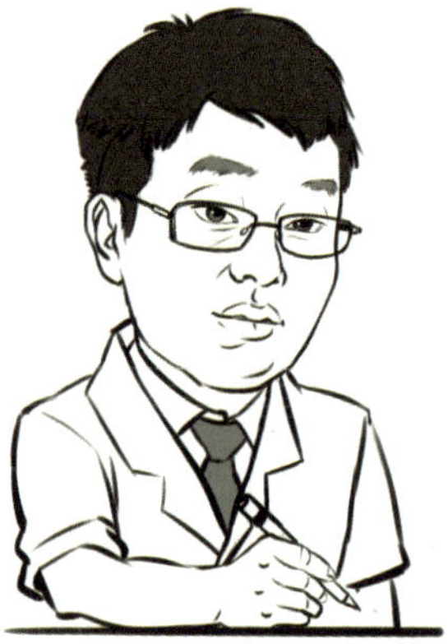

许 剑
渝北医院感染性疾病科主任

人体的新陈代谢一直在进行，细胞的新老更替一直在发生。随着人类寿命的延长，细胞在更新迭代过程中的衰老必然带来部分细胞的异常增生。因此，肿瘤是人类生命发展的必然阶段。但是，医学发展到今天，肿瘤治疗仍是一道难以破解的难题。所以，现阶段肿瘤防治的重点更应该放在预防上。

因为肿瘤与生命、寿命息息相关，人一旦得了肿瘤就会惶惶不可终日，谈起肿瘤总以恐惧居多。由于医者与患者信息的不对称性，目前，肿瘤学存在以下几对突出的矛盾：第一，深与浅的矛盾。医学专家总是想把肿瘤研究得深入一些，而民众渴望得到通俗浅显的解释，这就导致了医者讲的，患者听不懂，患者想听的，医者又“心中了了，口中难明”，肿瘤患者或者民众存在“沟而不通”的状况。第二，防与治的矛盾。目前我国肿瘤发现时，中晚期居多，此时常已经失去了手术机会。而在日常生活中，普通民众又不知道哪些因素容易导致肿瘤发生以及如何针对肿瘤发生的危险因素采取必要的预防策略，导致我国肿瘤“不能治，不会防”的现象极其严重。第三，医者与患者的矛盾。医生总是从医疗的角度治疗肿瘤，而患者及其家属更加关注治疗后患者的生存周期、生存质量及投入受益比，二者角度不同，关注的焦点不同，医者与患者关注的问题不能实现同频共振。

基于以上现状，本书以中国抗癌协会理事长樊代明院士主编的《中国肿瘤整合诊治指南》（简称“CACA”指南）为素材，高度凝练了中国发病率前 20 位肿瘤的核心知识点，旨在让肿瘤学这朵高岭之花飞入普众之家。本书的特点主要有：第一，使用了通俗易懂的文字及漫画，阐述了肿瘤学中复杂的概念与理论，是一本让医者讲得清楚，百姓看得明白的科普图书。第二，本书重点科普了肿瘤的高危因素、预防策略及早期筛查的方法手段，从而贯彻“肿瘤防治，重在预防、赢在早诊早治”的宗旨。第三，本书针对每一个肿瘤都提出了预后，让患者及家属彻底地了解肿瘤，让患者及医者站在同一视角聚焦肿瘤。

2025 年 6 月 16 日

目录

人体高发肿瘤示意图

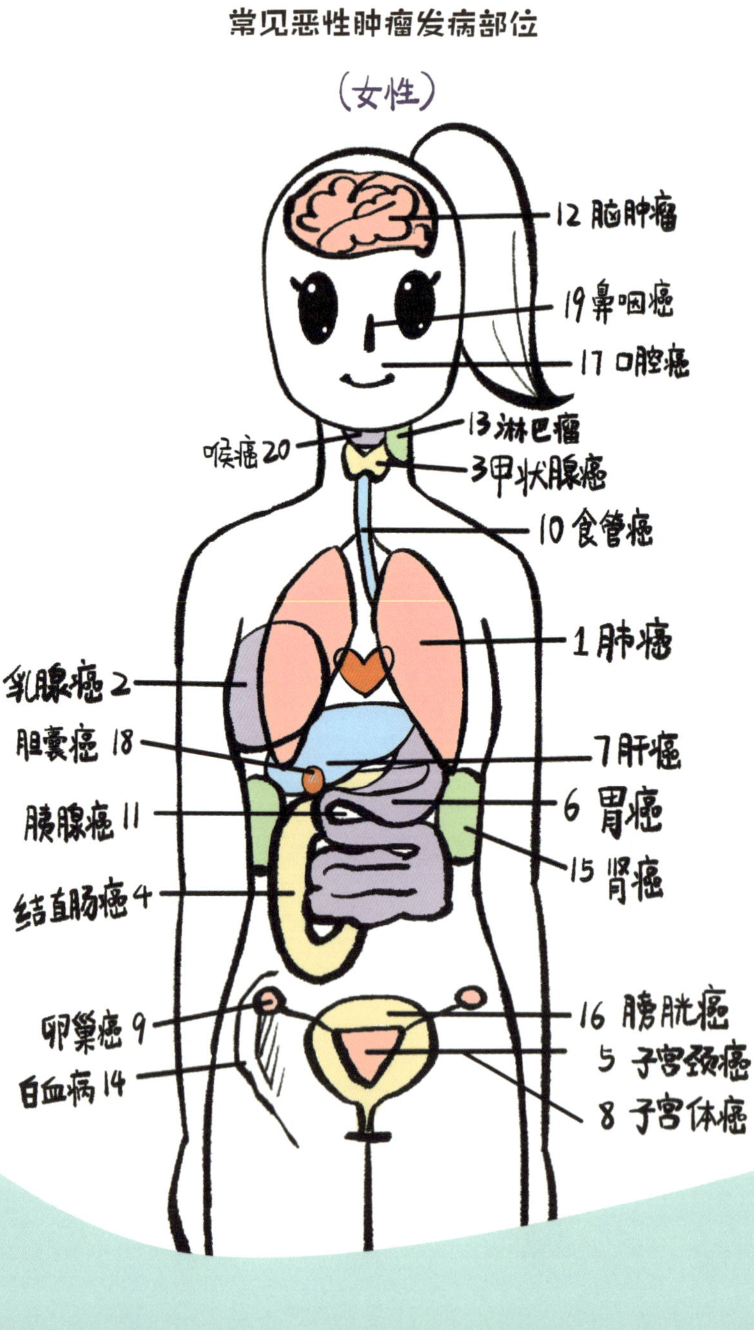
常见恶性肿瘤发病部位
（女性）
12 脑肿瘤
19 鼻咽癌
17 口腔癌
13 淋巴瘤
喉癌 20
3 甲状腺癌
10 食管癌
1 肺癌
乳腺癌 2
胆囊癌 18
7 肝癌
胰腺癌 11
6 胃癌
15 肾癌
结直肠癌 4
16 膀胱癌
卵巢癌 9
5 子宫颈癌
白血病 14
8 子宫体癌

常见恶性肿瘤发病部位

（男性）

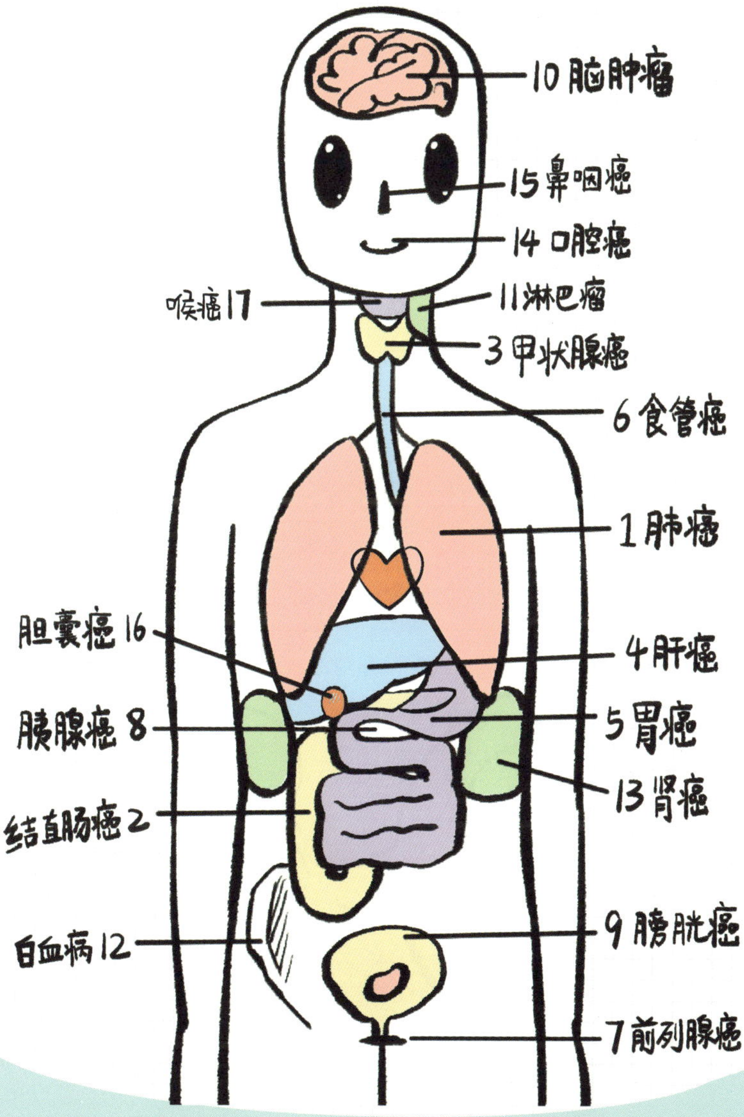

肿瘤基本知识

正常人体内含有癌基因和抑癌基因，
抑癌基因具有抑制癌基因的作用。

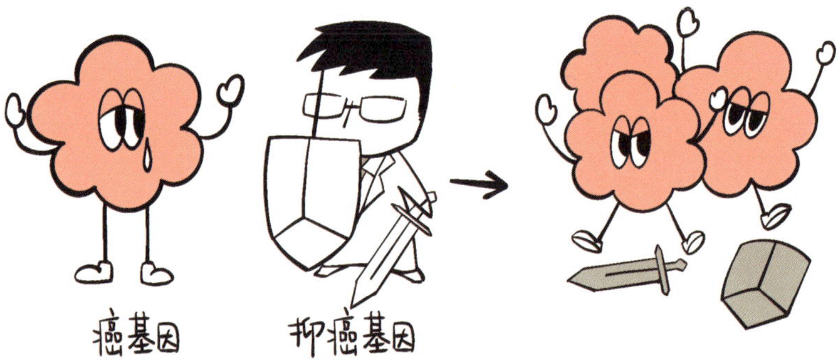

若抑癌基因不能抑制癌基因，人体组织细胞在体内外各种有害因素的长期作用下发生基因突变、表达紊乱、过度增生或异常分化，机体将会发生肿瘤。

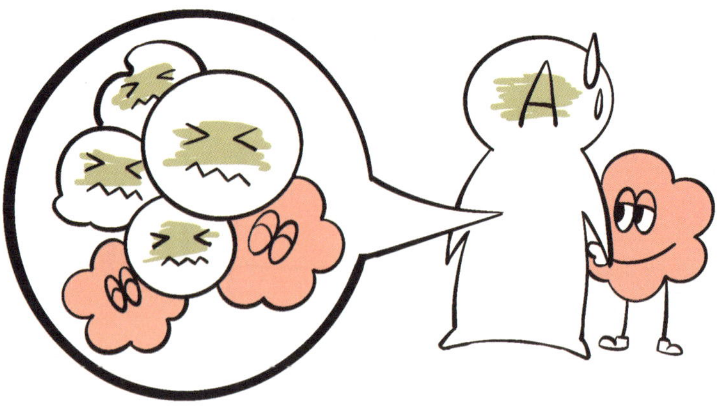

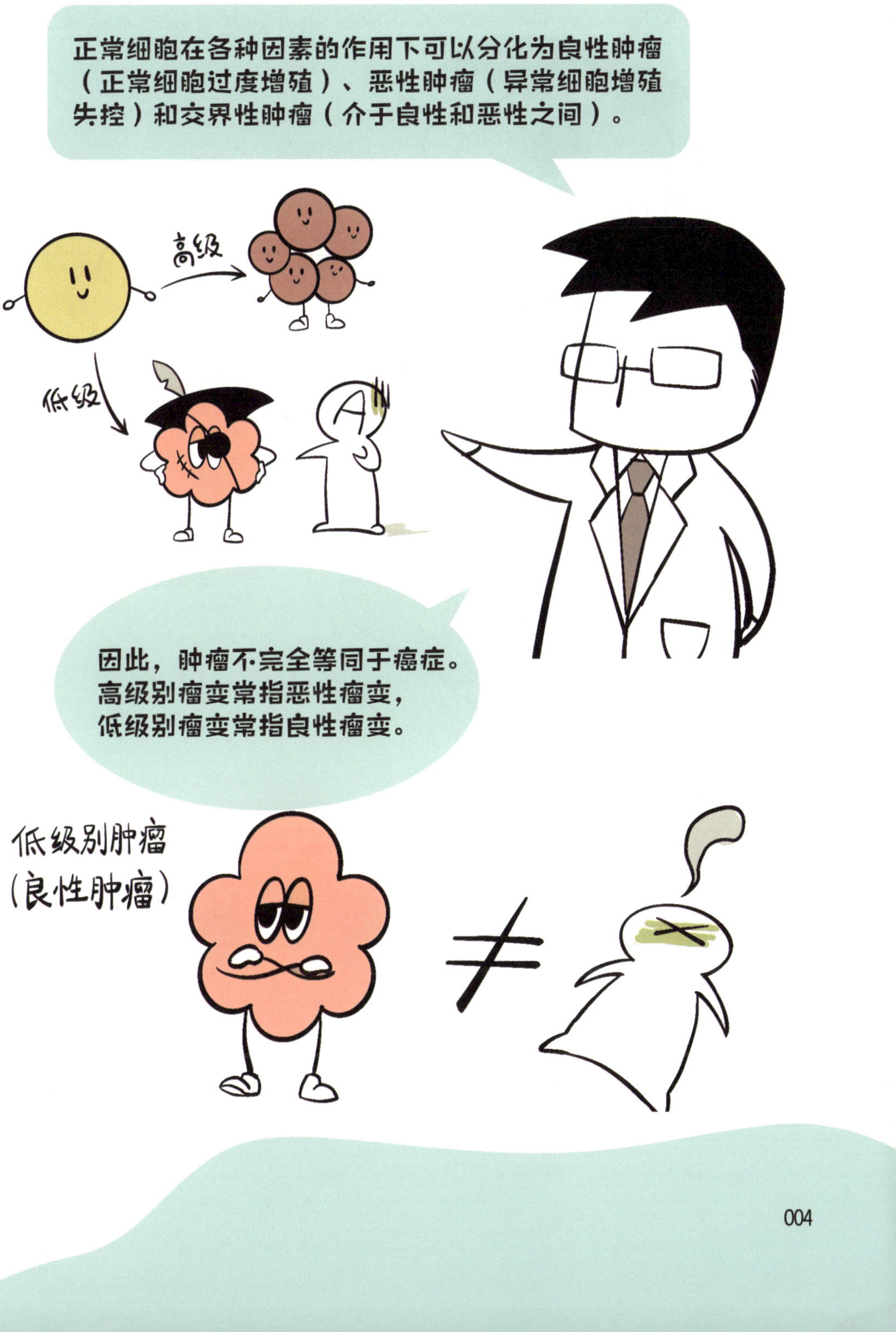
正常细胞在各种因素的作用下可以分化为良性肿瘤（正常细胞过度增殖）、恶性肿瘤（异常细胞增殖失控）和交界性肿瘤（介于良性和恶性之间）。
高级
低级
因此，肿瘤不完全等同于癌症。
高级别瘤变常指恶性瘤变，
低级别瘤变常指良性瘤变。
低级别肿瘤
（良性肿瘤）
≠

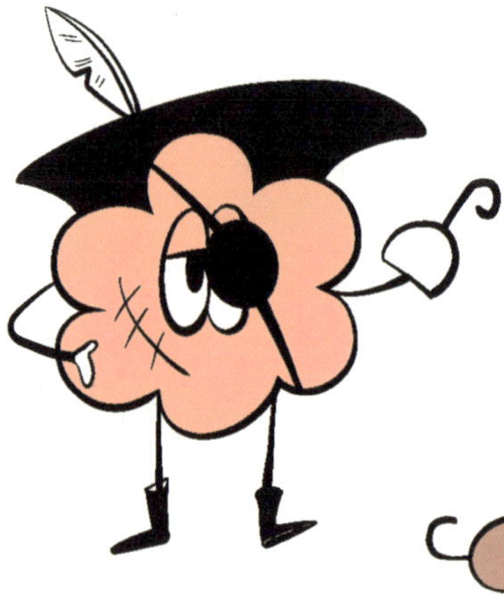

恶性肿瘤具有三个特征

01 自主性生长

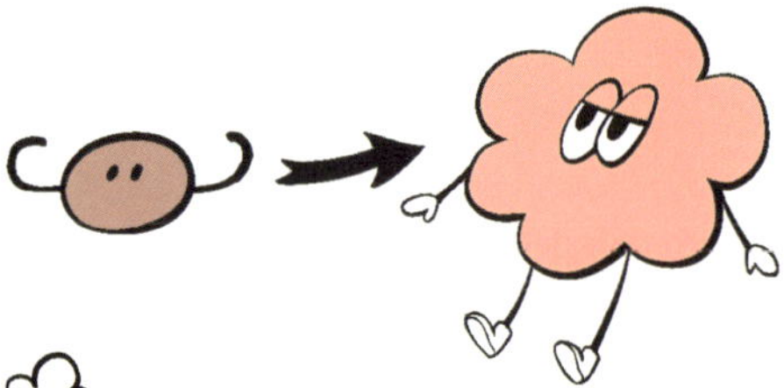

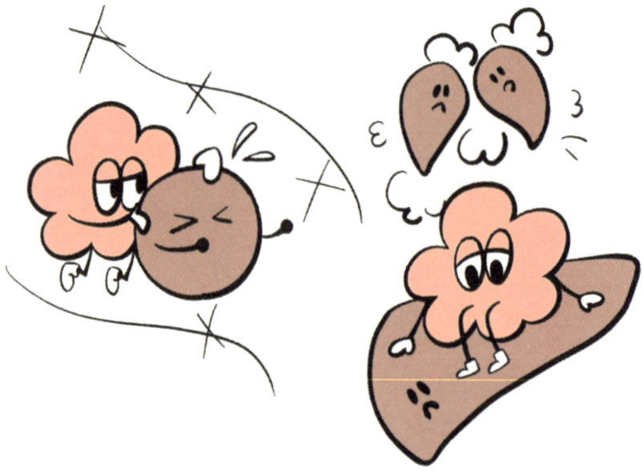

02 浸润和转移

03 遗传特性

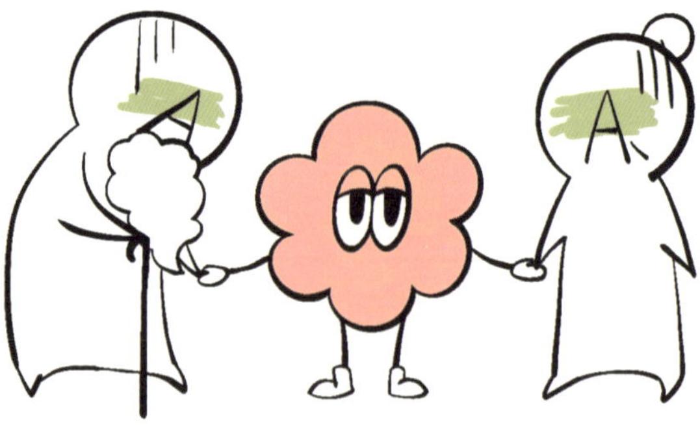

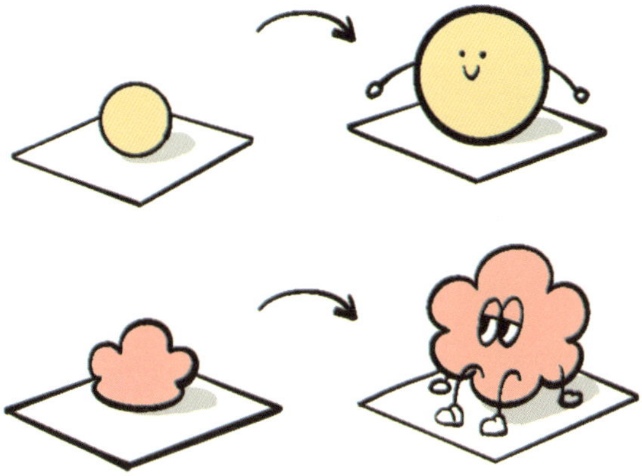

肿瘤细胞像正常细胞一样每天都在生长。

当它的发育程度与正常组织越接近，就称之为高分化肿瘤。因为它与正常组织很接近，所以对人体的危害就越小。

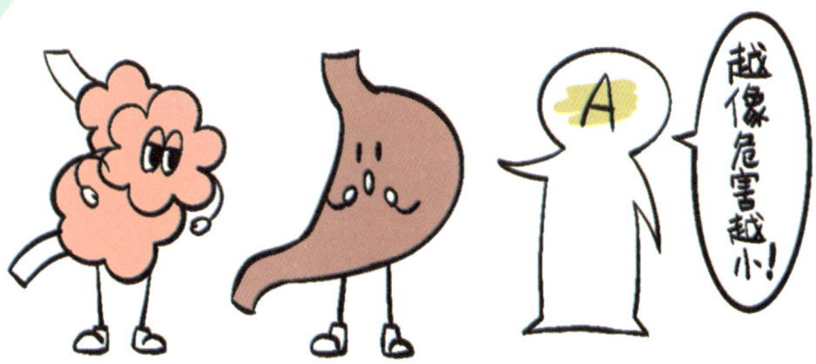

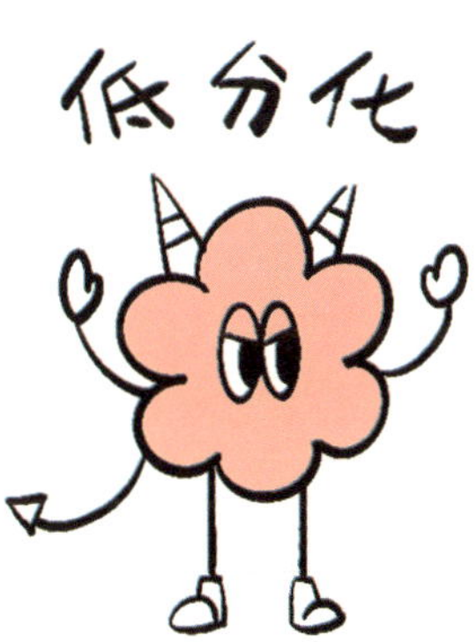

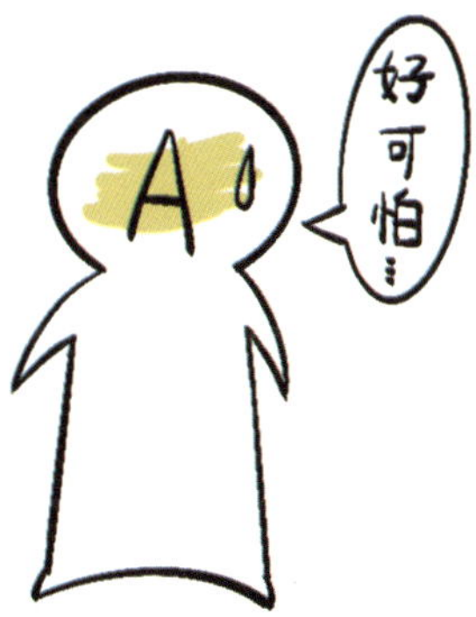

反之，分化程度越低，肿瘤的恶性程度就越高。

肿瘤的TNM分期

T

T是Tumor（肿瘤）的简写，T表示原发肿瘤大小·和范围，有T1、T2、T3、T4四个等级，数字越大表示肿瘤的体积和侵犯的范围越大。

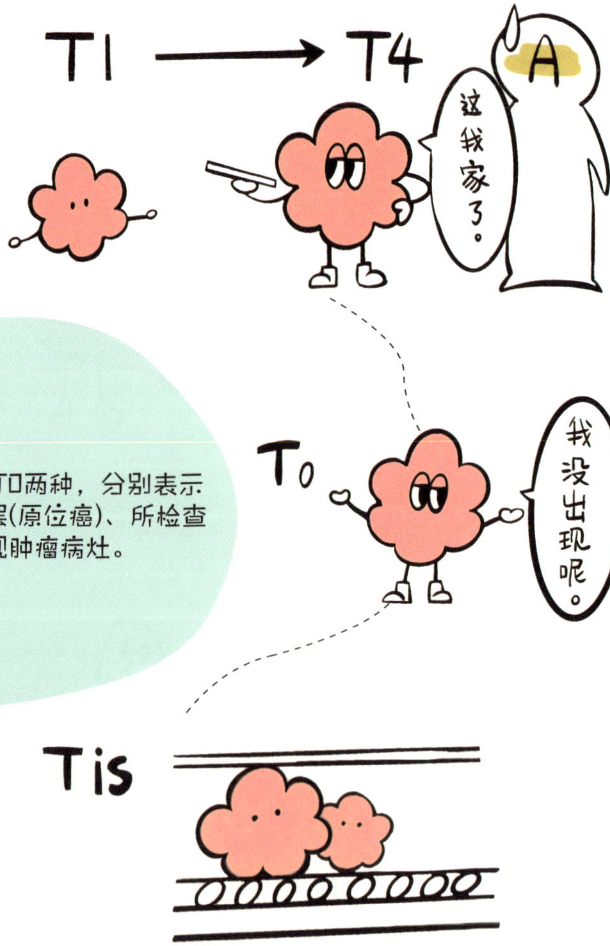

同时还有Tis和T0两种，分别表示肿瘤只到上皮层(原位癌)、所检查的部位没有发现肿瘤病灶。

N

N是Node（淋巴结）的简写，代表区域淋巴结，反映与肿瘤有关的淋巴结转移情况，有N0、N1、N2、N3四种。

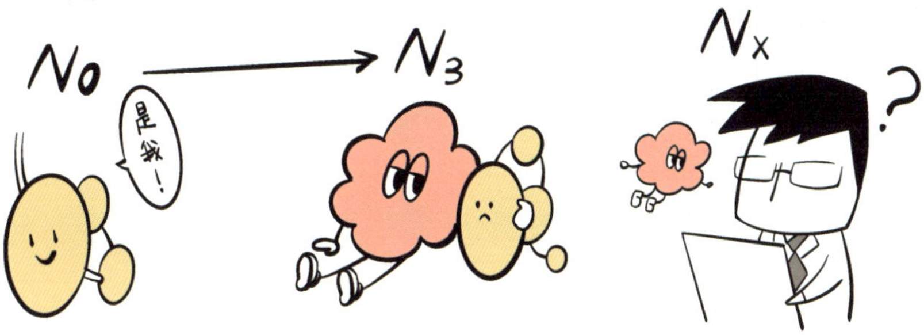

N0表示未发现淋巴结受侵犯，数字越大则表示局部淋巴结转移越多。如果淋巴结转移情况无法确定就用Nx表示。

M

M是Metastasis（远处转移）的简写，表示远处转移情况。M0表示没转移，M1则表示有转移。

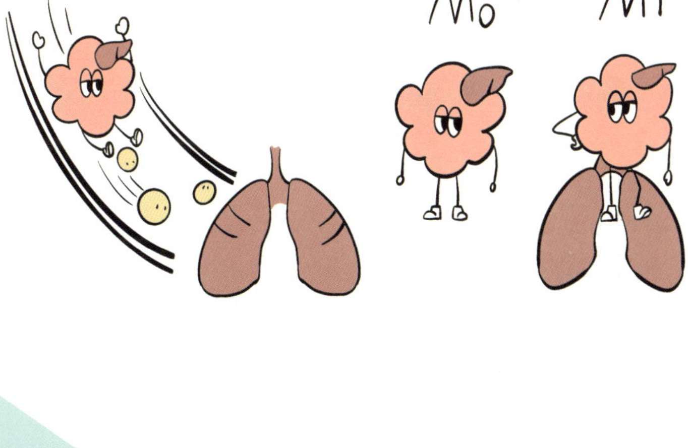

肿瘤的发展过程

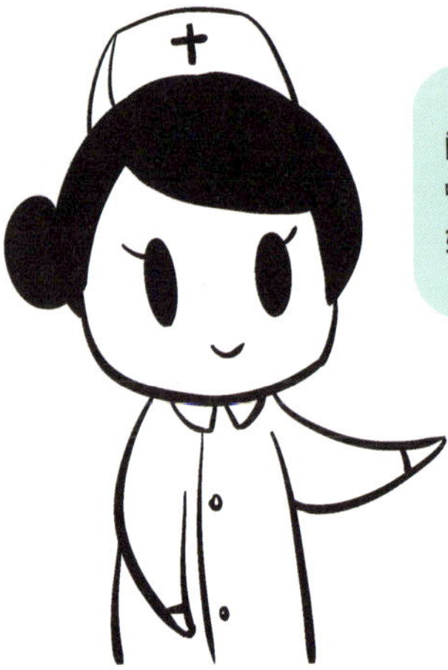

肿瘤不是一夜之间长出来的，它在多种因素的作用下，慢慢发展而来的。往往经历“癌前病变–早癌–原位癌–转移癌”演变的过程。

癌前病变

癌前病变并不是癌，因此不应将癌前病变与癌等同起来。

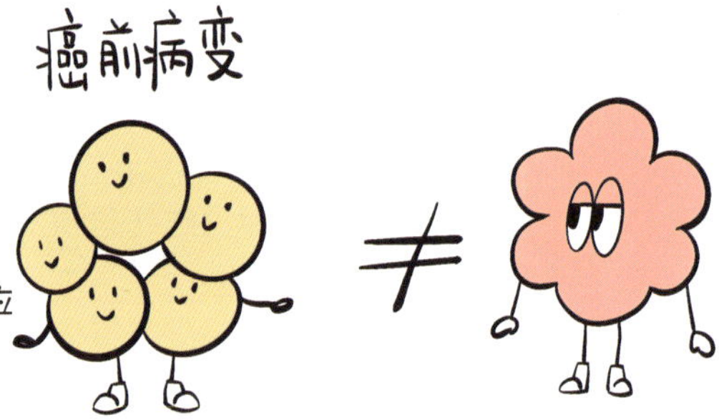

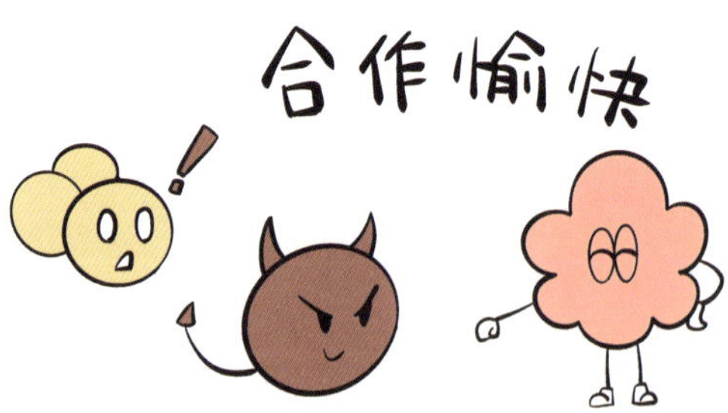

癌前病变大多数不会演变成癌，仅仅是其中部分可能演变成癌症。因此，如何处理癌前病变是预防癌症的关键。

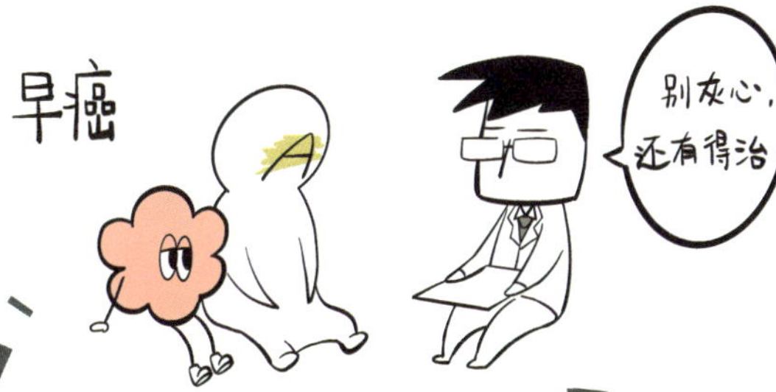

早癌

早癌是相对于癌症中晚期而言。一般早癌处理起来相对容易一些，预后相对较好；如果发展到中晚期癌症，则预后不佳。

原位癌

通俗讲是恶性肿瘤局限在皮肤或黏膜内，还没有通过皮肤或黏膜下面的基底膜侵犯到真皮组织，更没有发生浸润和远处转移的状态。

因此，原位癌有时也被称为“浸润前癌”或“0 期癌”，严格意义上而言，它根本算不上真正的癌症。如果在原位癌阶段发现，是较轻微的病症，治疗方案也比较简单，通常是直接切除，完全可以治愈。

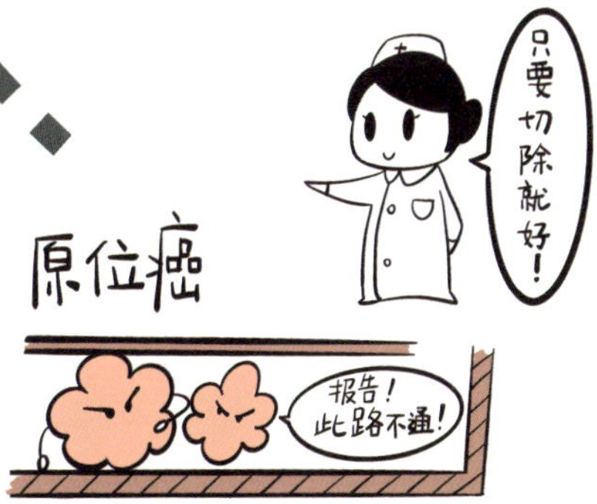

转移癌

转移癌是指肿瘤细胞从原发部位侵入淋巴管、血管或其他途经被带到它处继续生长，形成与原发部位肿瘤相同类型的肿瘤，这个过程称为转移，所形成的肿瘤称为转移瘤或转移癌。

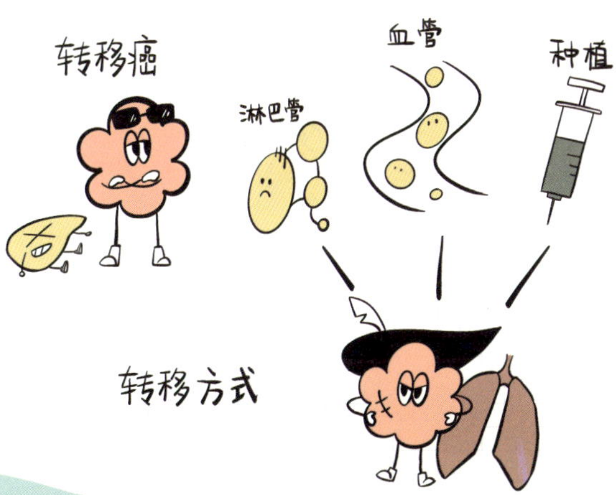

（许剑）

肿瘤常用治疗手段

1.手术治疗

把肿瘤病灶或肿瘤器官切除的治疗手段。

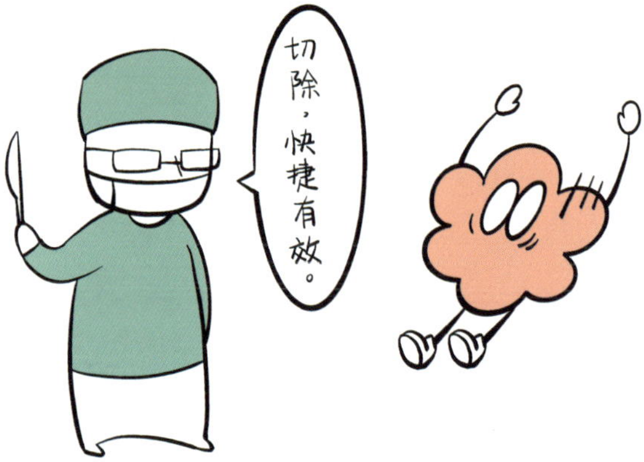

2.放射治疗

放射线照射肿瘤，破坏肿瘤DNA，同时损伤正常细胞。

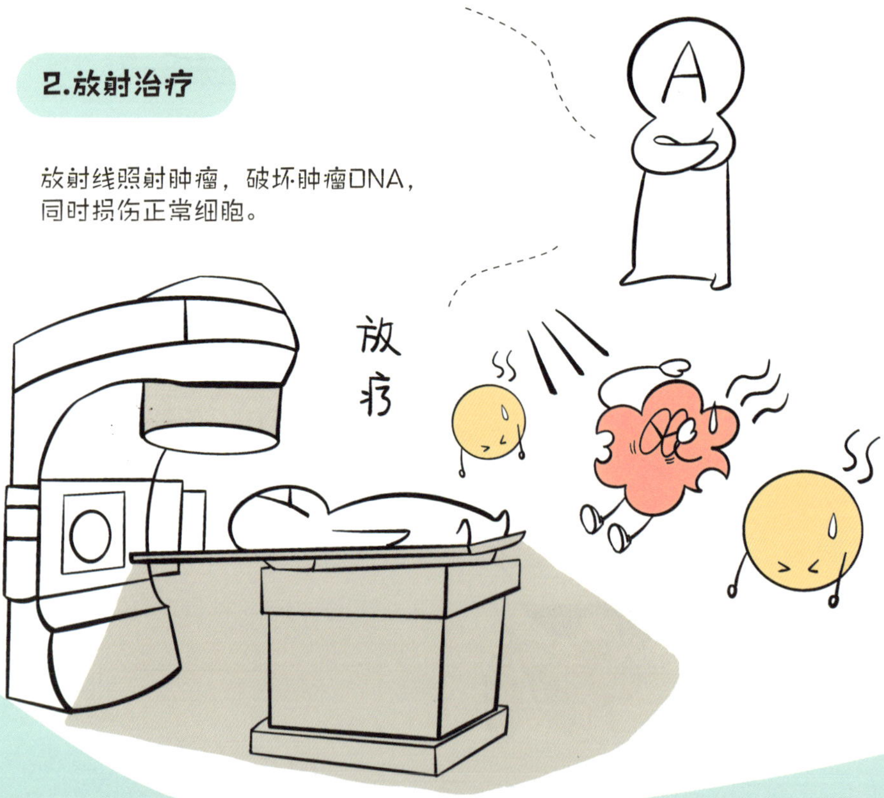

3.化学治疗

细胞毒药物，相当于给肿瘤细胞喝点毒药，从而抑制肿瘤细胞生长，作用无选择性，同时损伤正常细胞。

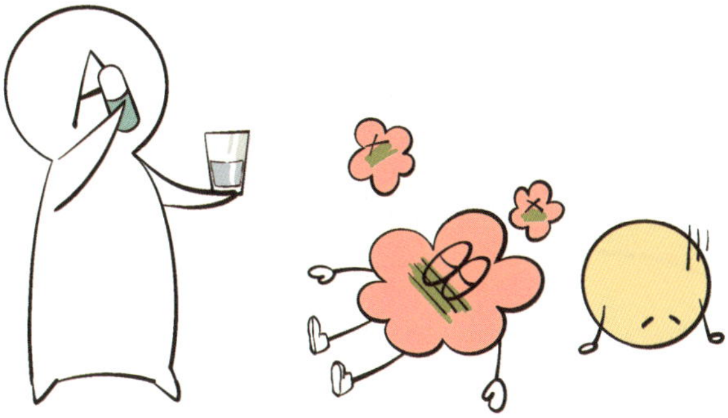

4.微创介入治疗

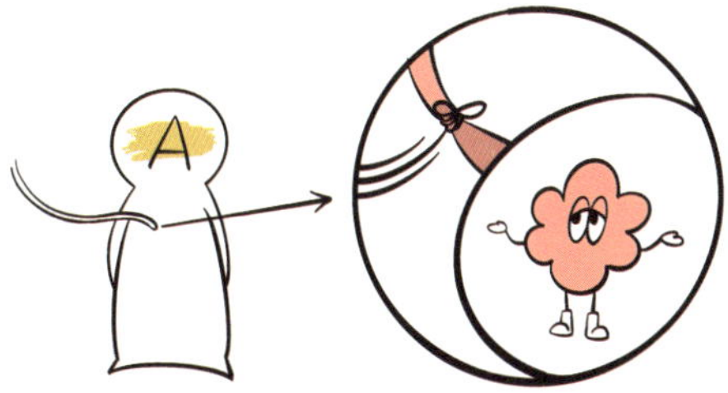

01

主要通过微创方法，结扎肿瘤的供血动脉。

02

或通过血管将抗癌药物注射到肿瘤区，直接杀癌。

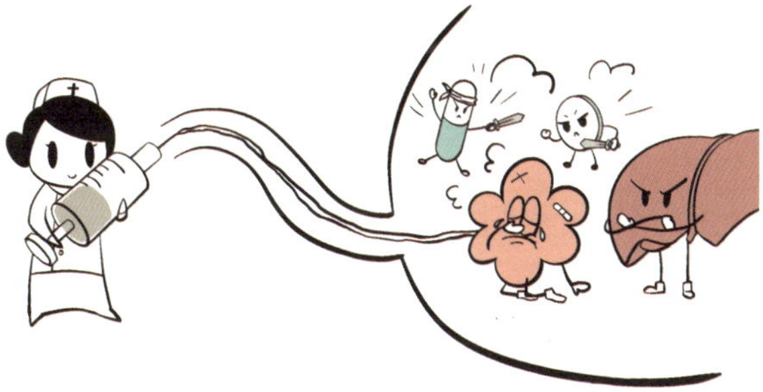

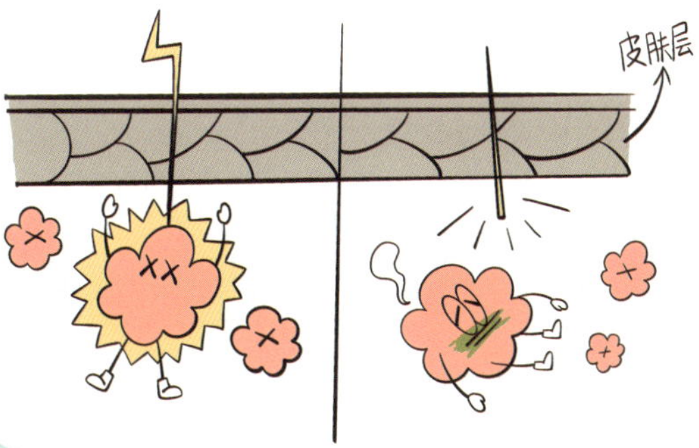

03

或通过皮肤对肿瘤采取射频（射频消融）或微波（微波消融）的方法破坏肿瘤的生长。

5.靶向治疗

肿瘤靶向治疗分为两大类，即肿瘤细胞靶向治疗和肿瘤血管靶向治疗。

肿瘤细胞靶向治疗

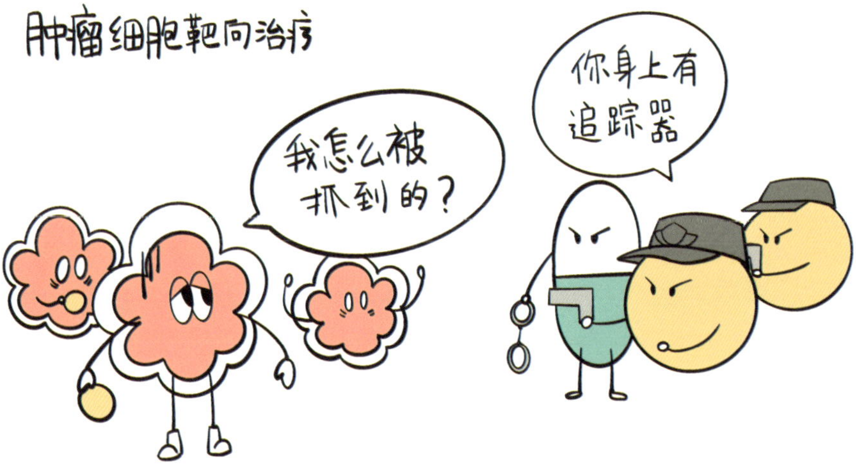

肿瘤细胞靶向治疗是利用肿瘤细胞表面的特异性抗原或受体作为靶向；而肿瘤血管靶向治疗则是利用肿瘤区域新生毛细血管内皮细胞表面的特异性抗原或受体起作用。

肿瘤血管靶向治疗

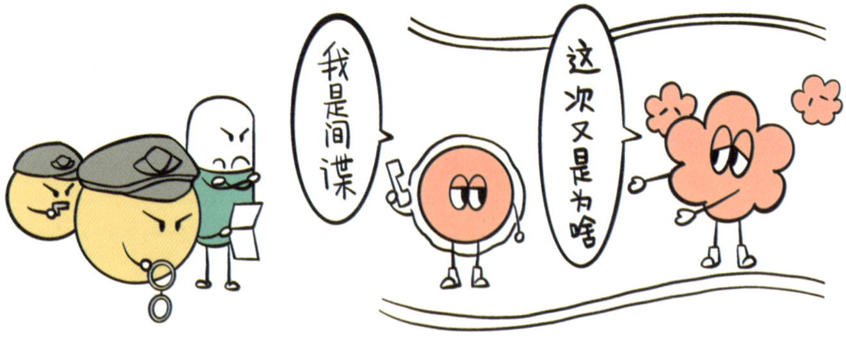

6.免疫治疗

激发和增强机体抗肿瘤免疫应答，杀伤肿瘤。

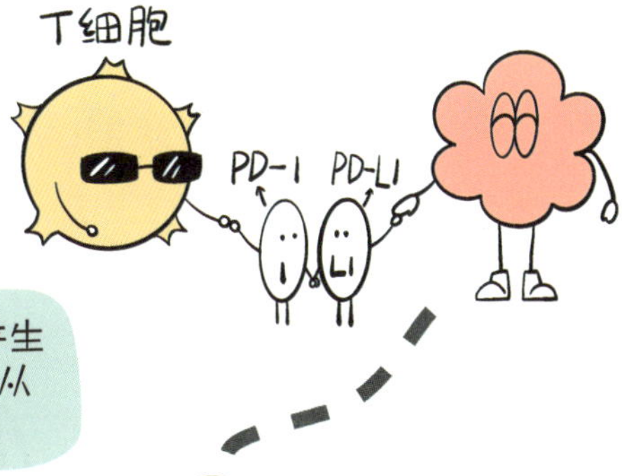
T细胞
PD-1
PD-L1
L1

当PD-1与其配体PD-L1结合时，会产生抑制信号，使T细胞的功能受到抑制，从而阻止免疫系统对肿瘤的攻击。

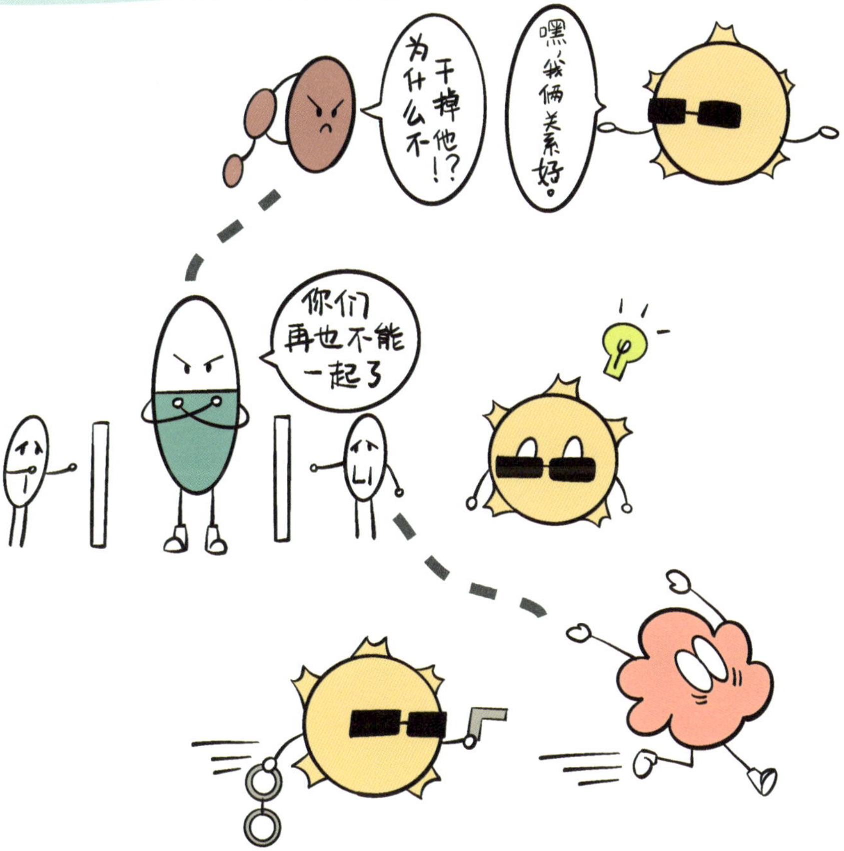
为什么不干掉他!?
嘿，我俩关系好。
你们再也不能一起了
L1

PD-1和PD-L1免疫治疗就是通过抗PD-1或抗PD-L1阻断PD-1和PD-L1的相互作用，解除对T细胞的抑制，恢复其对肿瘤的攻击能力。

7.术前新辅助治疗

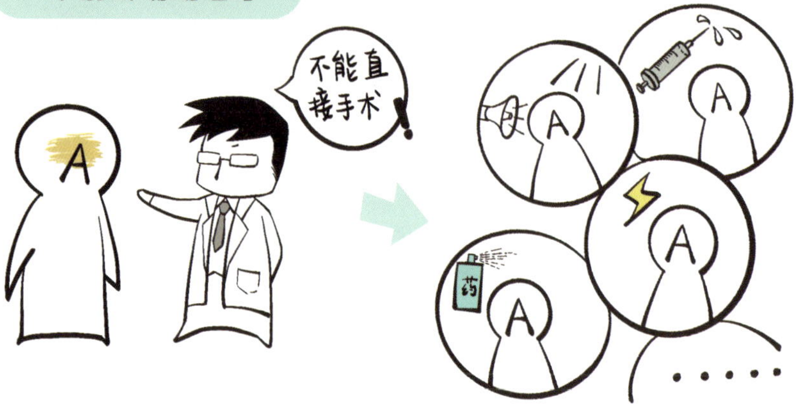

手术前采用多种手段，缩减肿瘤体积，创造手术机会，降低术后肿瘤扩散、复发的概率。

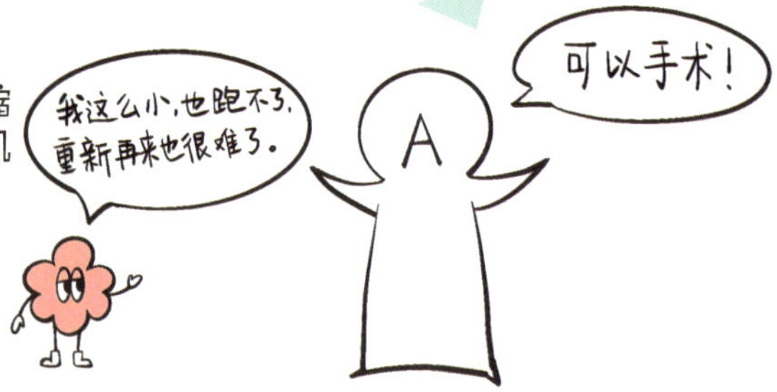

8.术后辅助治疗

杀灭局部区域治疗后可能存在的微转移灶，减少肿瘤局部复发的可能性。

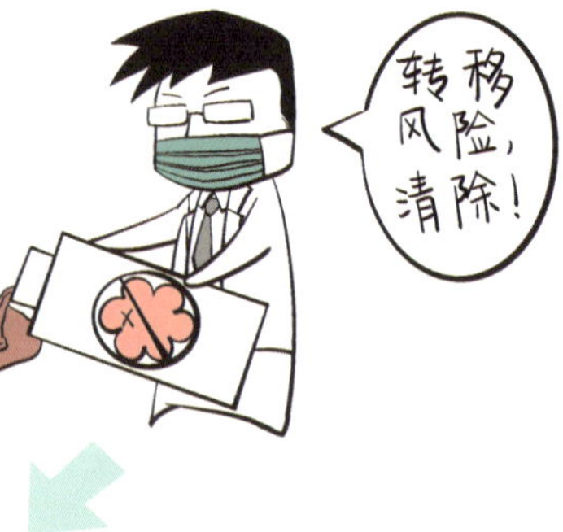

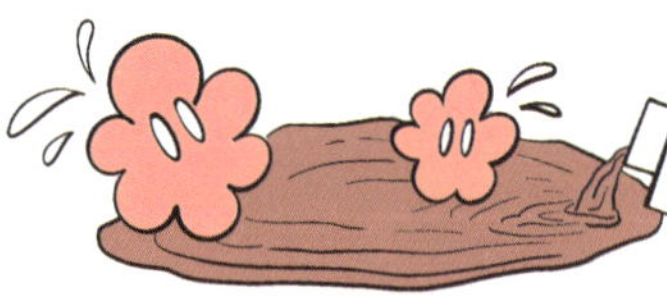

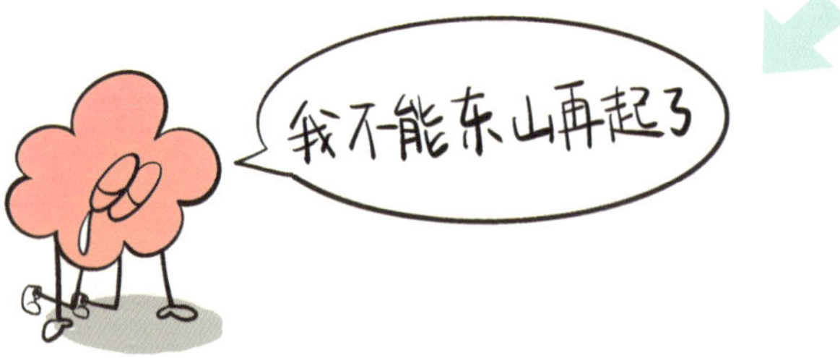

9.姑息治疗

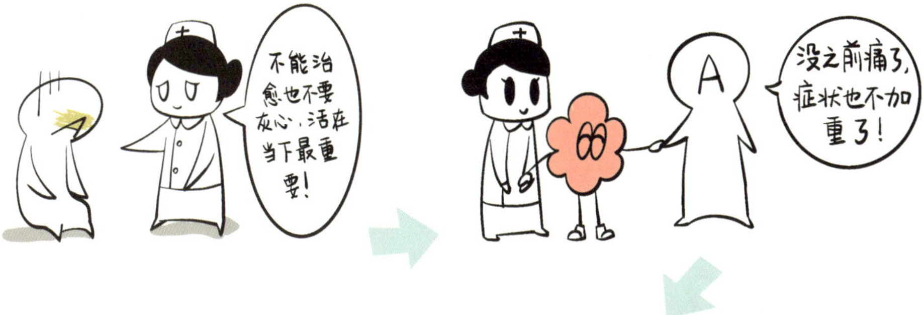
不能治愈也不要灰心，活在当下最重要！
没之前痛了，症状也不加重了！

姑息治疗是对不能治愈患者的关怀照顾，包括减轻疼痛、控制症状、延长生命、提高生活质量等。

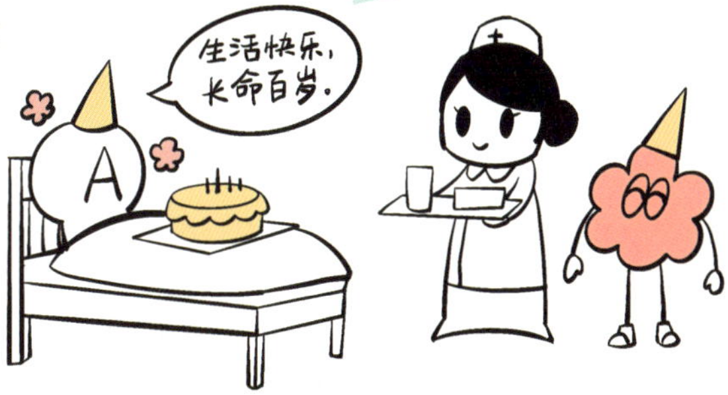
生活快乐，长命百岁。

10.中医药治疗

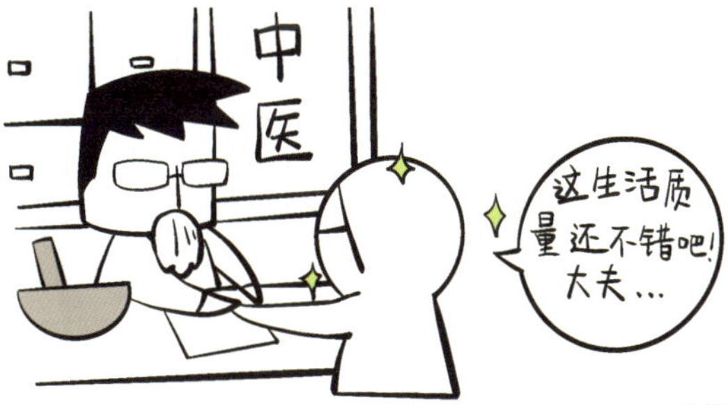
中医
这生活质量还不错吧！大夫…

采用中医药的方法，控制肿瘤，提高患者生存率和生活质量。

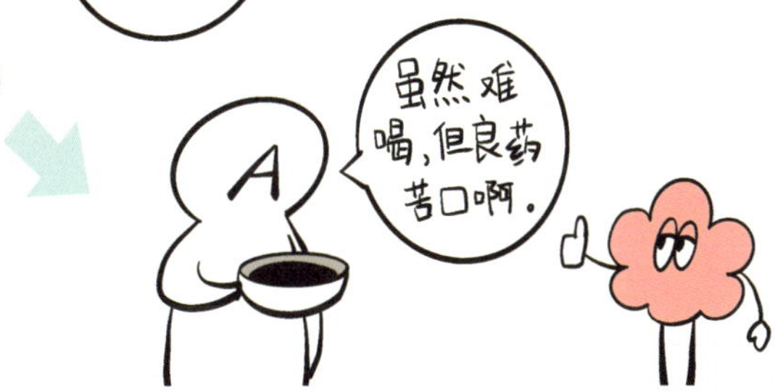
虽然难喝，但良药苦口啊。

（许剑）

1 肺癌

一、肺癌是发病率最高的肿瘤，以非小细胞肺癌为主

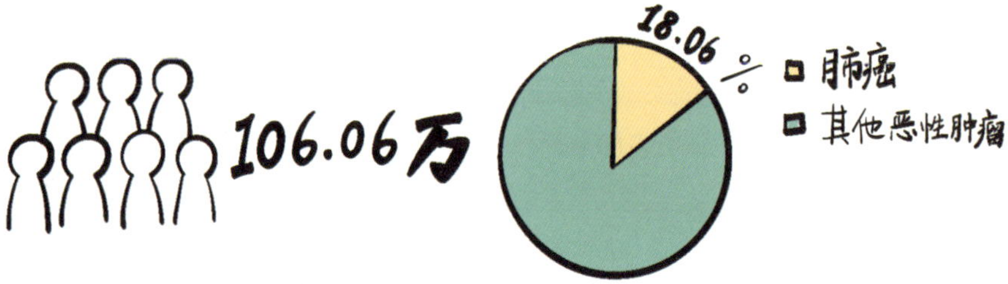

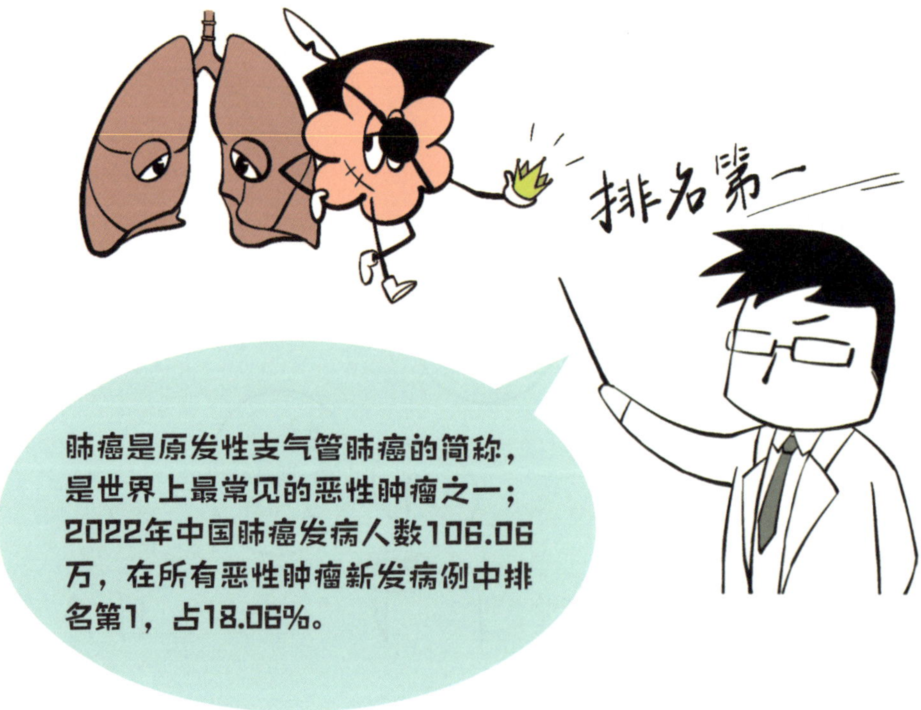

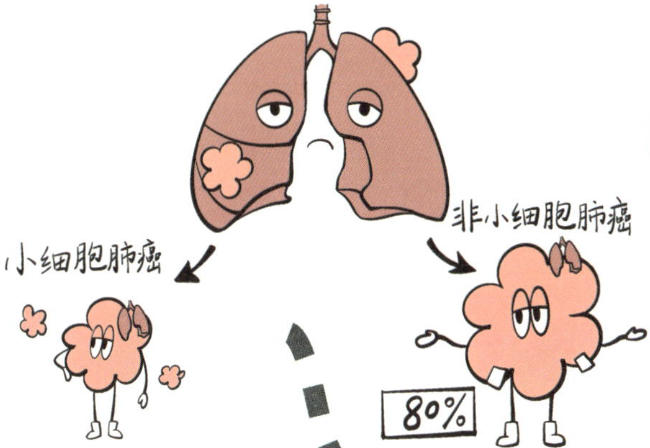

肺癌包括小·细胞肺癌和非小·细胞肺癌，非小·细胞肺癌约占所有肺癌的80%。

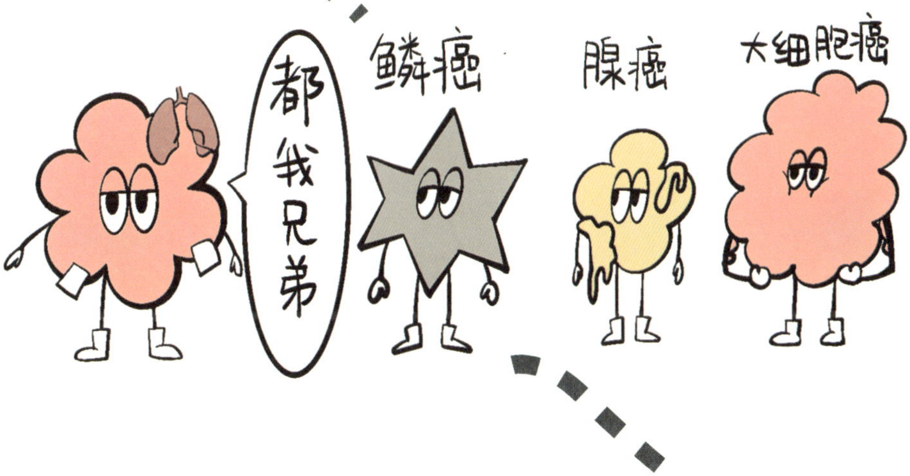
都我兄弟
鳞癌
腺癌
大细胞癌

非小·细胞肺癌包括鳞癌、腺癌、大细胞癌；小·细胞肺癌预后更差，进展快、转移早、易复发；非小·细胞肺癌相对生长分裂较慢，扩散转移相对较晚。

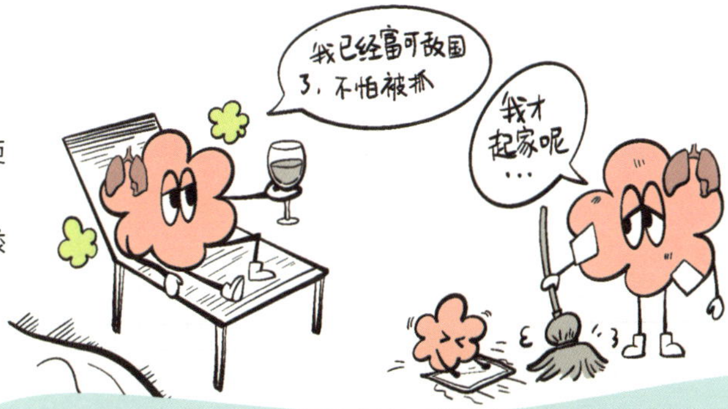
我已经富可敌国了，不怕被抓
我才起家呢…

二、导致肺癌的因素

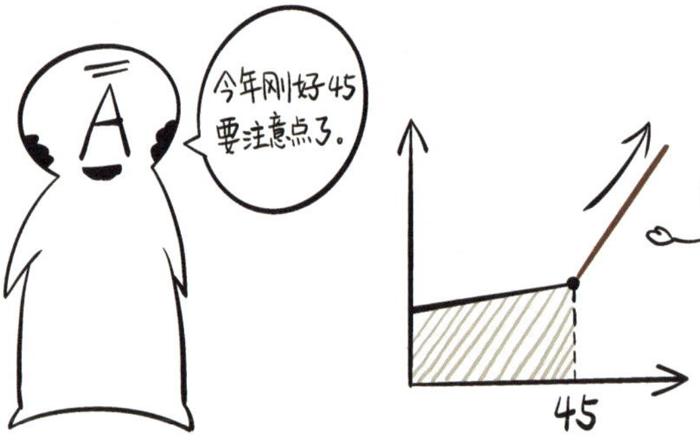

年龄：肺癌发病率及死亡率在45岁之后显著增加。

吸烟（含二手烟）。

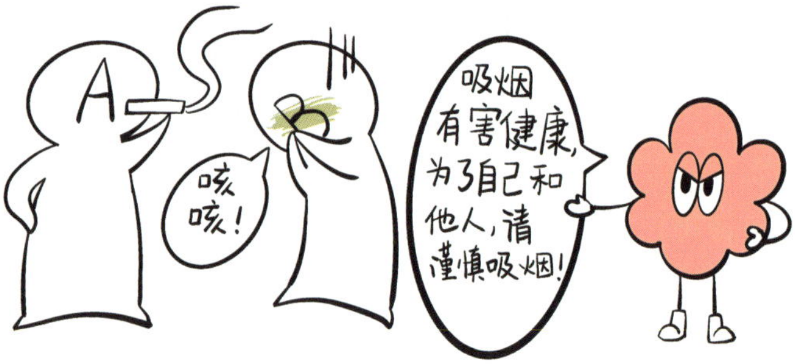
咳咳！
吸烟有害健康，为了自己和他人，请谨慎吸烟！

环境：油烟吸入史。

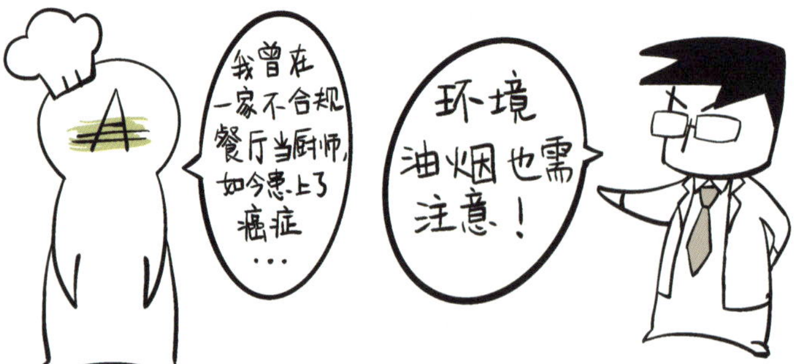

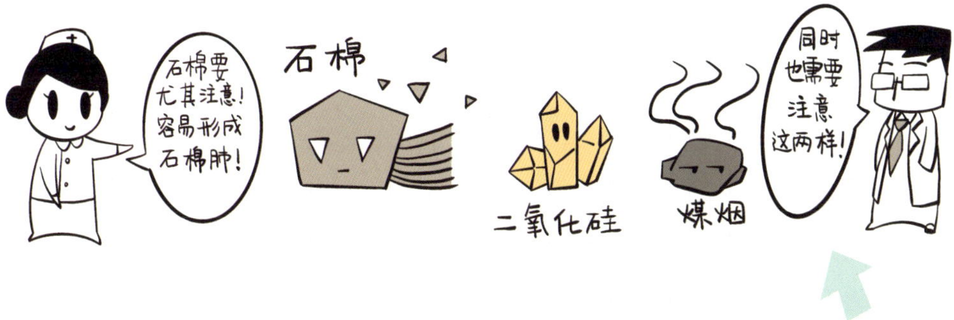

职业致癌物质暴露史：长期接触氡、砷、铍、铬、镉及其化合物等高致癌物质者更易罹患肺癌；石棉暴露可显著增加肺癌的发病风险。另外，二氧化硅和煤烟也是明确的肺癌致癌物。

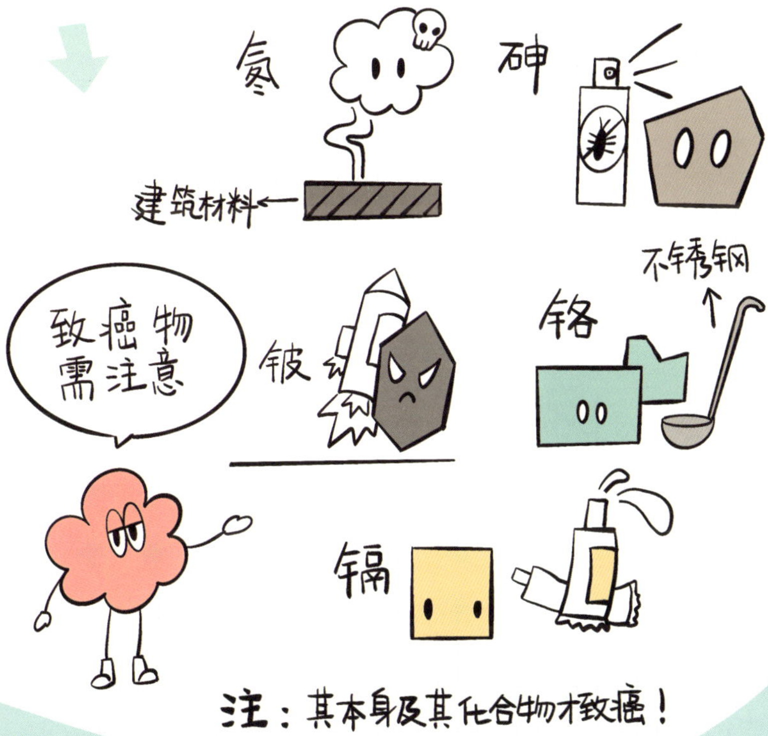
氡
建筑材料
砷
致癌物需注意
铍
铬
不锈钢
镉
注：其本身及其化合物才致癌！

个人肿瘤史及一、二级亲属肺癌家族史。

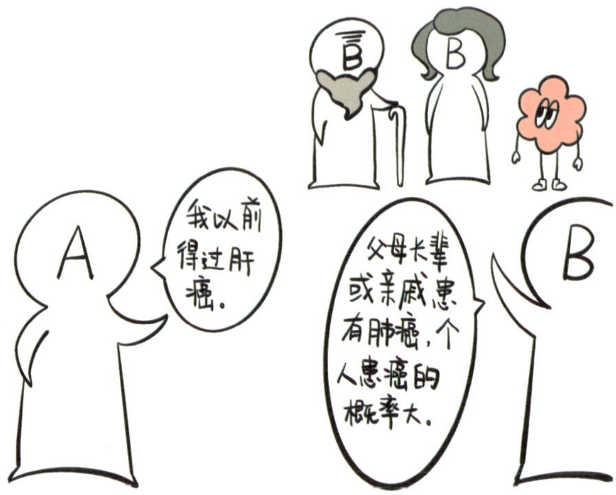

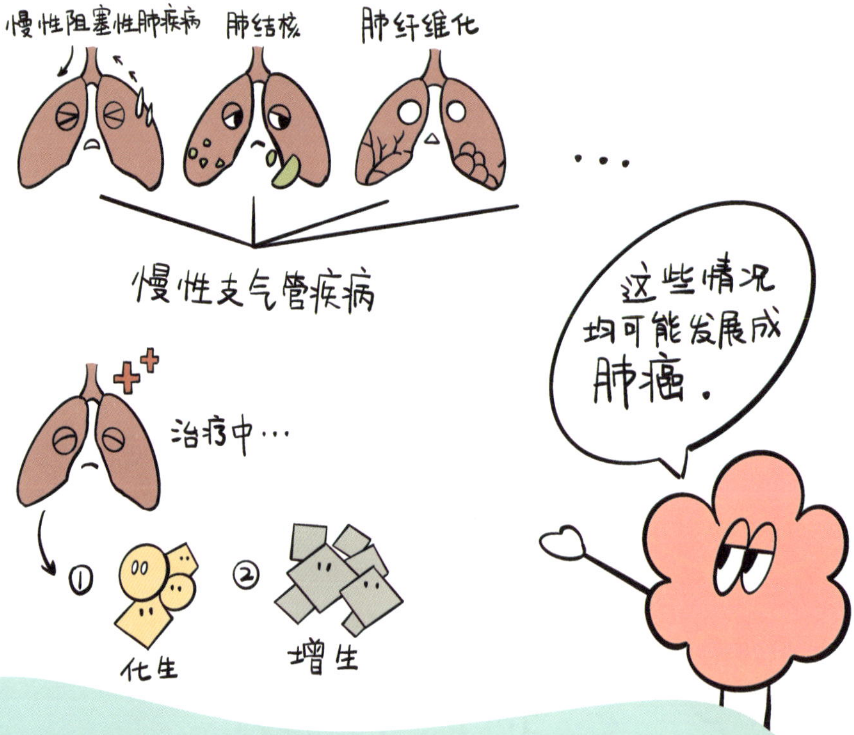

慢性支气管、肺部疾病史：慢性阻塞性肺疾病、肺结核和肺纤维化等慢性支气管及肺部疾病在愈合过程中的鳞状上皮化生或增生可能发展成肺癌。

三、肺癌的临床表现

（一）原发肿瘤局部生长引起的症状

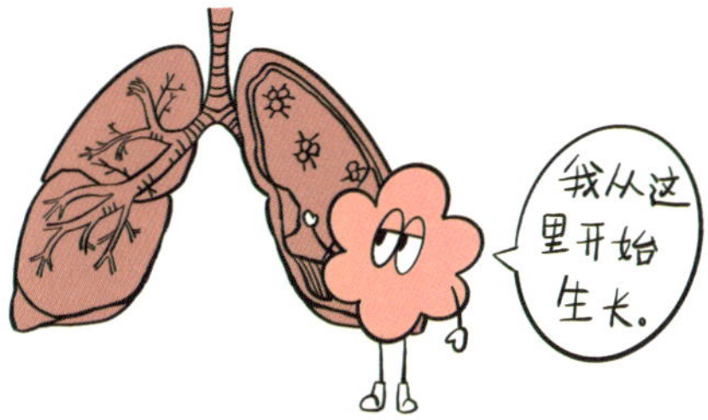

01 咳嗽

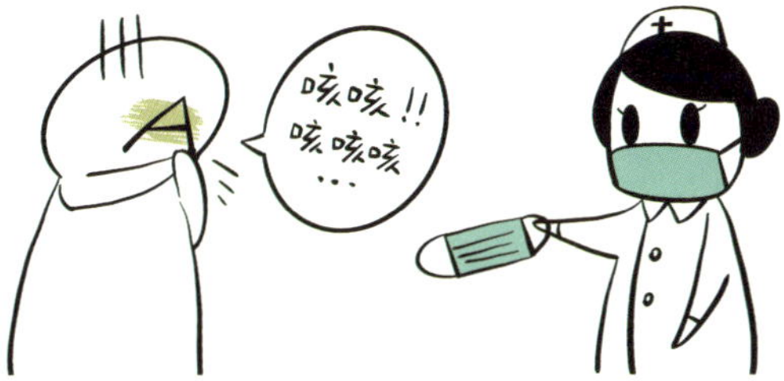
咳咳!!
咳咳咳…

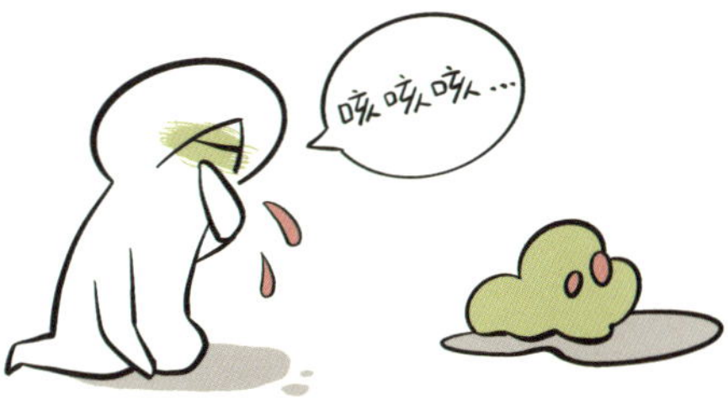
咳咳咳…

02 咳血或痰中带血

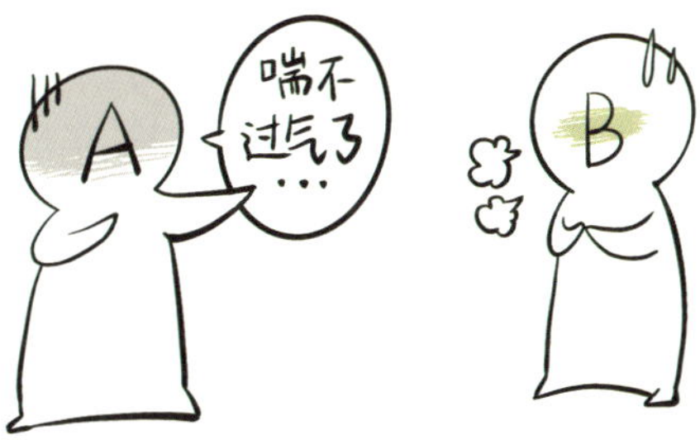
A
喘不过气了…
B

03 呼吸困难或气促

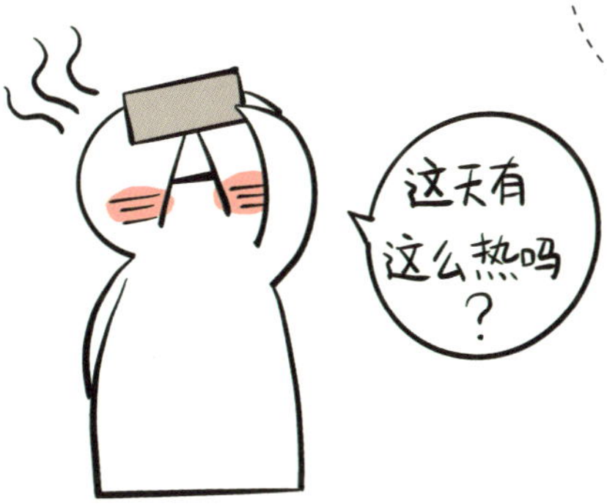
A
这天有这么热吗？

04 发热

（二）肿瘤侵犯邻近器官引起的症状

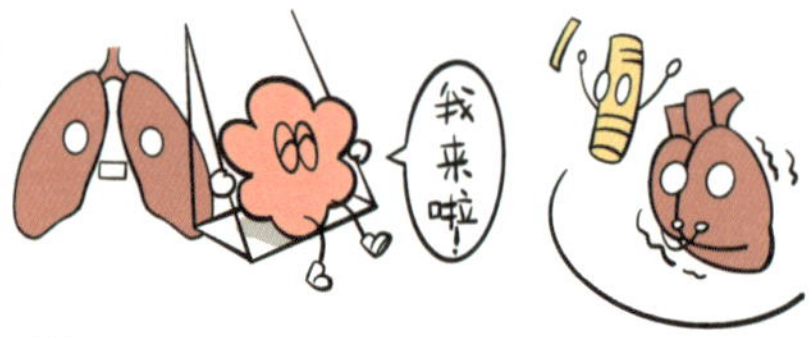

01 胸痛

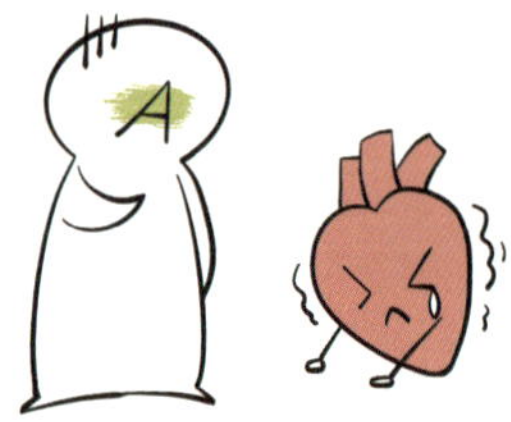

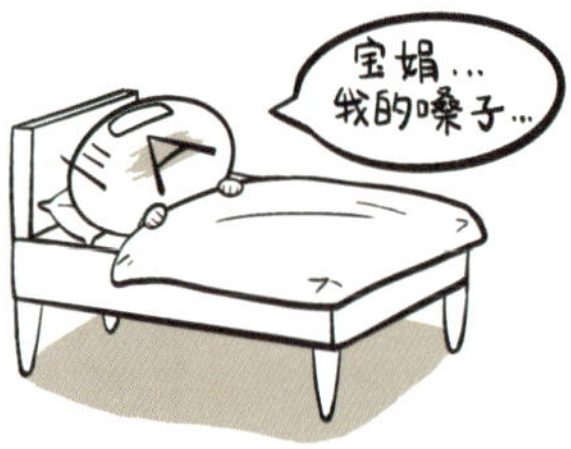

02 声音嘶哑

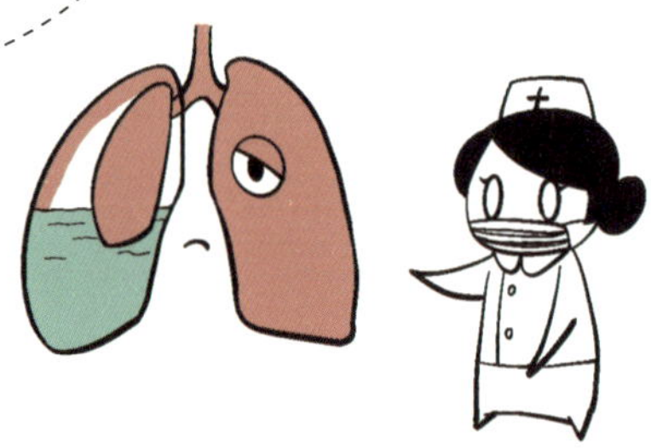

03 胸腔积液

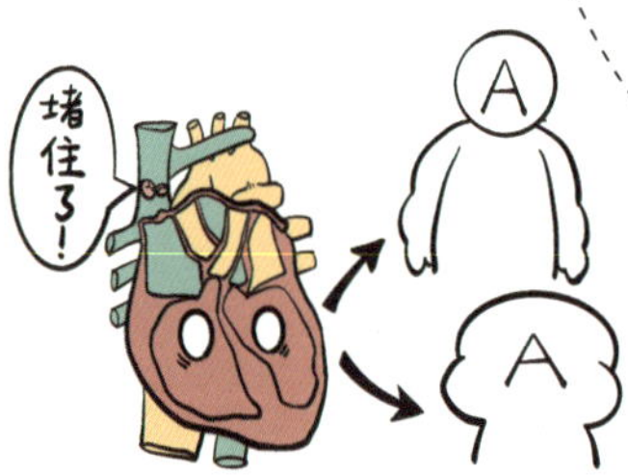

04 上腔静脉阻塞引起的上肢及颜面部水肿

05 Horner综合征：患侧的眼睑下垂、瞳孔缩小以及面部少汗的一组病征。

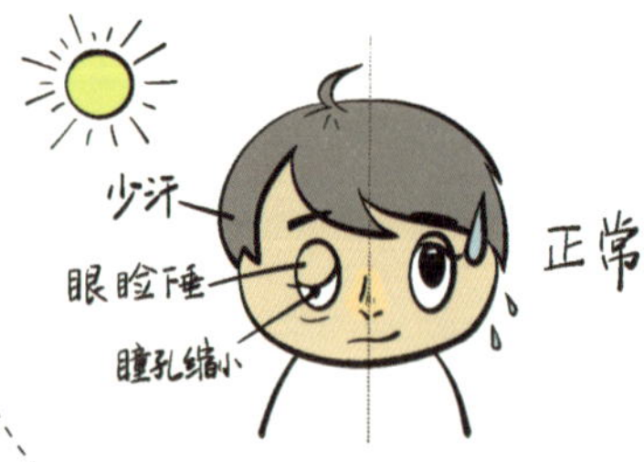

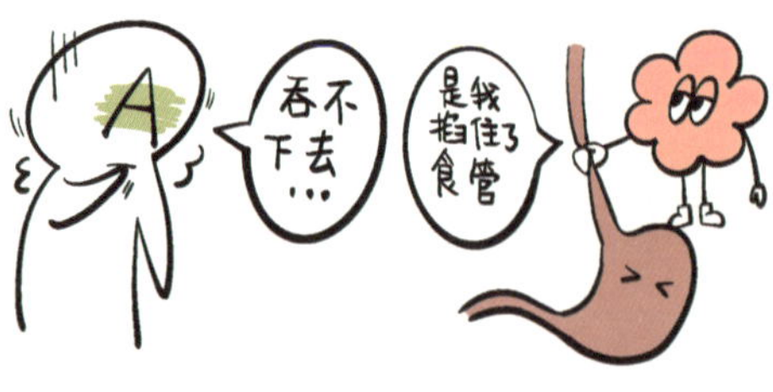

06 吞咽困难：压迫或侵犯食管

（三）肿瘤远处转移引起的症状

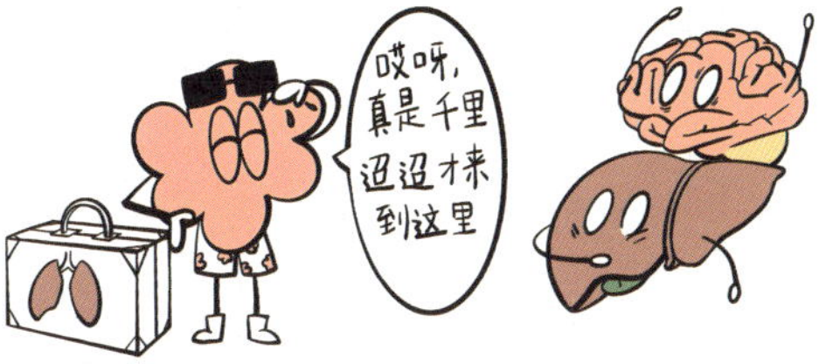

01 中枢神经系统转移：

头晕、头痛、恶心、呕吐、偏瘫、癫痫发作

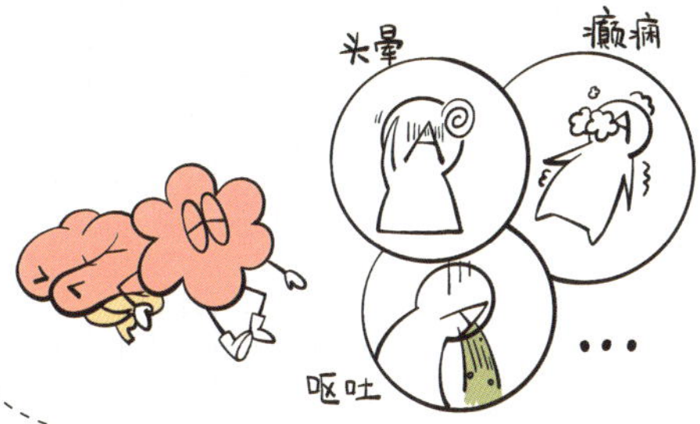

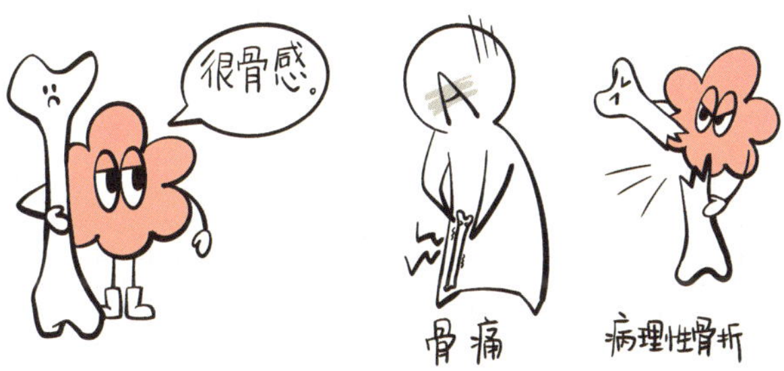

02 骨转移：

骨痛、病理性骨折

03 肝转移：

腹痛、黄疸

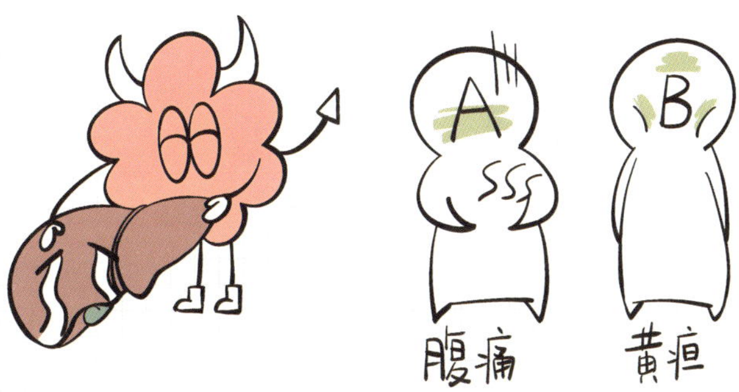

04 伴癌综合征：

少数肺癌患者可出现一些少见的并非由肿瘤直接侵犯或转移引起的症状和体征，常表现为胸部以外的脏器相关症状，如高钙血症、抗利尿激素分泌异常综合征、异位库欣综合征、神经肌肉功能异常、血液系统异常等。

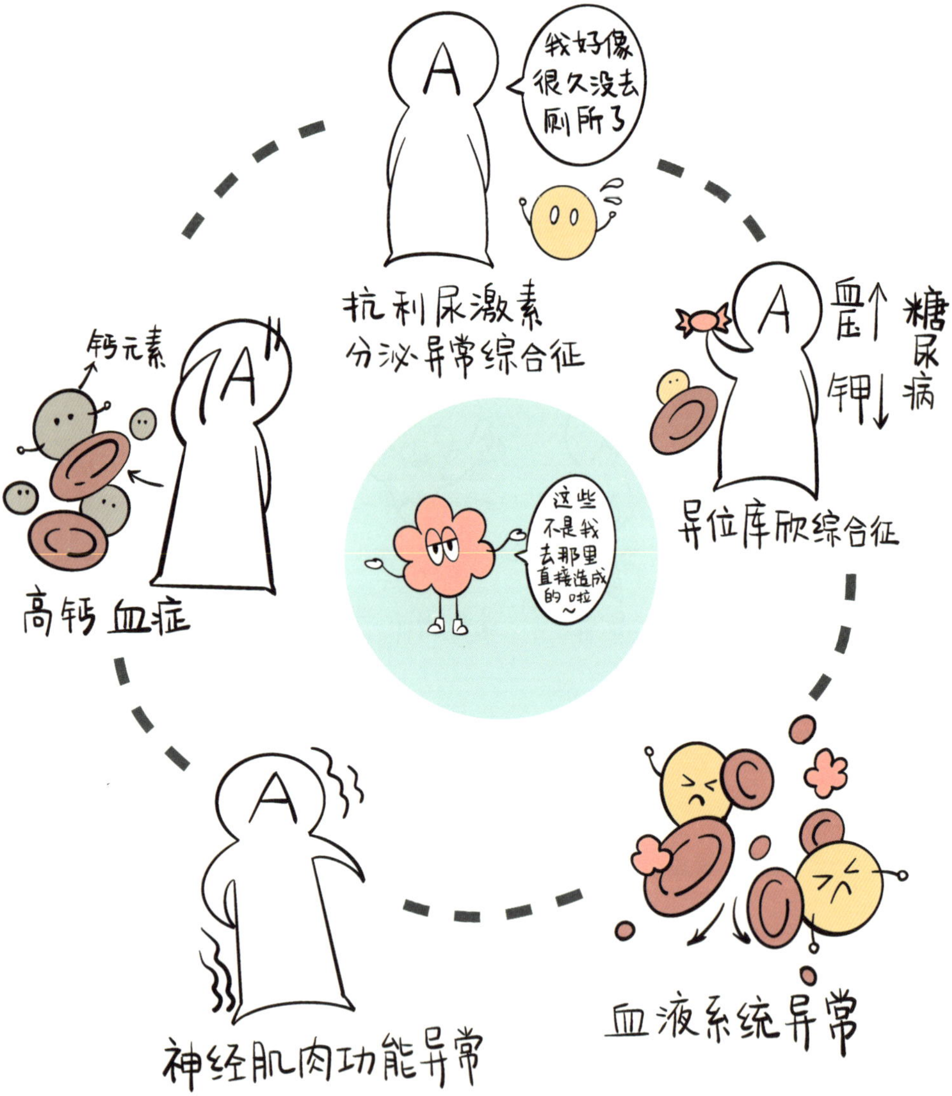

四、肺癌的筛查方法

（一）CT检查

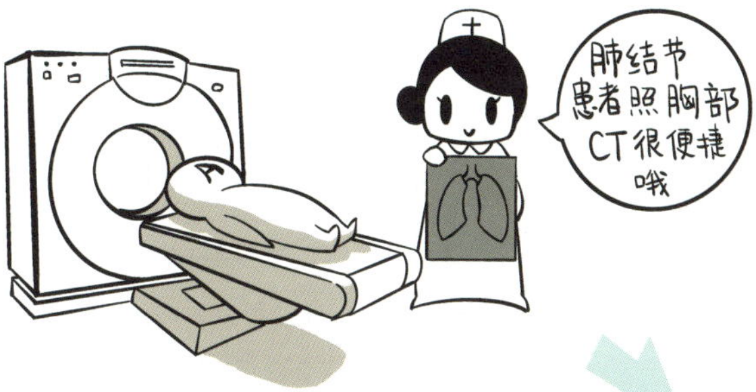
肺结节患者照胸部CT很便捷哦

对肺结节患者胸部CT定期随访是最简便的肺癌筛查策略。

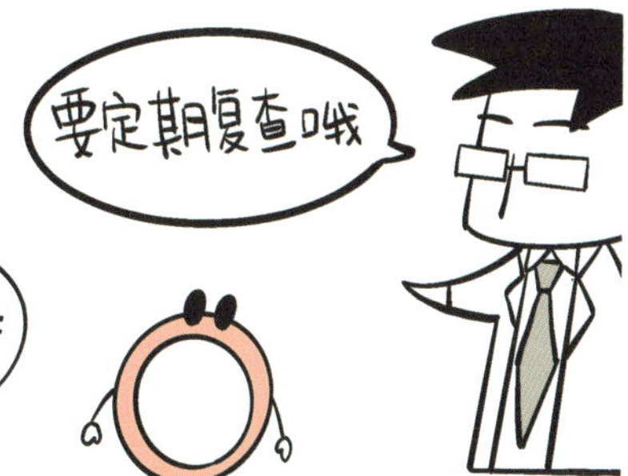
要定期复查哦

实性结节＜5mm，（部分）非实性结节＜8mm，建议定期复查。

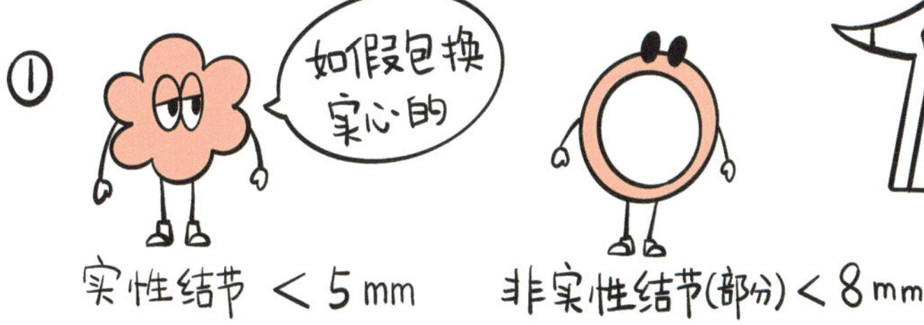

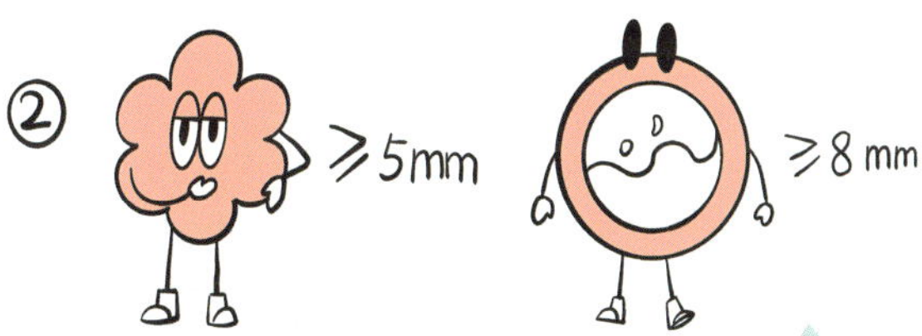

实性结节≥5mm，（部分）非实性结节≥8mm，建议抗感染治疗后复查或随访。

若高度怀疑恶性，则建议手术治疗。

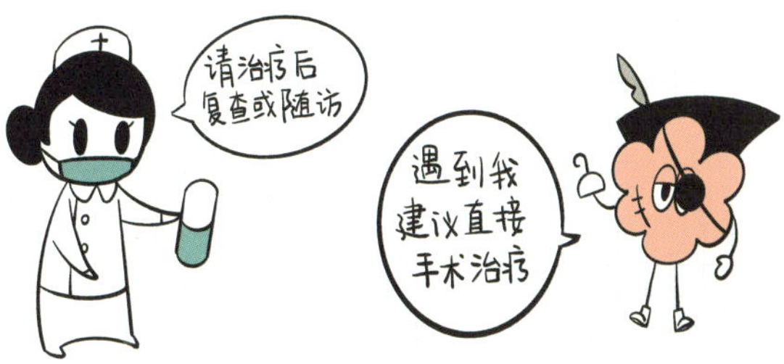
请治疗后复查或随访
遇到我建议直接手术治疗

（二）怀疑气道病变的

支气管镜及
活检。

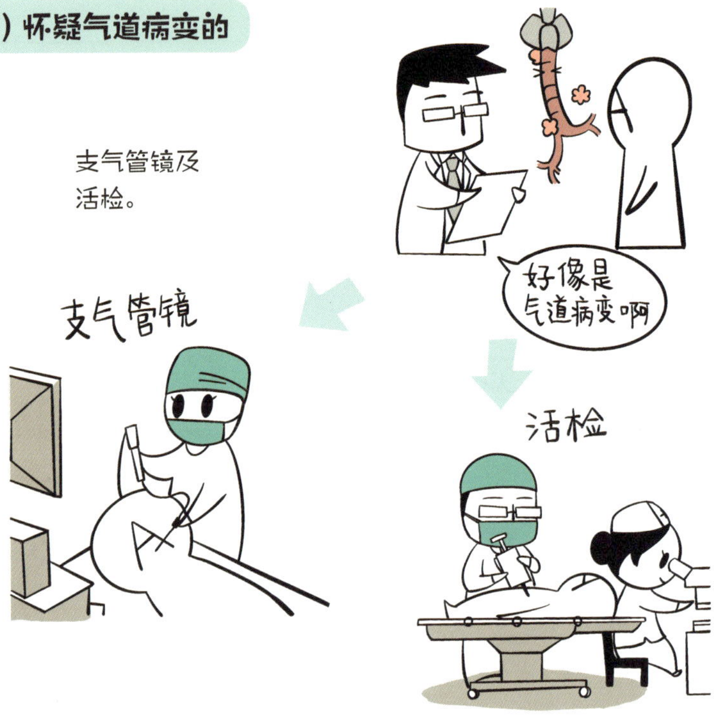

（三）痰液脱落细胞学检查

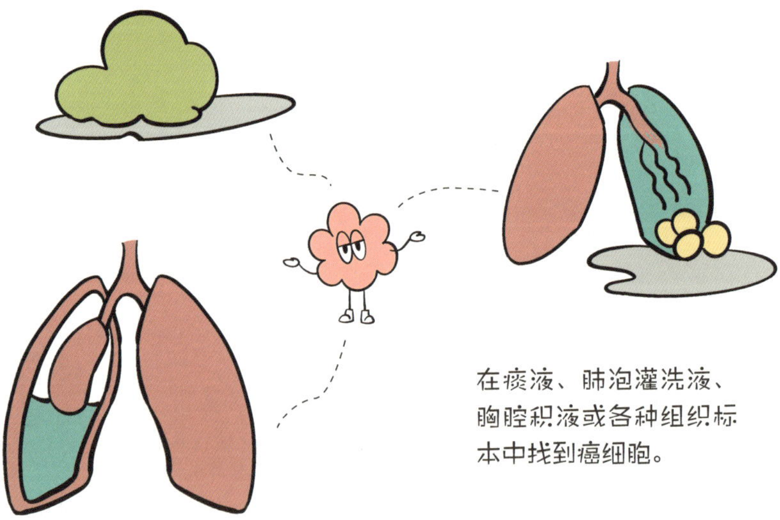

在痰液、肺泡灌洗液、
胸腔积液或各种组织标
本中找到癌细胞。

（四）肺组织穿刺活检病理检查

即在显微镜下观察细胞的形态和特性是否为肿瘤细胞，病理检查为各类肿瘤诊断的金标准。

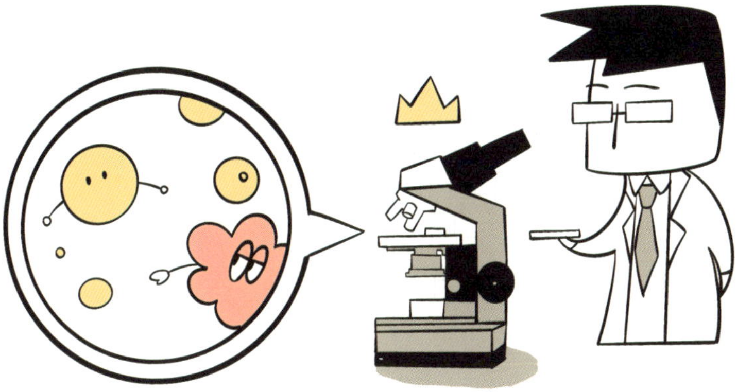

（五）肿瘤标志物

缺乏敏感性和特异性。

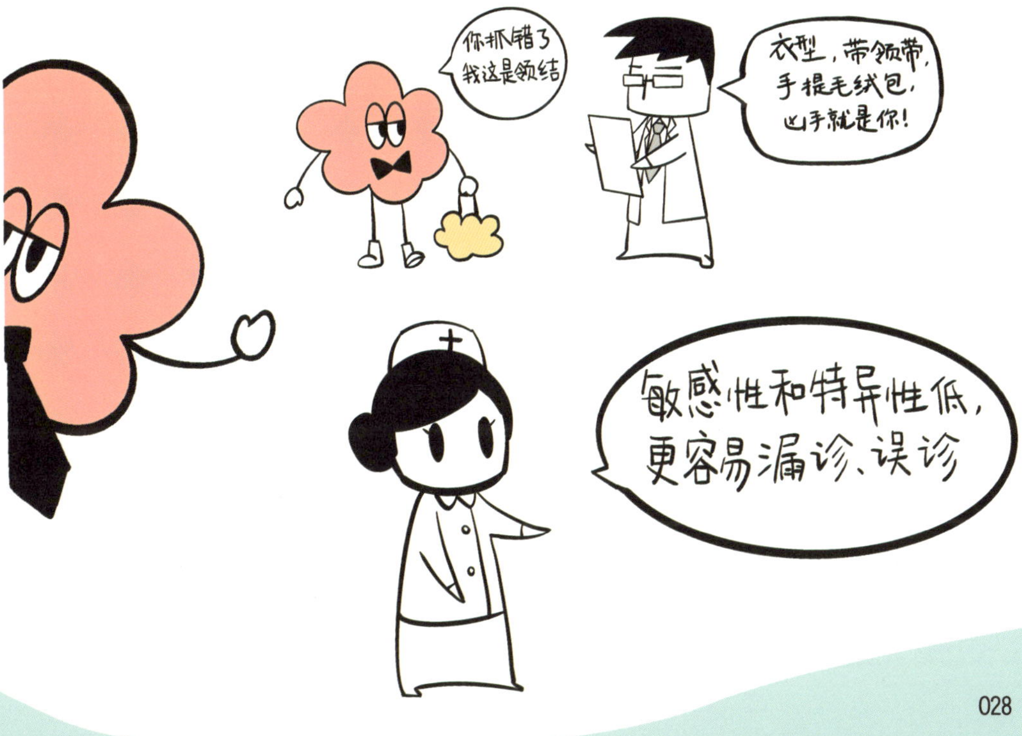
你抓错了
我这是领结
衣型，带领带，
手提毛线包，
凶手就是你！
敏感性和特异性低，
更容易漏诊、误诊

五、肺癌的分期治疗策略

（一）肺癌的分期

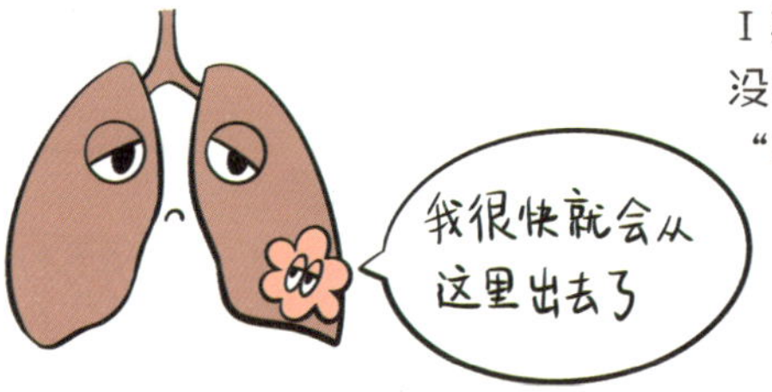

Ⅰ期：肿瘤局限于肺内，没有外侵和转移，又称为“早期肺癌”。

Ⅱ期：肿瘤出现了肺门淋巴结转移，又称为“早中期肺癌”。

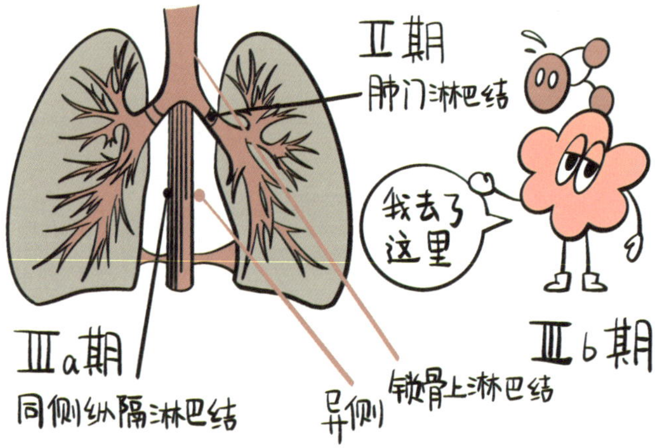

Ⅲa期：肿瘤出现了同侧纵隔淋巴结转移，又称为“局部中晚期肺癌”。

Ⅲb期：肿瘤出现了对侧纵隔淋巴结转移或锁骨上淋巴结转移，又称为“局部中晚期肺癌”。

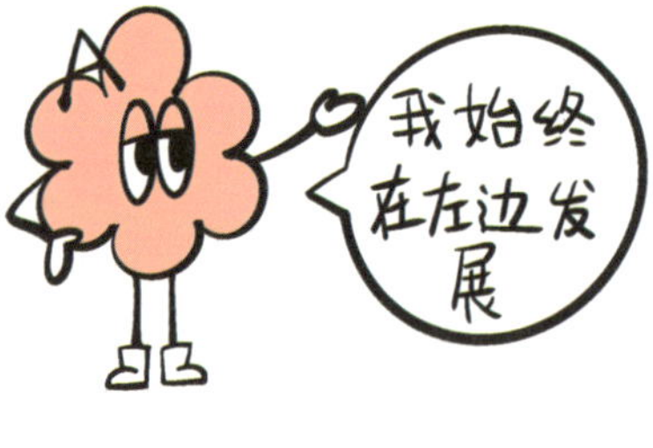
我始终
在左边发
展

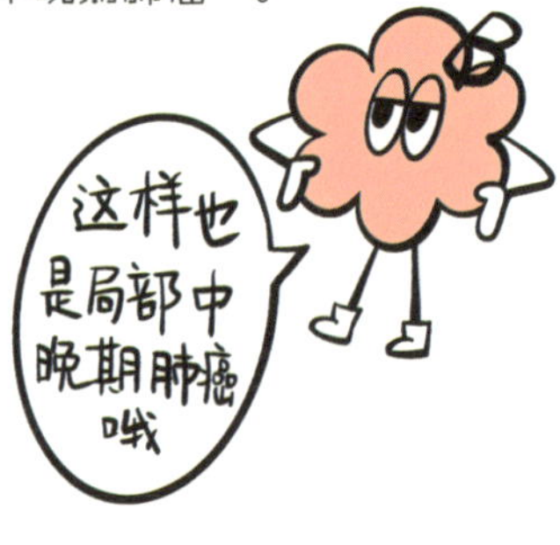
这样也
是局部中
晚期肺癌
哦

Ⅳ期：肿瘤出现了肺外转移，如脑转移、骨转移、腹腔转移，又称为“晚期肺癌”。

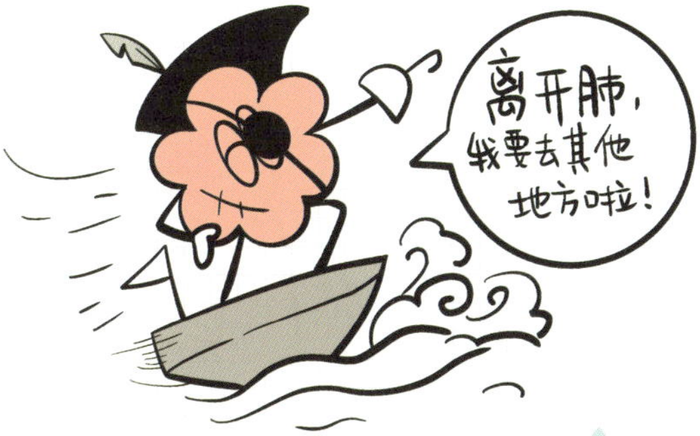
离开肺，
我要去其他地方啦！

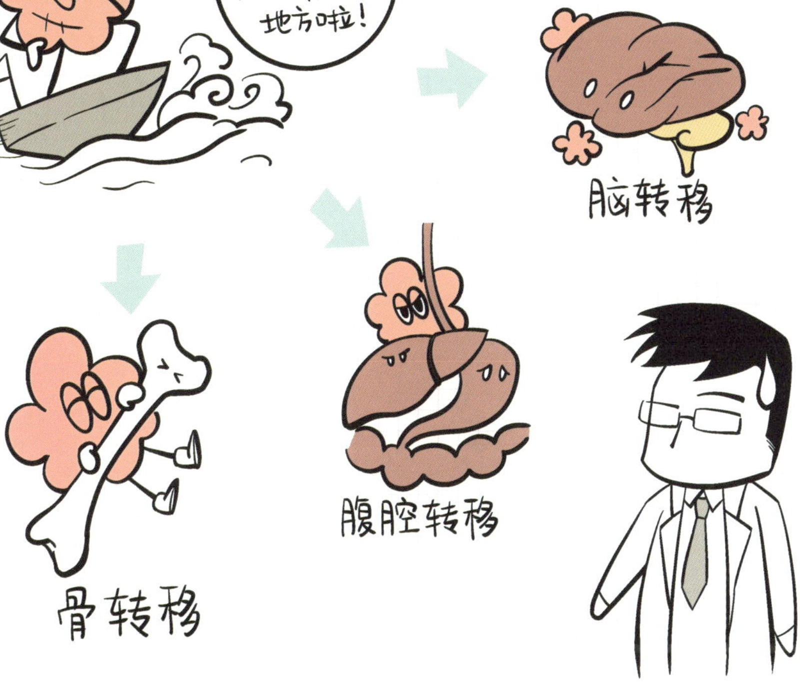
脑转移
腹腔转移
骨转移

（二）分期治疗

外科手术根治性切除是Ⅰ、Ⅱ期非小细胞肺癌的优选治疗方式。

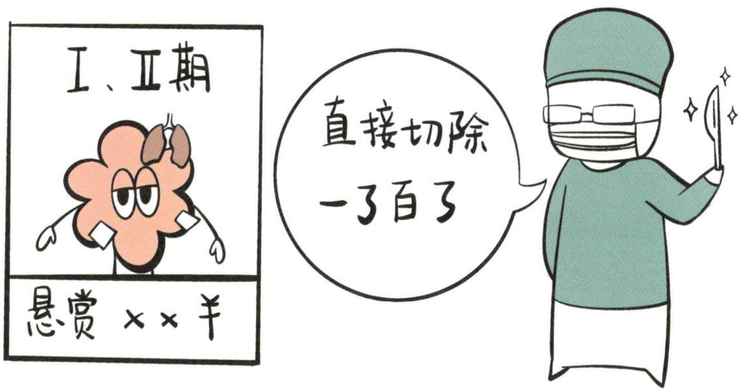

Ⅲ期根据阶段不同分为不可切除和可切除。

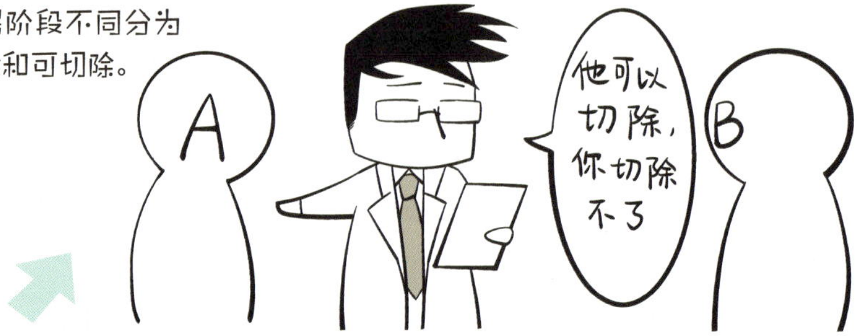
A
他可以切除，你切除不了
B

对于可切除者，治疗模式为以外科根治性切除为主的综合治疗。对于不可切除者，治疗以根治性同步放化疗为主。

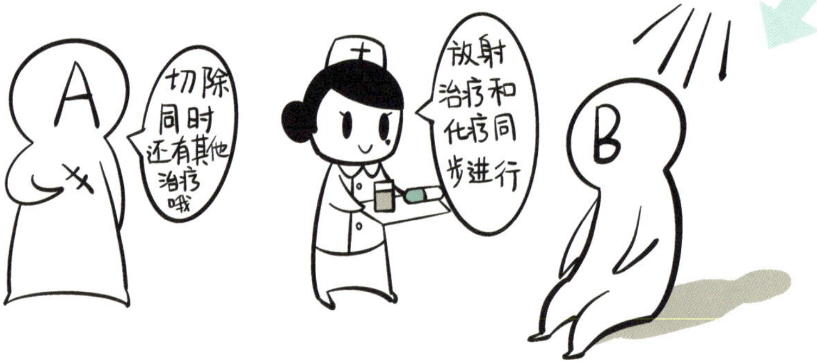
A
切除同时还有其他治疗哦
放射治疗和化疗同步进行
B

Ⅳ期非小细胞肺癌患者的全身治疗建议在明确患者病理类型（鳞或非鳞）和驱动基因突变状态并进行功能状态评分的基础上，选择适合患者的全身治疗方案。

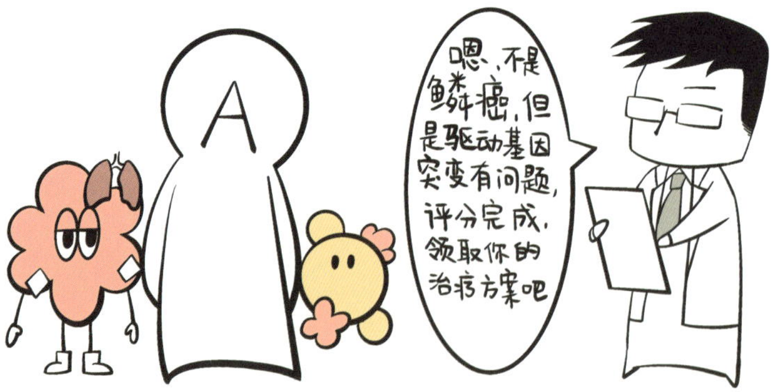
A
嗯，不是鳞癌，但是驱动基因突变有问题，评分完成，领取你的治疗方案吧

六、肺癌的预后

临床上多数患者出现症状就诊时已属晚期，晚期肺癌患者整体5年生存率在20%左右。

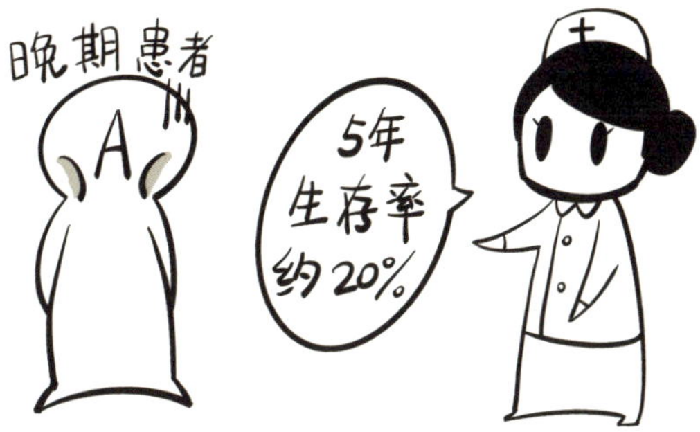
晚期患者
A
5年生存率约20%

小细胞肺癌侵袭性强、易复发和转移，5年生存率约为6%。

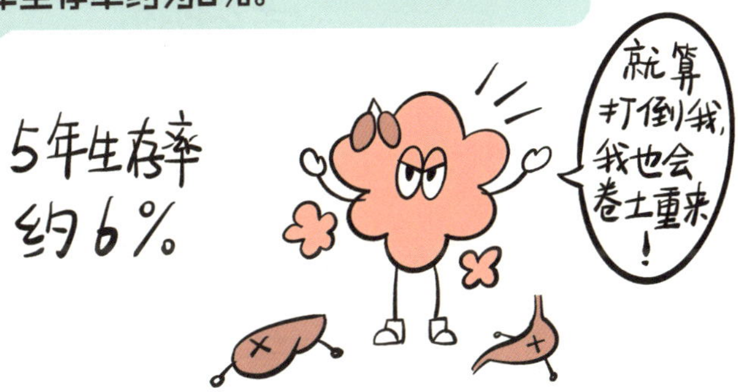
5年生存率约6%
就算打倒我，我也会卷土重来！

非小细胞肺癌I期5年生存率约为57%，IV期5年生存率仅为4%。

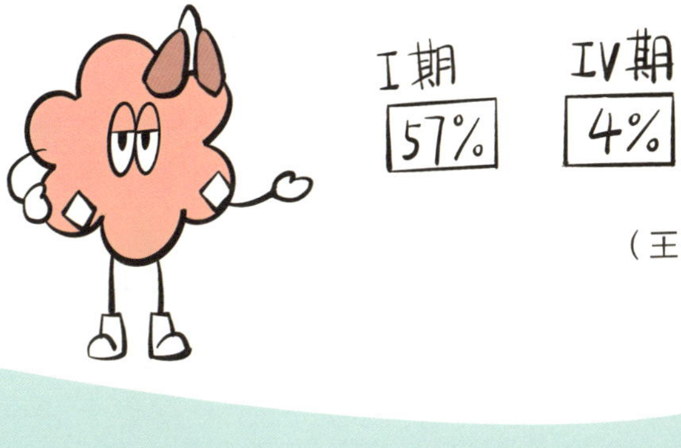
I期
57%
IV期
4%

（王琦、李晓英、许剑）

乙 结直肠癌

一、结直肠在身体的哪里

结直肠为消化道的下段，是从回肠末端至肛门的粗大肠管，所以又被称为“大肠”；平均长约1.5米；起自回肠末端，包括盲肠、升结肠、横结肠、降结肠、乙状结肠、直肠6个部分。

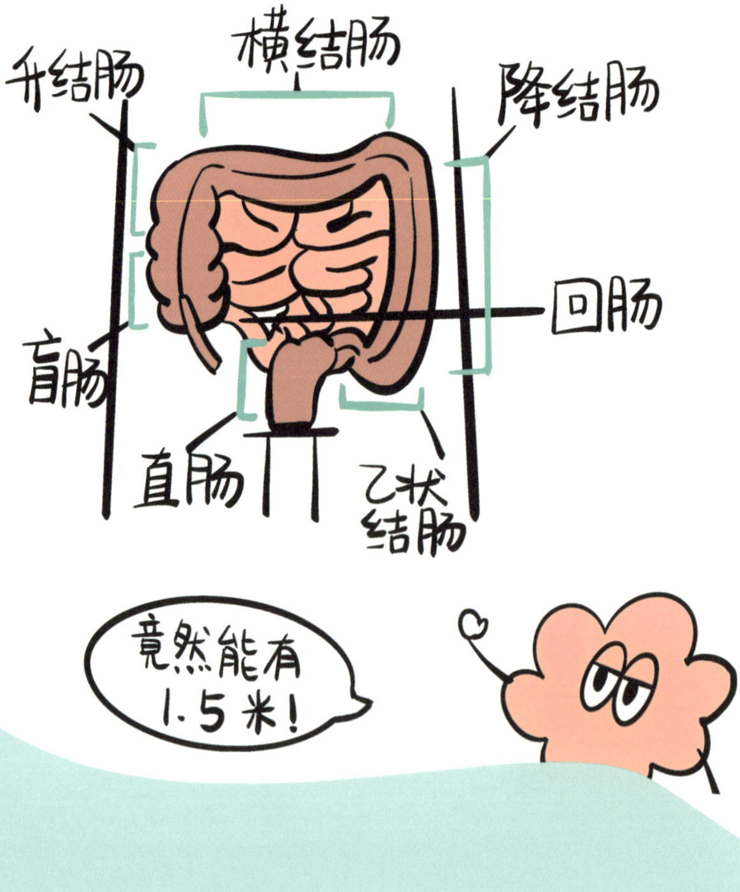

二、结直肠癌的流行病学

结直肠癌列居我国所有癌症发病谱的第2位，男性高于女性，城市高于农村。

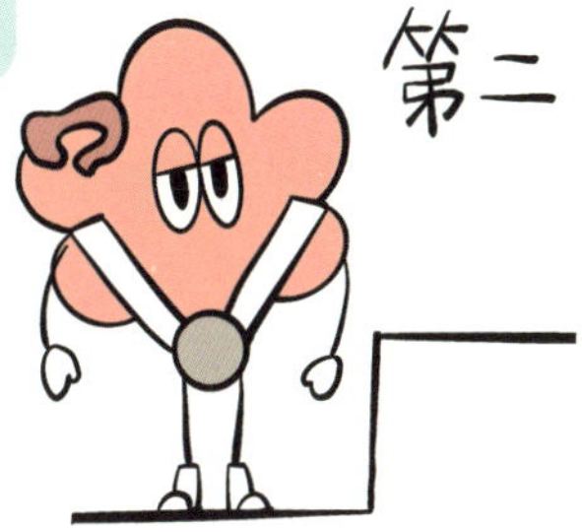

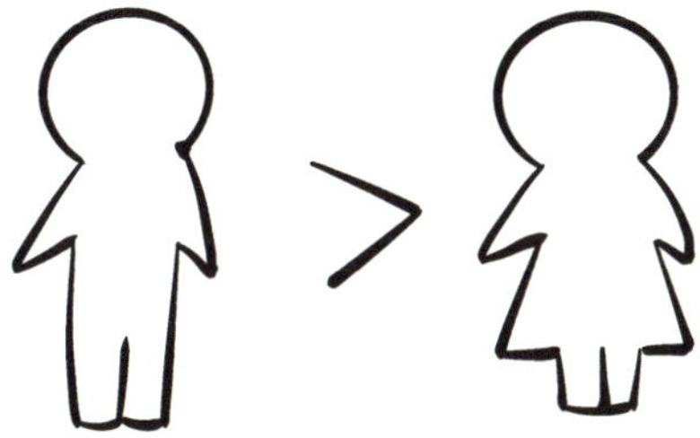

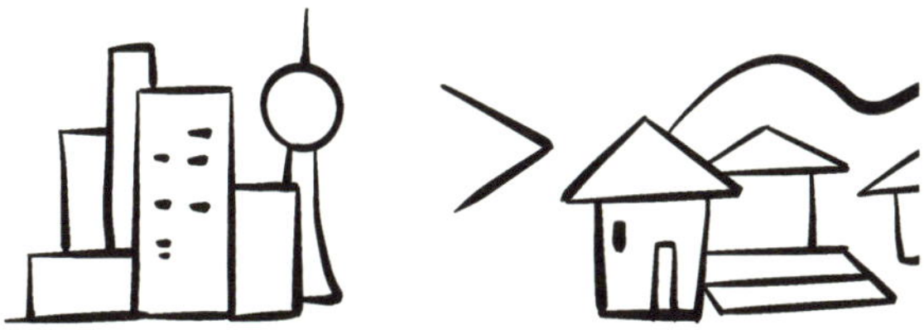

我国结直肠癌所致死亡例数高达19.6万，占全部恶性肿瘤死亡病例的8.1%，列居所有癌症死亡谱的第4位。

随着民众生活水平不断提高以及生活方式改变，我国结直肠癌的发病率和死亡率呈逐年上升趋势。

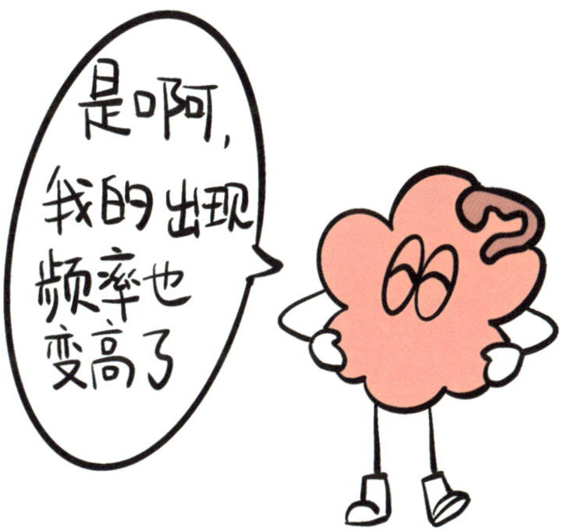

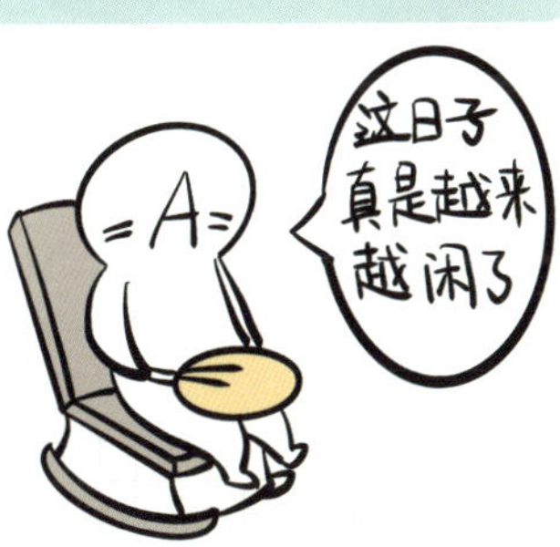

三、结直肠癌的高危人群及预防策略

（一）高危人群

1.遗传因素：一级亲属有结直肠癌病史及本人有肿瘤病史；

2.行为与环境因素：

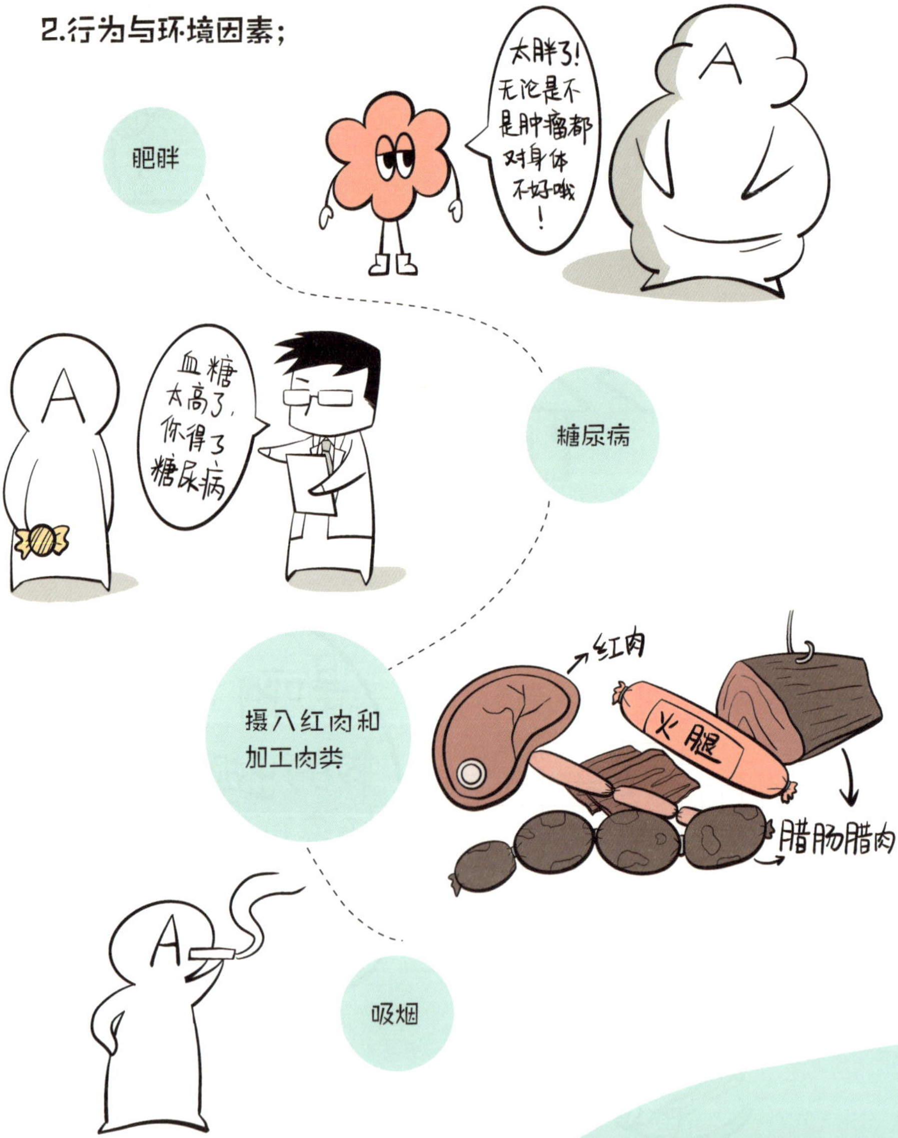
肥胖
太胖了！无论是不是肿瘤都对身体不好哦！
糖尿病
血糖太高了，你得了糖尿病
摄入红肉和加工肉类
红肉
火腿
腊肠腊肉
吸烟

3.慢性肠道炎症（溃疡性结肠炎、克罗恩病）及肠道息肉；

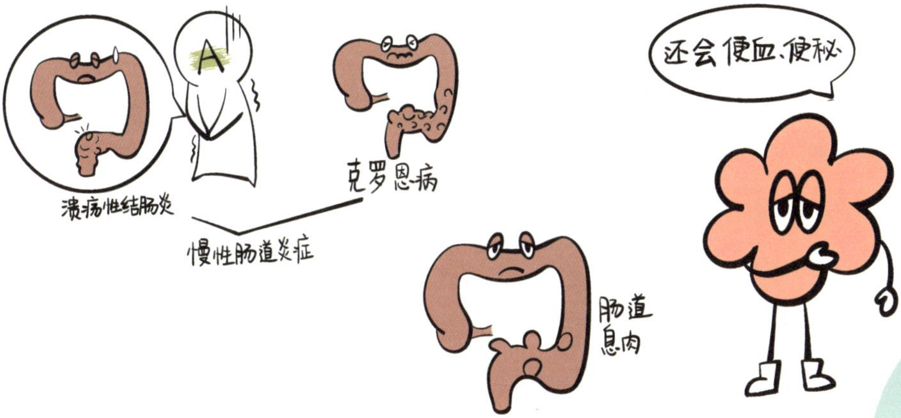

4.同时具有以下2项及2项以上者：

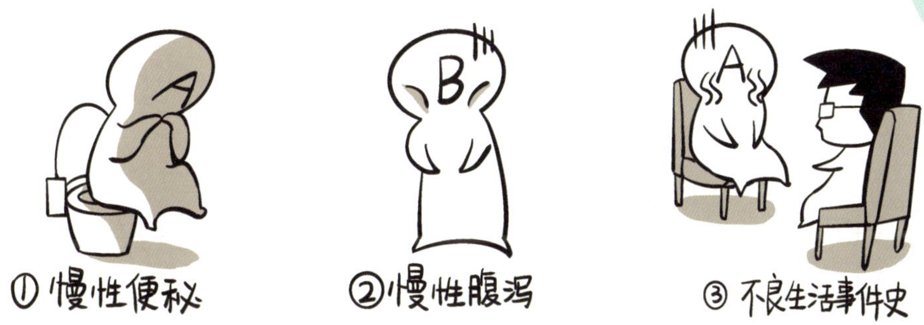

近2年来便秘每年在2个月以上

近2年来腹泻累计持续超过3个月，每次发作持续时间在1周以上

发生在近20年内，并在事件发生后对调查对象造成较大精神创伤或痛苦

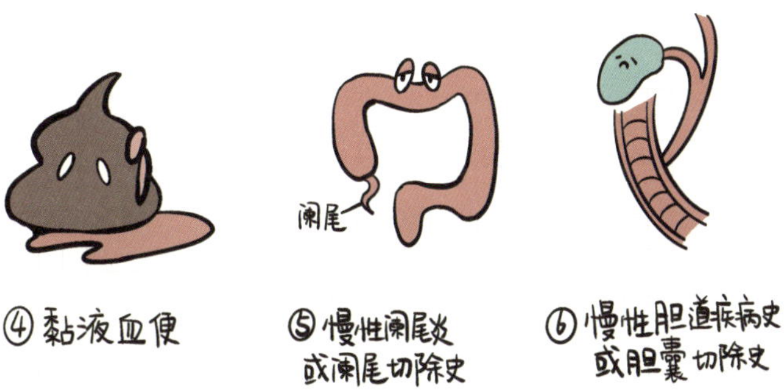

（二）预防策略

1.一级预防

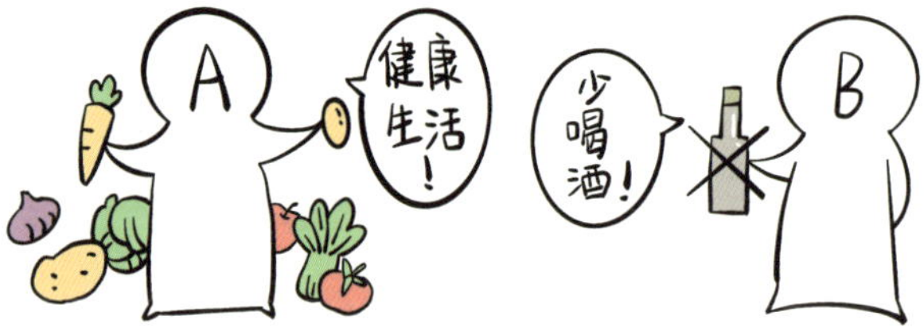

保持健康的饮食习惯，合理和平衡膳食，减少红肉类及腌制品摄入，注重植物性饮食，增加粗粮、蔬菜、水果摄入，据排便状况调整饮食，限制酒精、饮料。

保持健康的生活方式，积极锻炼，保持健康体重；养成良好作息时间；戒烟。

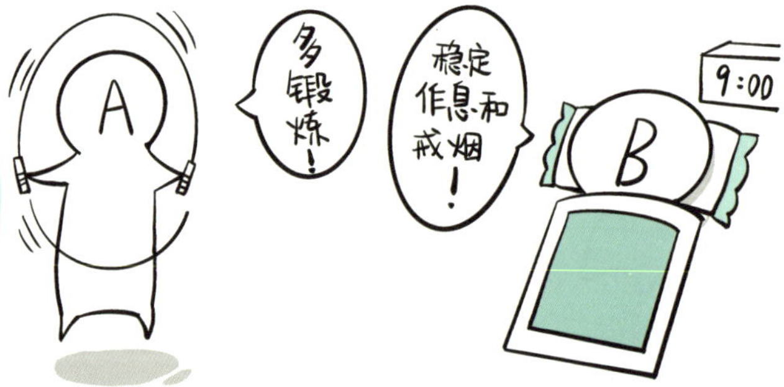

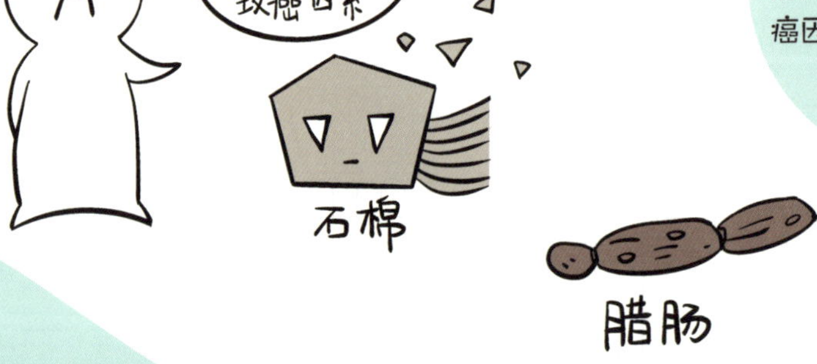

减少接触环境致癌因素，如化学、物理、生物等致癌因素。

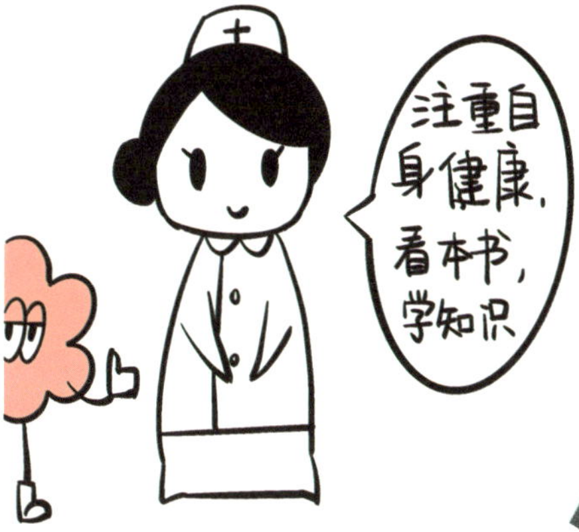
注重自身健康，看本书，学知识

注重自体健康管理，了解遗传、免疫、内分泌因素的促瘤作用。

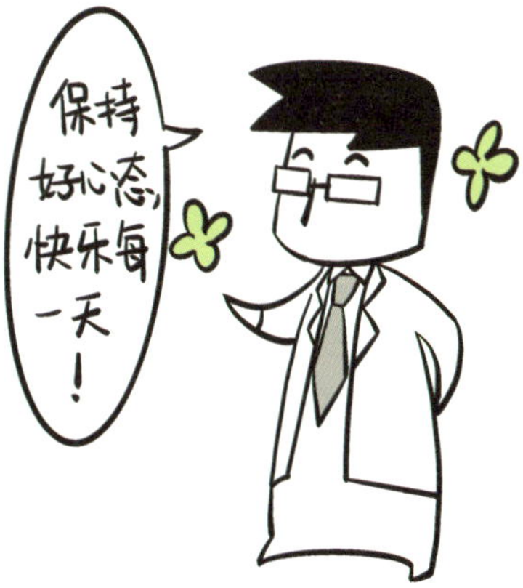
保持好心态，快乐每一天！

保持健康乐观心态与良好的社会精神状态。

2.二级预防

早期发现癌前病变、早期诊断、早期治疗。

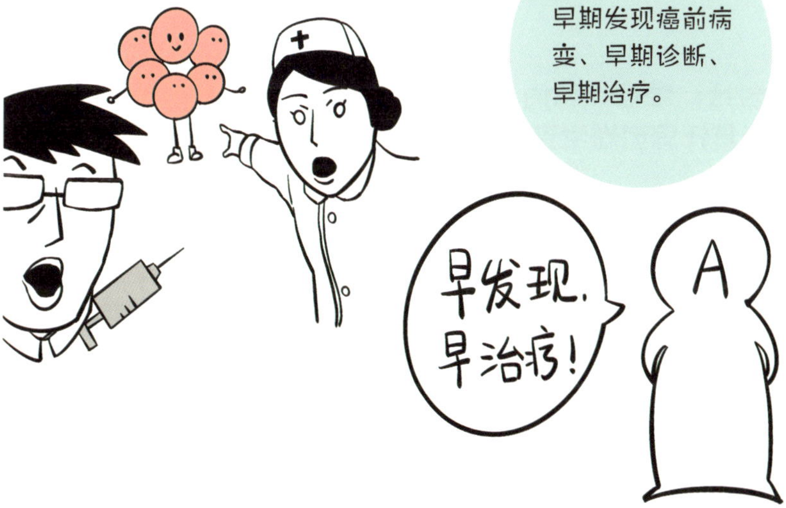
早发现，早治疗！

四、结直肠癌的发病过程

大多数结直肠癌是由结直肠腺瘤发展而来，经历“正常组织-癌前病变-早癌-进展期癌-转移癌”的过程。

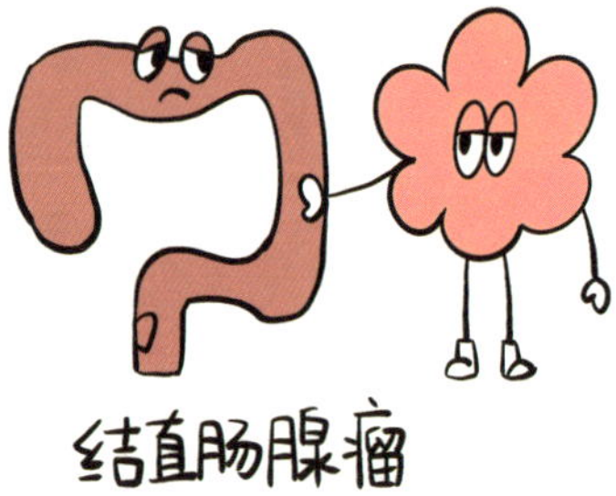

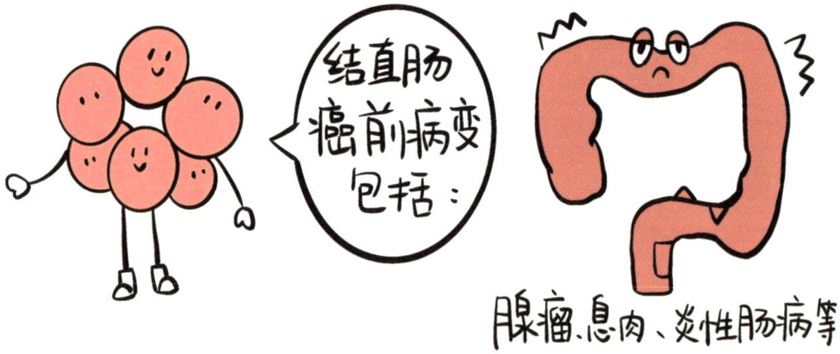

癌前病变包括：腺瘤、息肉、炎性肠病相关的异型增生、畸变隐窝灶，尤其伴异型增生者。

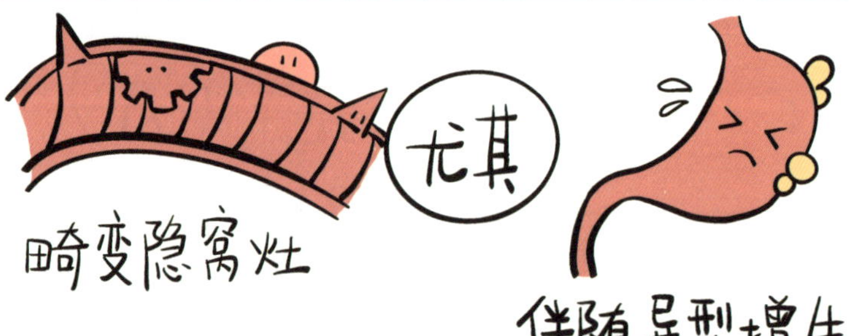

五、结直肠癌的临床表现

排便习惯改变。

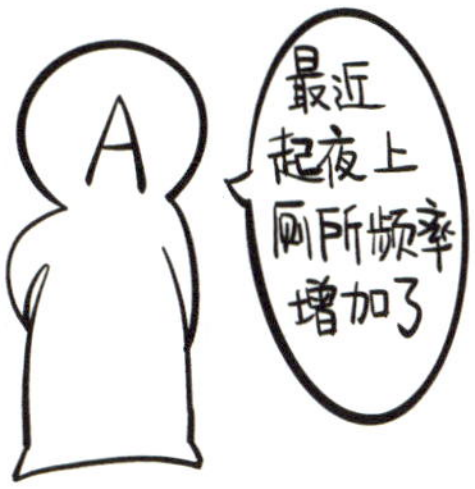
A
最近
起夜上
厕所频率
增加了

大便性状改变。

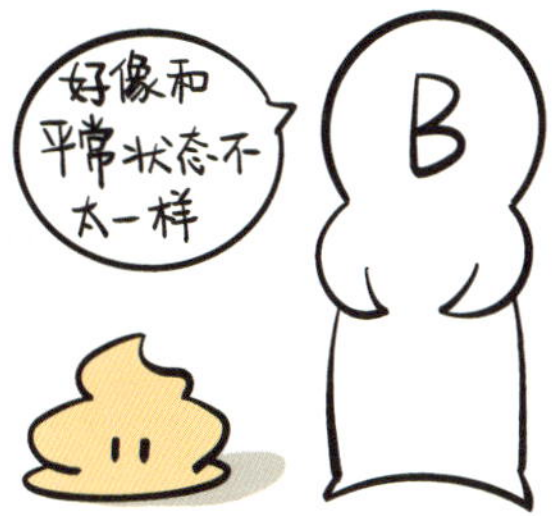
好像和
平常状态不
太一样
B

腹痛或腹部不适、痉挛性腹痛。

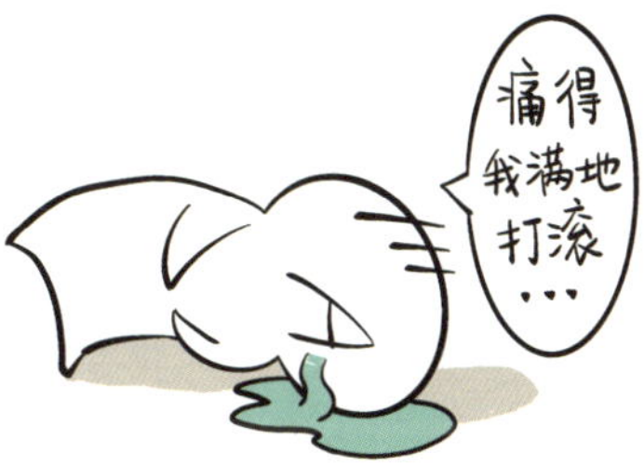
痛得
我满地
打滚
…

腹部肿块。

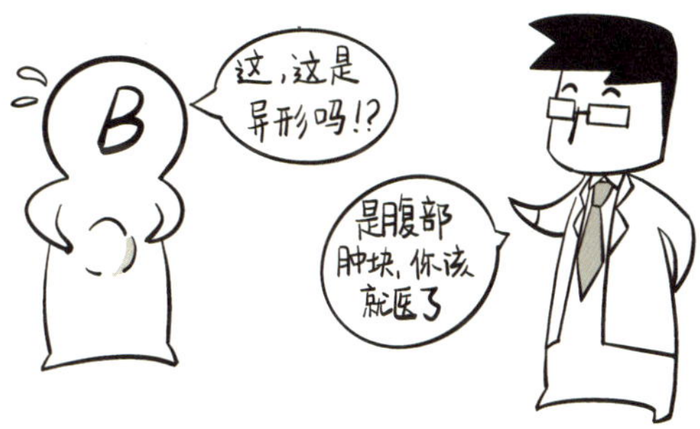
B
这，这是
异形吗!?
是腹部
肿块，你该
就医了

肠梗阻相关症状。

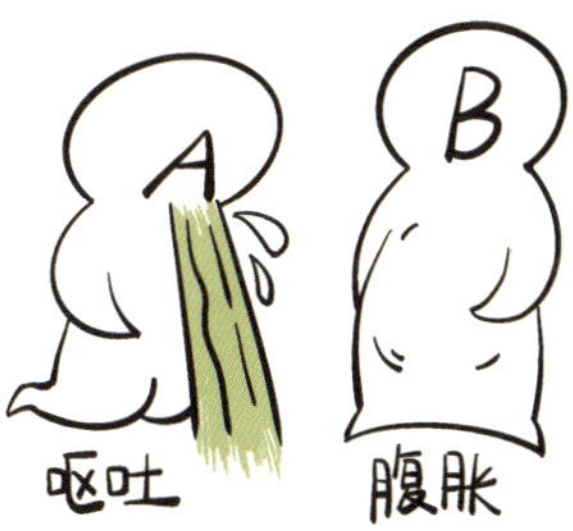

全身症状：如贫血、消瘦、乏力、低热等。

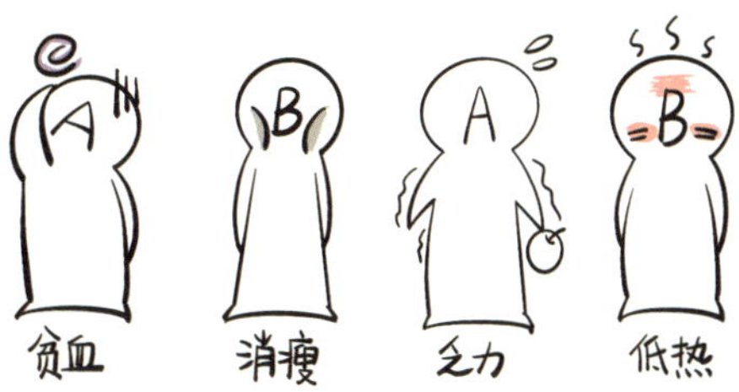
A
B
A
B
贫血
消瘦
乏力
低热

六、结直肠癌的筛查方法

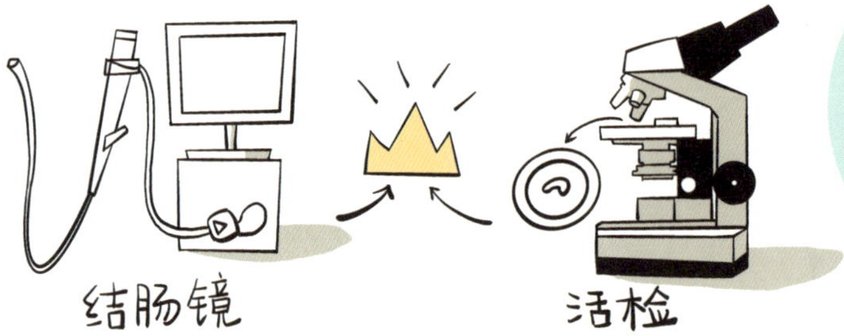

结肠镜检查及病理活检是结直肠癌筛查的金标准。

建议筛查策略

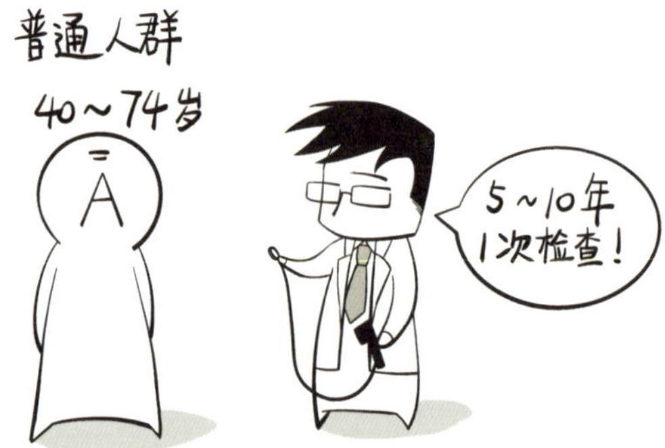

1.普通人群：　40～74岁一般人群，每5～10年1次结肠镜检查。

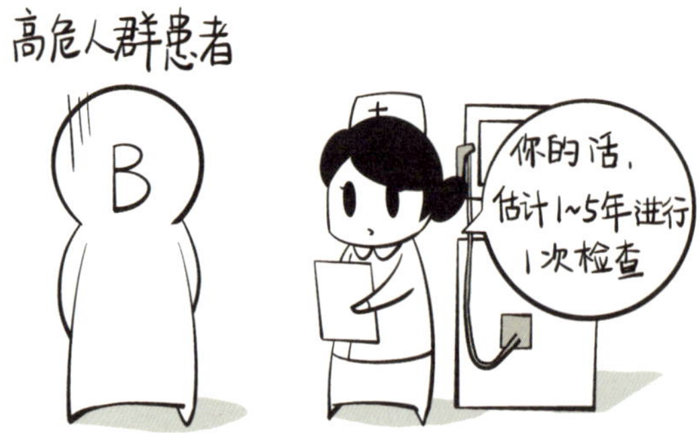

2.高危人群患者，视情况每1～5年1次结肠镜检查。

七、结直肠癌的治疗策略

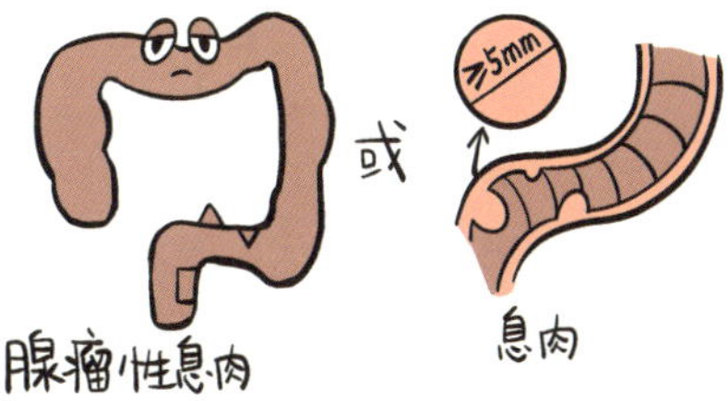

腺瘤性息肉或直径≥5mm的息肉，均建议切除。

切除方式包括内镜下的切除和外科切除。

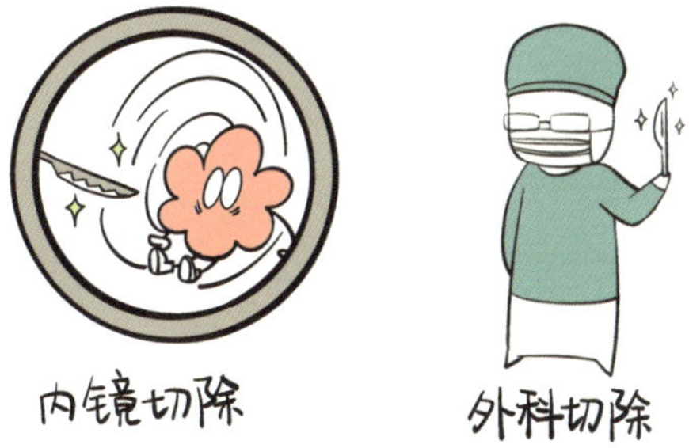

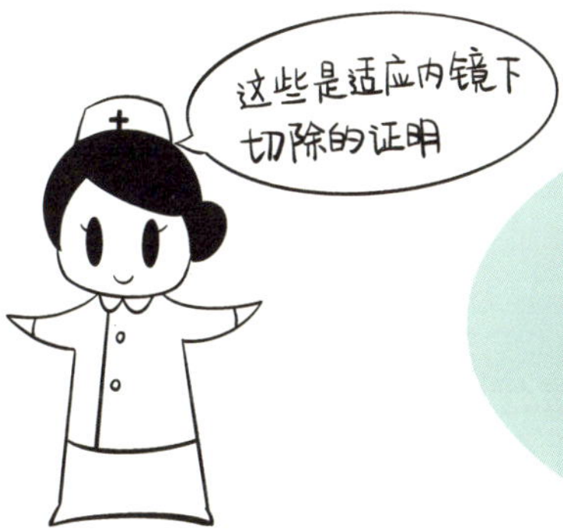

无淋巴结转移、根据肿瘤的大小以及部位、预计能够一次性切除的早期结直肠癌是内镜下治疗的适应证。

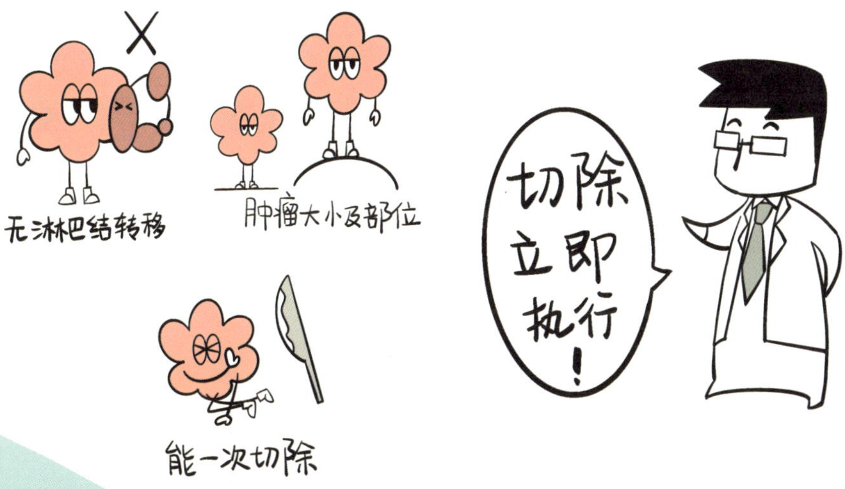

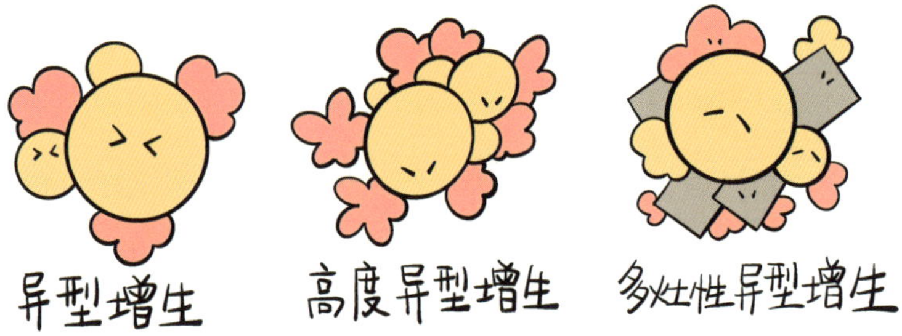

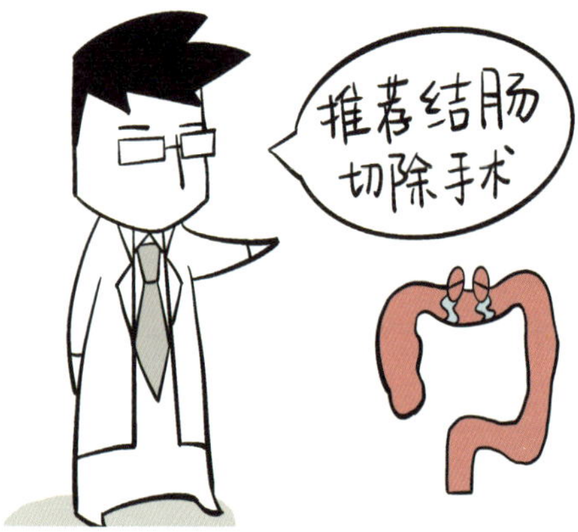

对内镜下不可切除的异型增生病灶、高度异型增生或多灶性异型增生，可行结肠切除术。

视病情可采取术前新辅助治疗和术后辅助治疗。

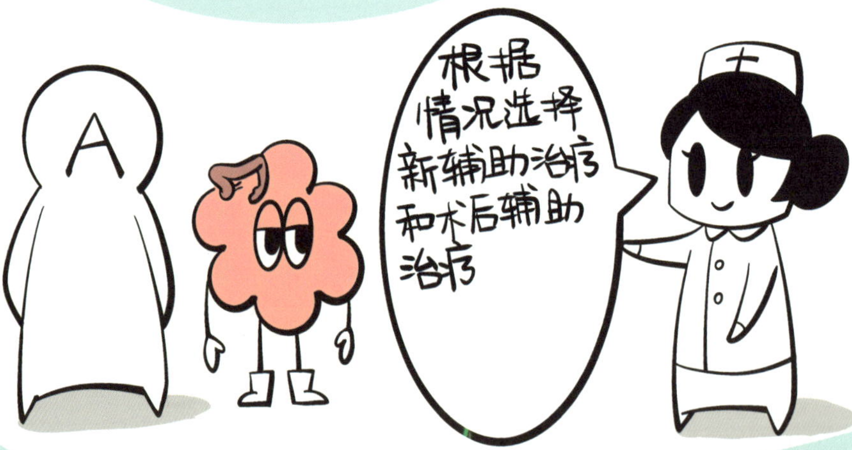

八、结直肠癌的预后

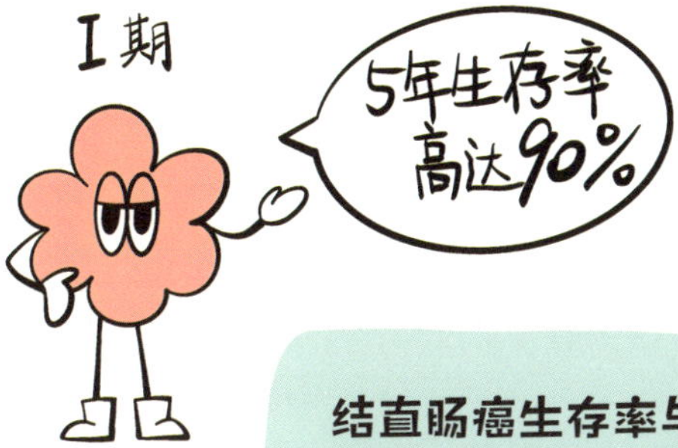

结直肠癌生存率与其临床分期密切相关，I期患者5年生存率可达90%以上，而IV期患者则降至14%。

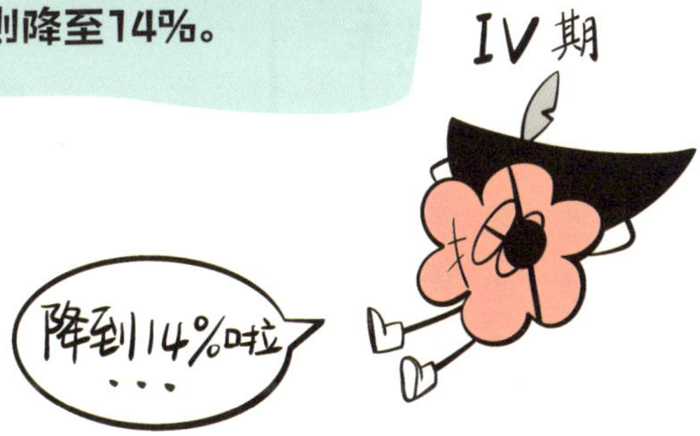

（杨瑛英、吕菁菁、许剑）

3 甲状腺癌

一、甲状腺癌的流行病学

甲状腺癌是内分泌系统中发病率最高的恶性肿瘤，往往与经济发展水平成正相关。

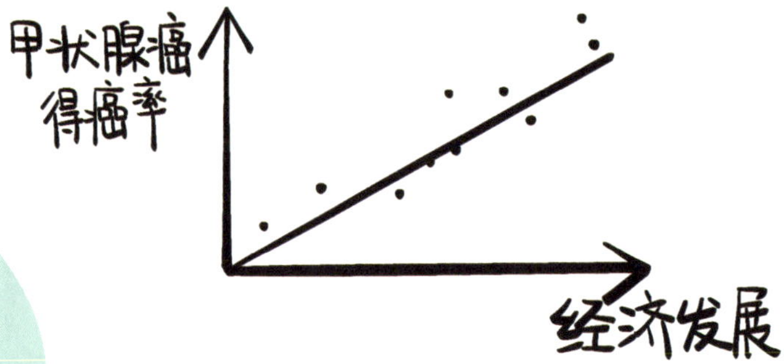

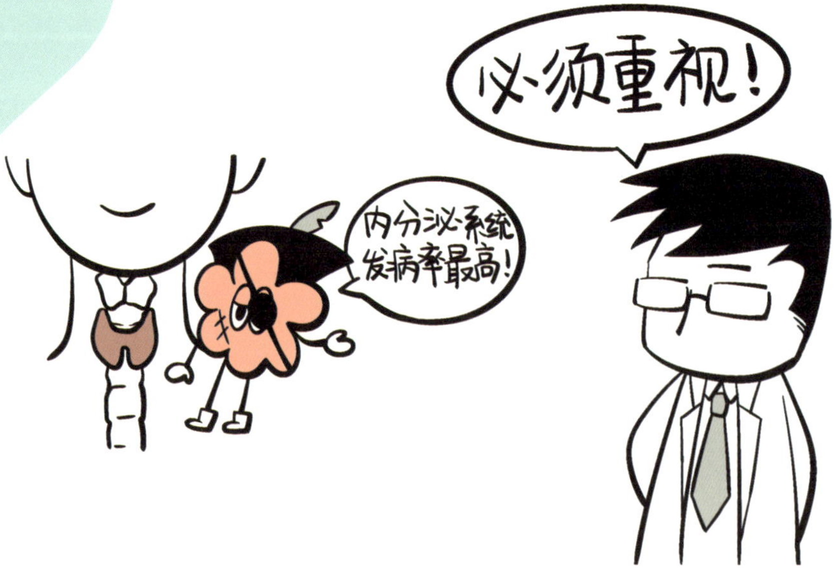

2022年，我国甲状腺癌的新发病例数达到了46.61万例，首次成为中国前三的高发癌症。

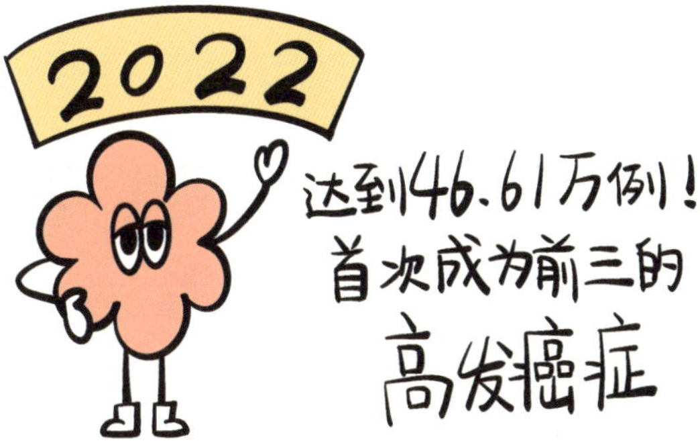

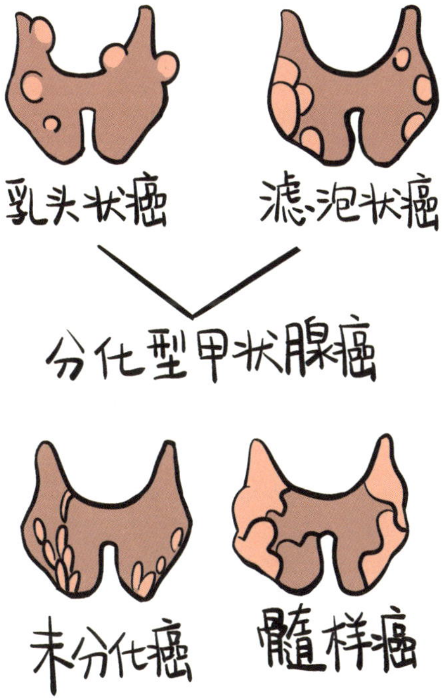

甲状腺癌按病理分型可分为乳头状癌、滤泡状癌、未分化癌和髓样癌四种类型；其中乳头状癌和滤泡状癌又统称为分化型甲状腺癌。

二、甲状腺癌的危险因素

放射性照射

长期接受电离辐射的影响，甲状腺会受到损伤，对接受过放射性手术治疗者容易患甲状腺癌，尤其是儿童。

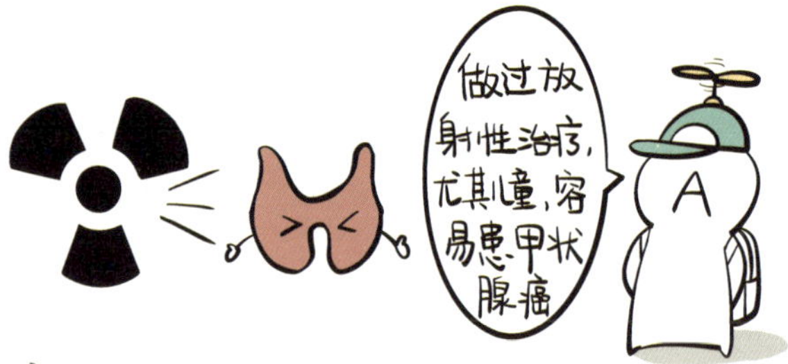

碘摄入不合理

无论是摄入过高或过低都会导致甲状腺结节，当结节恶化时会引起甲状腺癌。

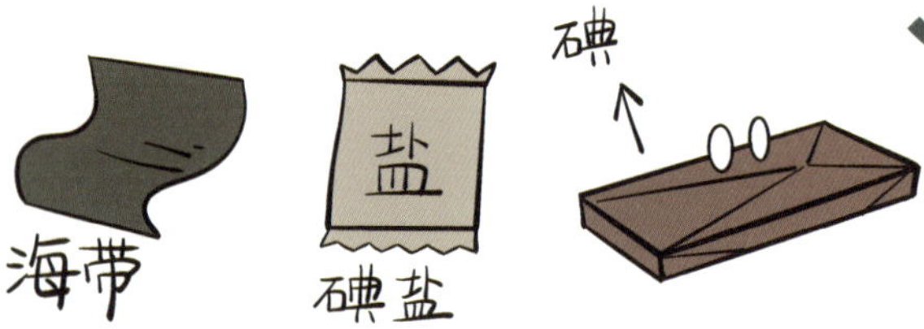
海带
盐
碘盐
碘

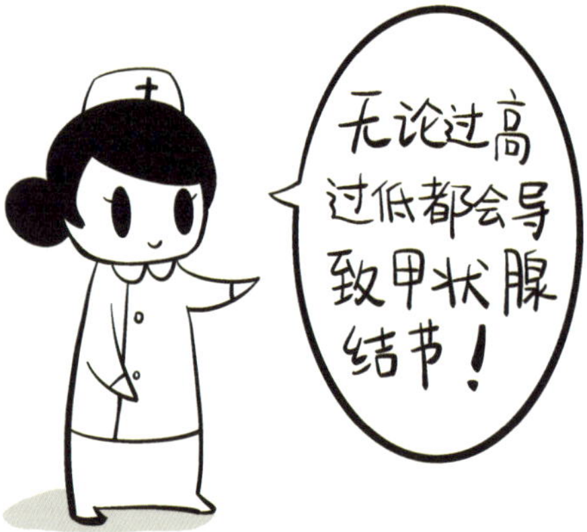
无论过高过低都会导致甲状腺结节！

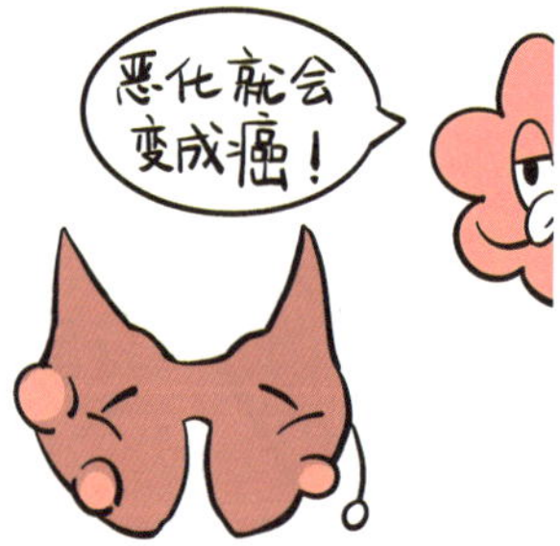
恶化就会变成癌！

家族遗传

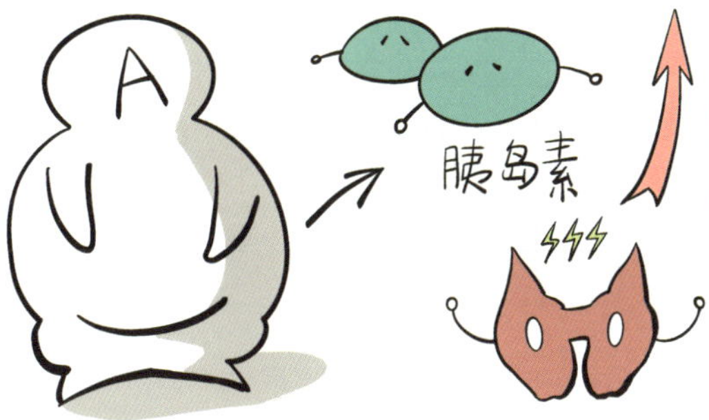

过度肥胖

由于肥胖的人体内营养物质超标，胰岛素含量很高，过多的胰岛素会刺激甲状腺细胞生长，导致甲状腺癌发生。

其他

性激素、桥本甲状腺炎、精神状态等。

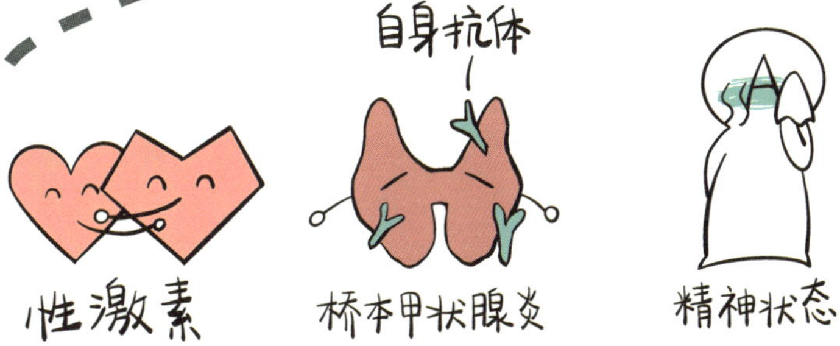

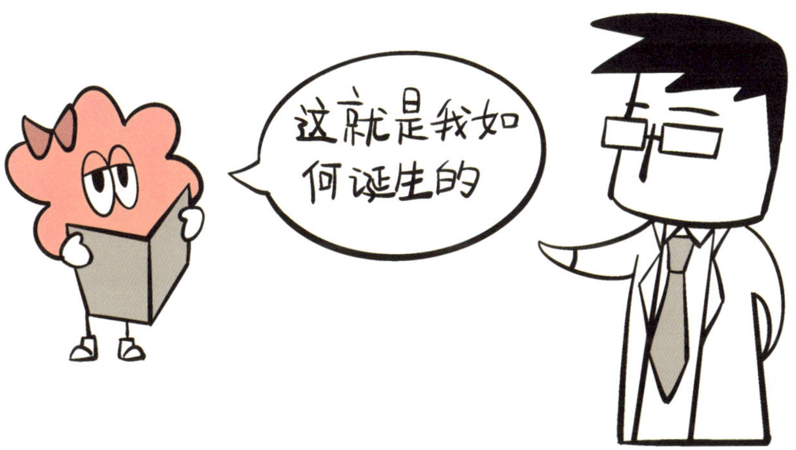

三、甲状腺癌的临床表现

（一）甲状腺肿块或结节

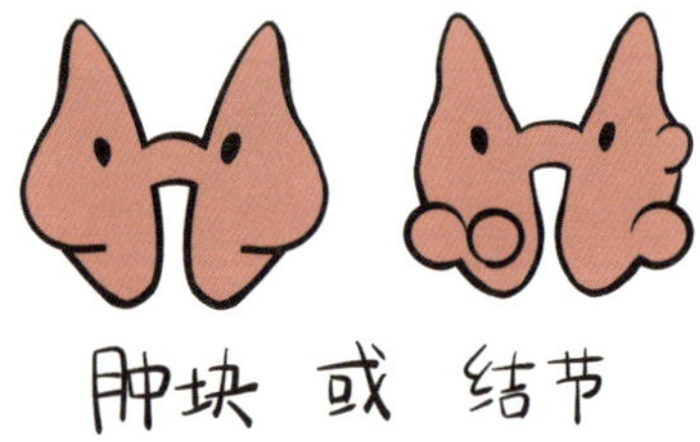

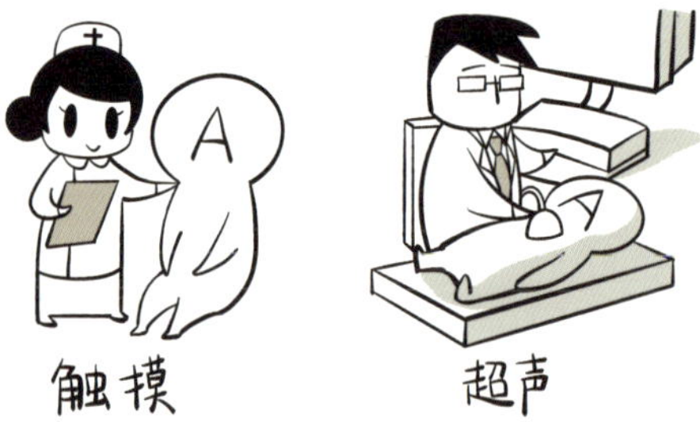

可以在颈部触及或通过超声检查发现。

（二）颈部肿块或肿胀

由于肿瘤扩大导致。

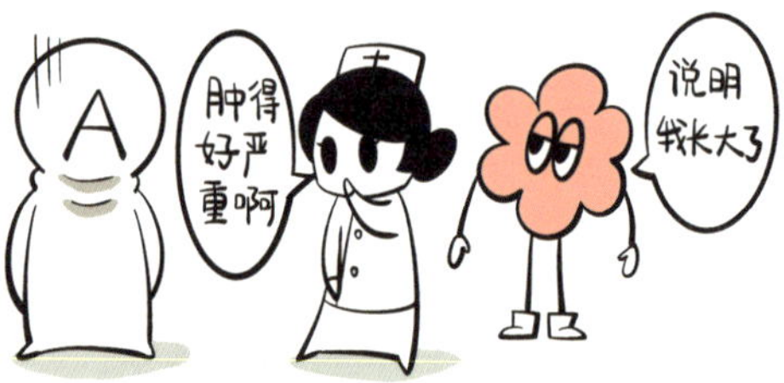
肿得好严重啊
说明我长大了

（三）声音嘶哑或声音变化

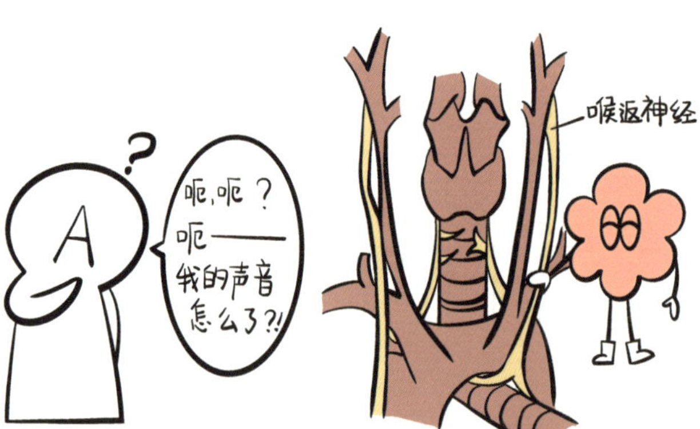
呃，呃？呃——我的声音怎么了？!
喉返神经

肿瘤侵犯或压迫喉返神经引起。

（四）颈部疼痛或不适

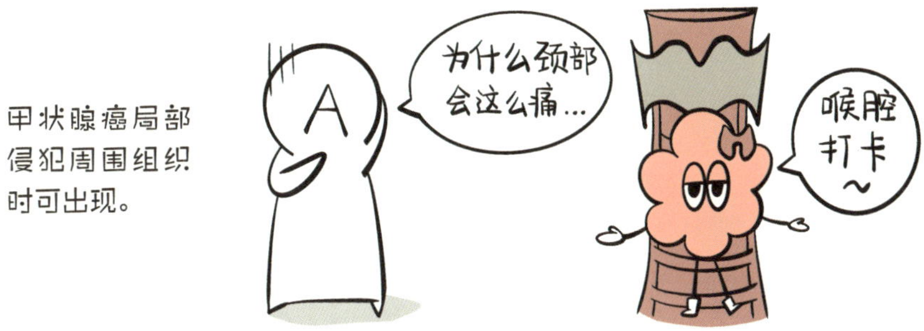
甲状腺癌局部
侵犯周围组织
时可出现。
为什么颈部
会这么痛…
喉腔
打卡
~

（五）颈部淋巴结肿大

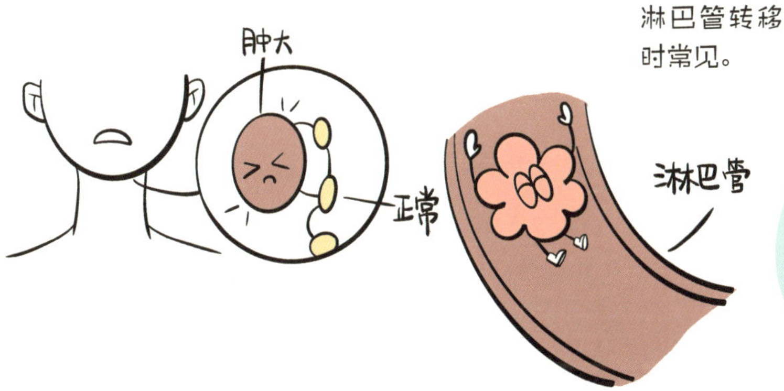

四、甲状腺癌的筛查方法

超声联合细针穿刺活检病理学检查是甲状腺癌的主要诊断方法。

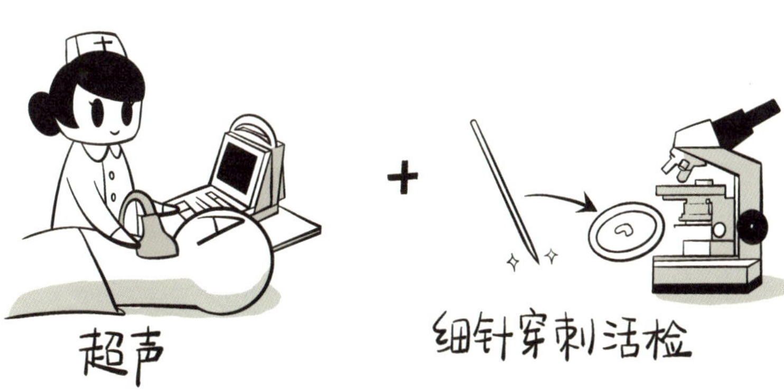

五、甲状腺癌的治疗策略

（一）手术治疗

手术切除是治疗甲状腺癌最常见的方法。根据病变的范围和分期，可行单侧甲状腺切除（保留对侧）或全切除（切除整个甲状腺）。

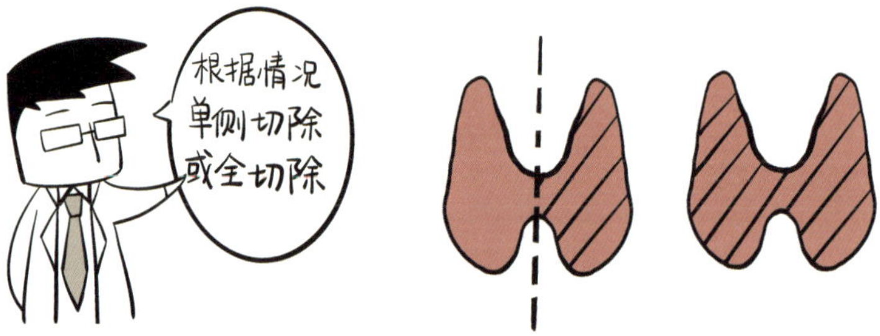

（二）内分泌治疗

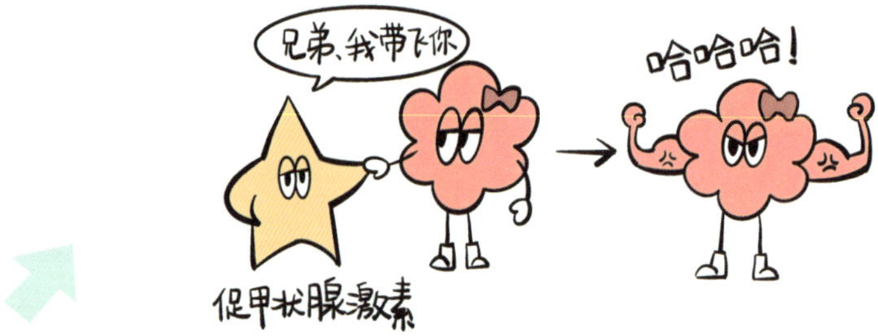

促甲状腺激素可以刺激分化型甲状腺癌的生长，通过补充甲状腺素可以抑制促甲状腺激素的分泌，降低肿瘤进展或复发的风险。

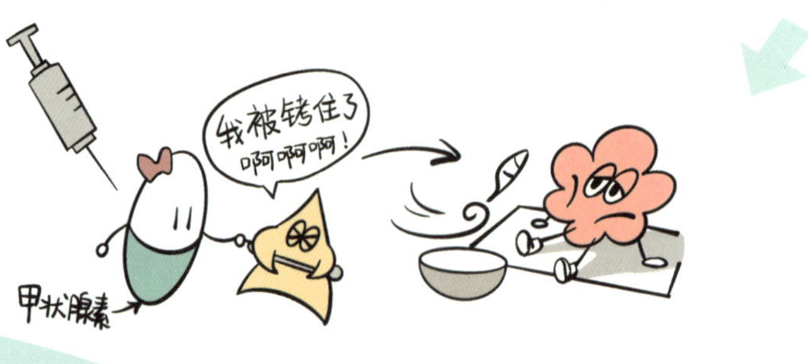

（三）碘-131放射治疗

碘-131放射治疗，可清除残留的甲状腺（简称“清甲”）和残留病灶（简称“清灶”）。

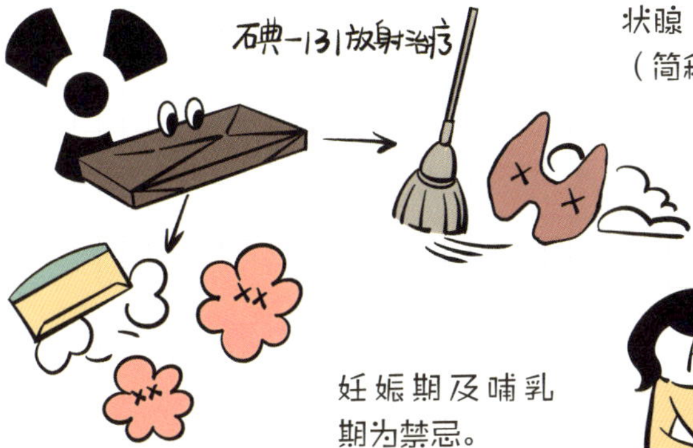

妊娠期及哺乳期为禁忌。

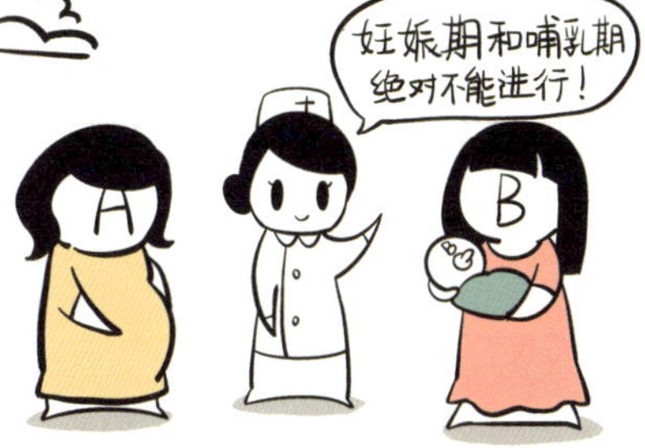

（四）靶向治疗及免疫治疗

见肿瘤的治疗手段部分。

（五）化学治疗

分化型甲状腺癌和髓样癌对化疗不敏感。

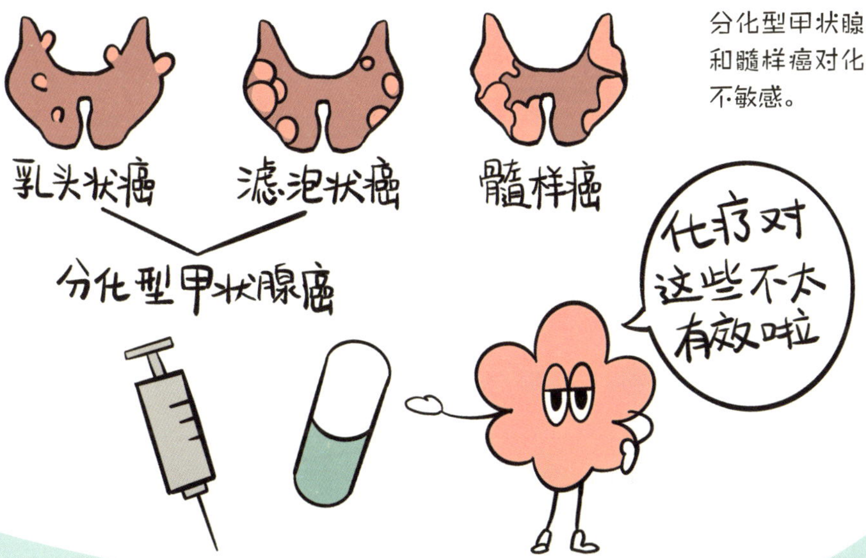

（六）放射治疗

甲状腺癌分化越好，对放疗的敏感性越差。

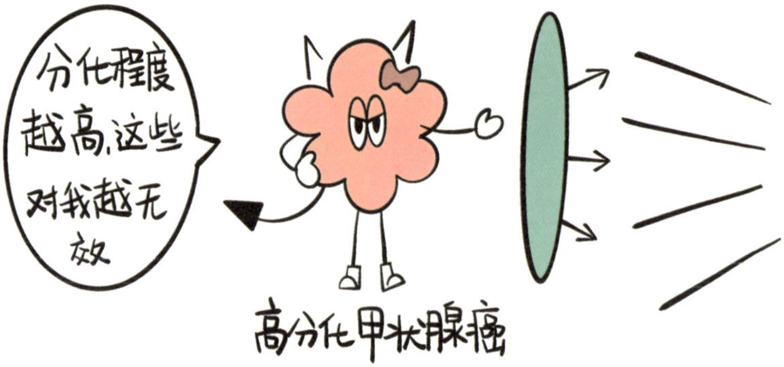
分化程度越高，这些对我越无效
高分化甲状腺癌

（七）射频消融术

在超声引导下把消融电极直接穿刺进入病灶，用高频交流电产生高达100~120℃高温，可杀死肿瘤细胞，使结节或癌灶发生凝固坏死。

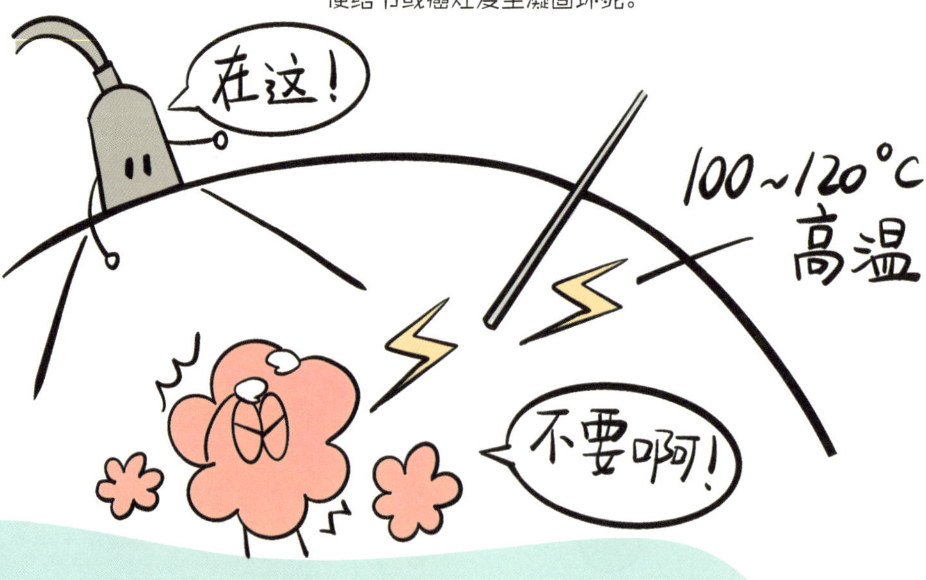

六、甲状腺癌的预后

甲状腺癌的预后相对较好，我国甲状腺癌5年生存率为84.3%，与美国（98.7%）等发达国家仍存在差距。

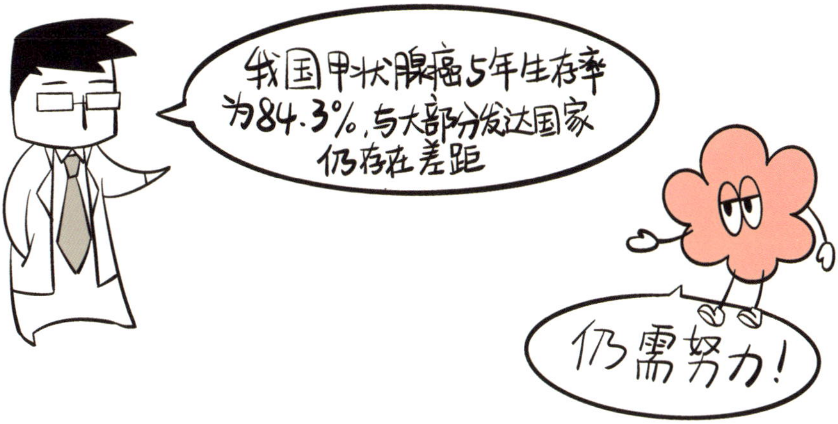

患者在治疗后仍需注意定期复查、药物治疗、心理调适、生活调整等方面问题，以降低复发和转移的风险，提高生活质量。

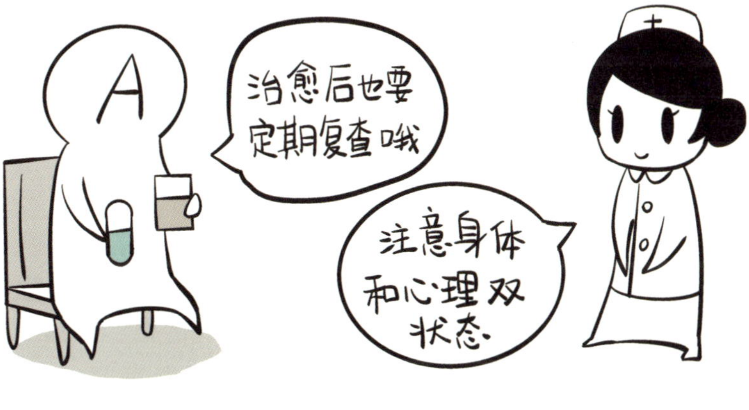
A
治愈后也要
定期复查哦
注意身体
和心理双
状态

（杨海林、周晗菡）

4 肝癌

一、肝癌的发病情况

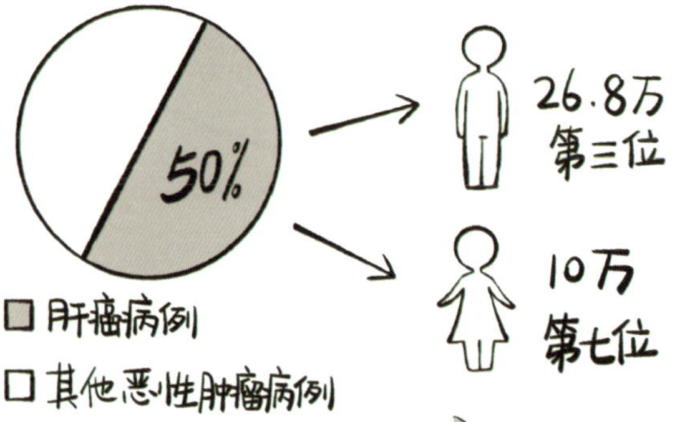

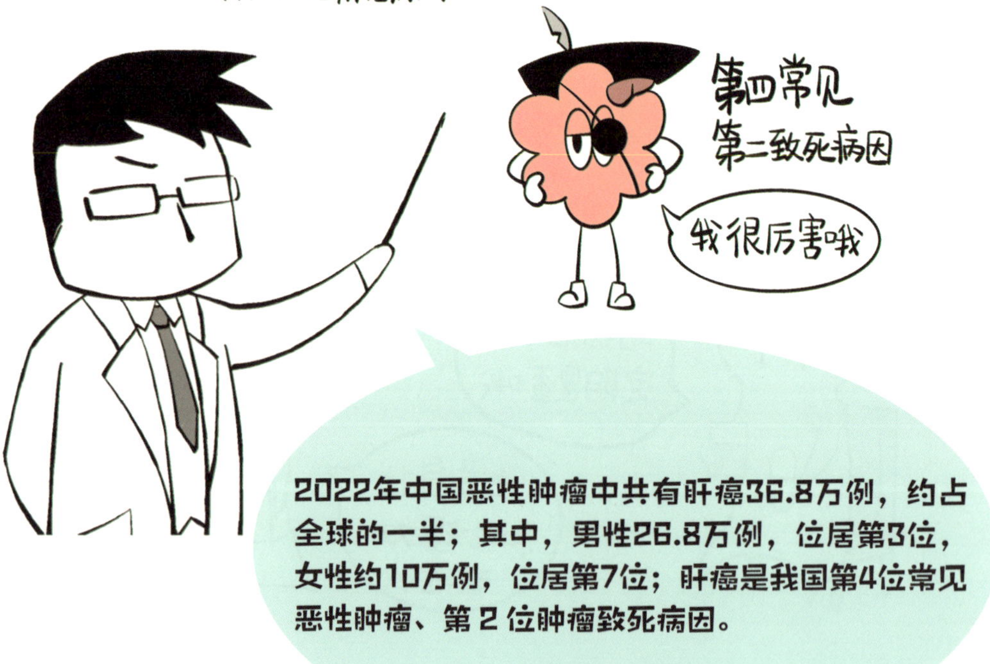

2022年中国恶性肿瘤中共有肝癌36.8万例，约占全球的一半；其中，男性26.8万例，位居第3位，女性约10万例，位居第7位；肝癌是我国第4位常见恶性肿瘤、第 2 位肿瘤致死病因。

原发性肝癌包括肝细胞癌、肝内胆管癌和混合型。

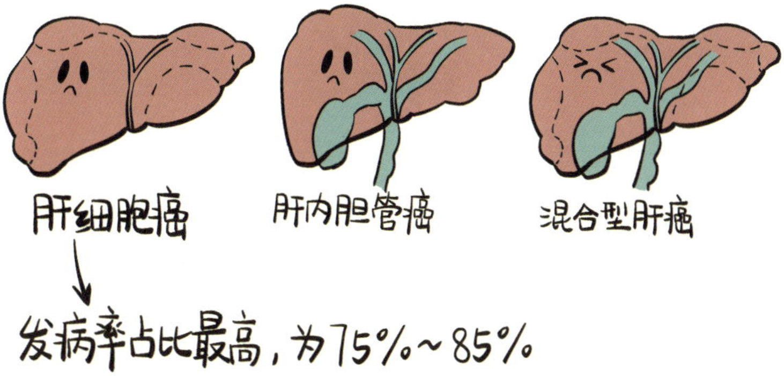

二、肝癌的危险因素

HBV（乙肝病毒）和HCV（丙肝病毒）是导致HCC（肝细胞癌）的主要因素。

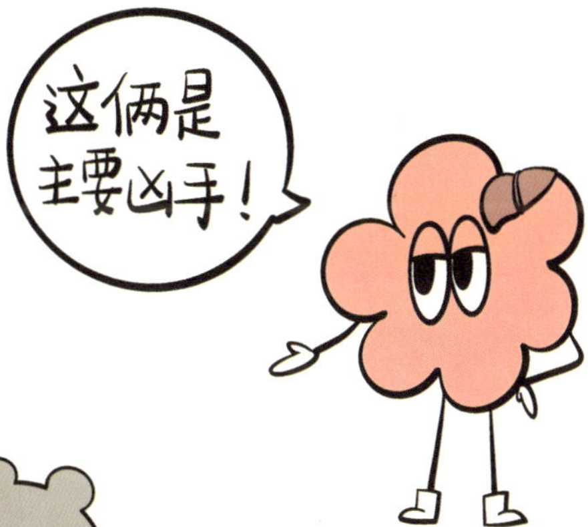

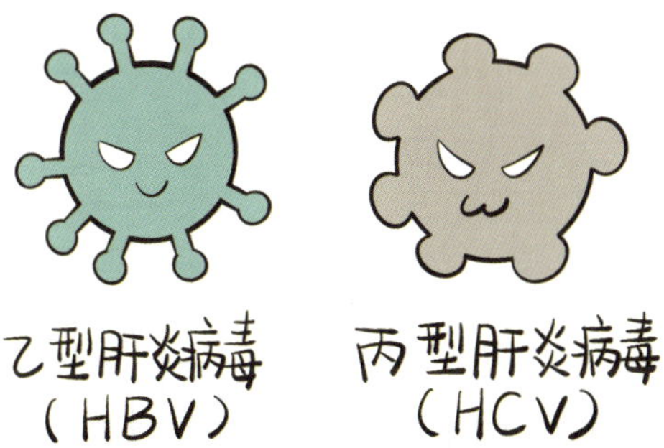

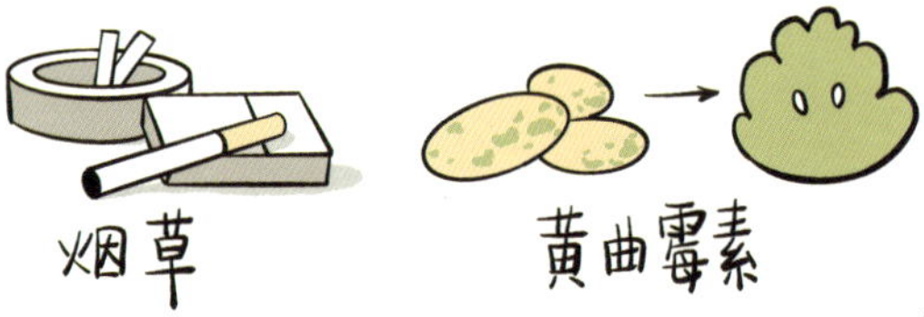

致癌物暴露：烟草，黄曲霉素等。

饮酒。

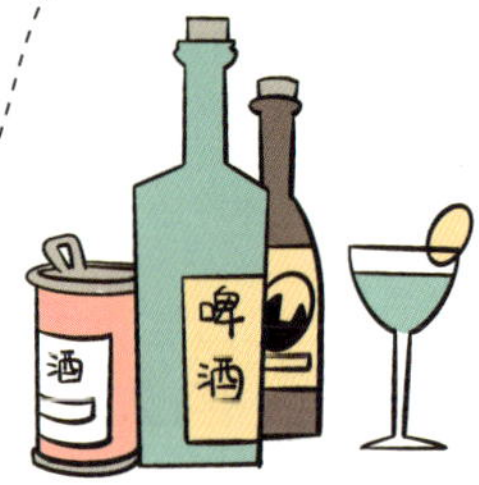

肝癌家族史。

存在各种慢性肝病基础的患者，如酒精肝、自身免疫性肝病、代谢相关脂肪性肝病。

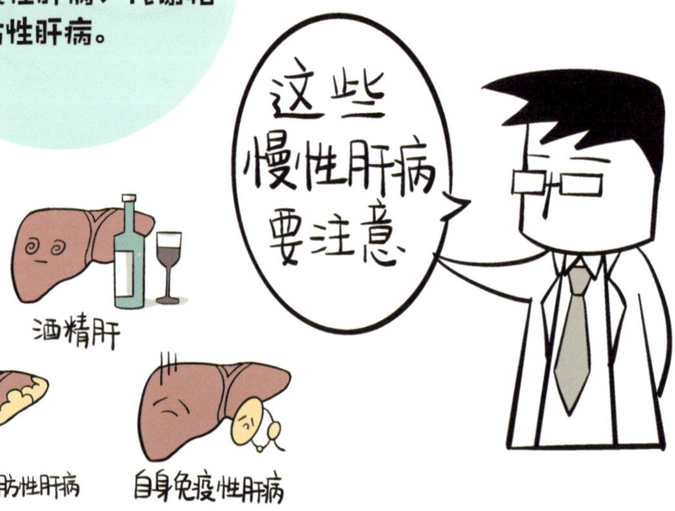

三、肝癌的发病机制

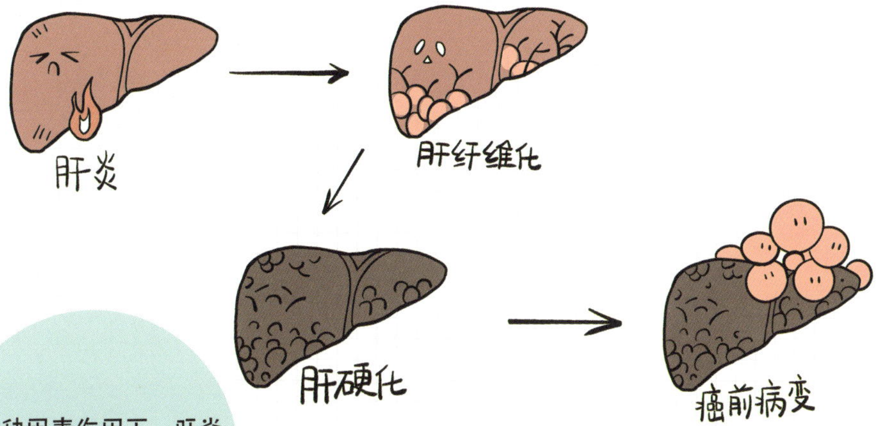

多种因素作用下，肝炎－肝纤维化－肝硬化－癌前病变－肝癌

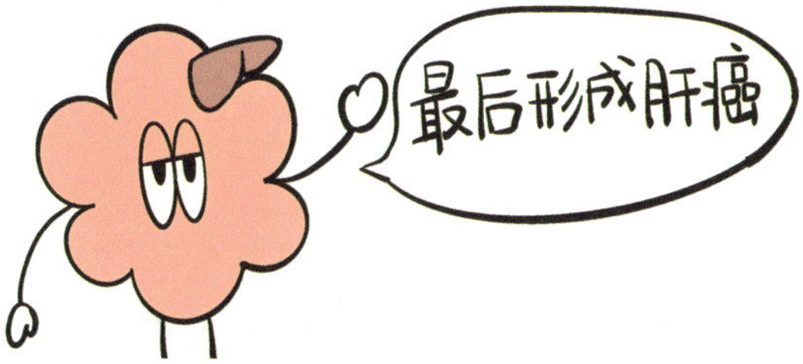
最后形成肝癌

四、肝癌的临床表现

肝癌起病隐匿，早期常无明显症状。

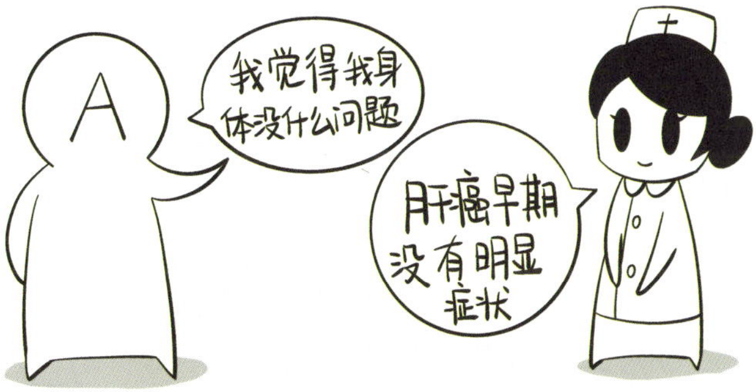
我觉得我身体没什么问题
肝癌早期没有明显症状

中晚期患者临床表现常缺乏特异性，主要有：

右上腹疼痛、腹胀、食欲减退、恶心、呕吐、腹泻等，上腹部包块，发热，乏力和消瘦。

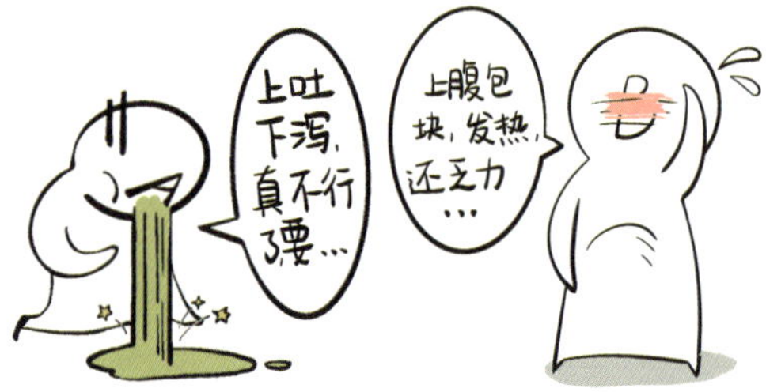
上吐下泻，真不行了要…
上腹包块，发热，还乏力…

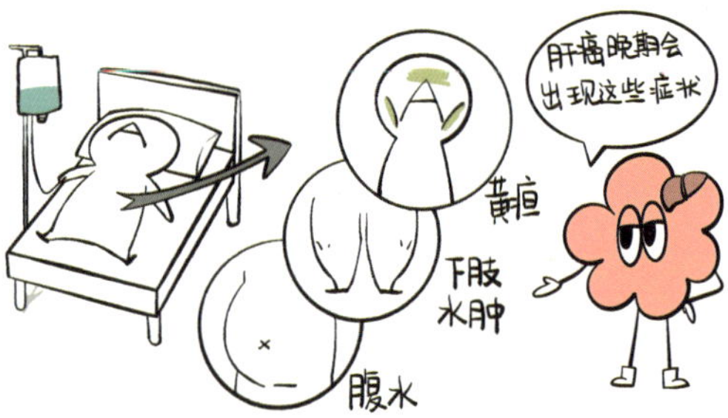

晚期常出现黄疸、腹水和下肢水肿等症状。

五、肝癌的筛查方法

肝癌高风险人群

1.HBV（乙肝病毒）或（和）HCV（丙肝病毒）慢性感染且年龄≥40岁者；

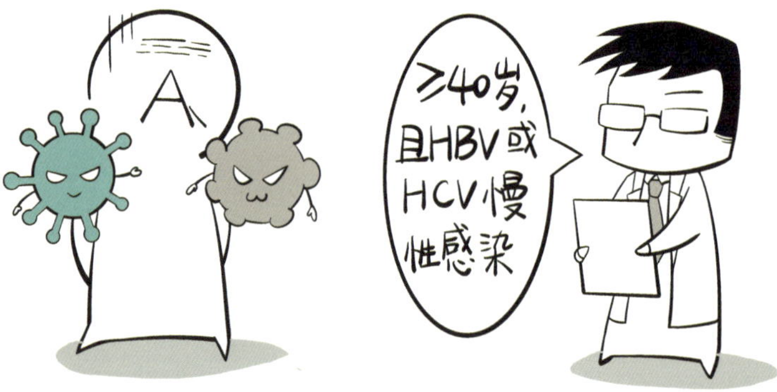
≥40岁，且HBV或HCV慢性感染

2.各种原因（包括酒精性肝病、脂肪肝）所致的肝硬化患者；

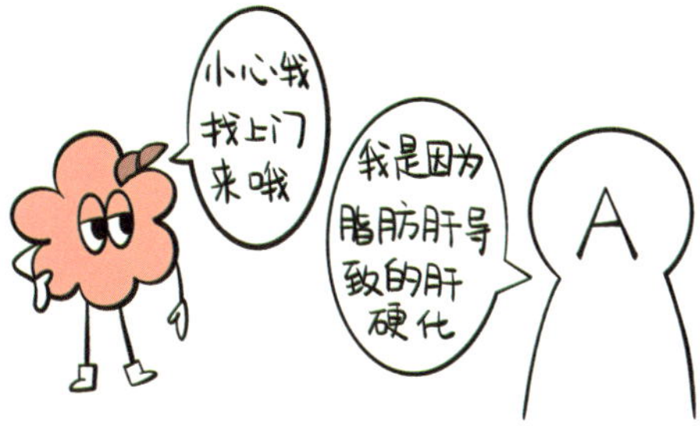
小心我找上门来哦
我是因为脂肪肝导致的肝硬化

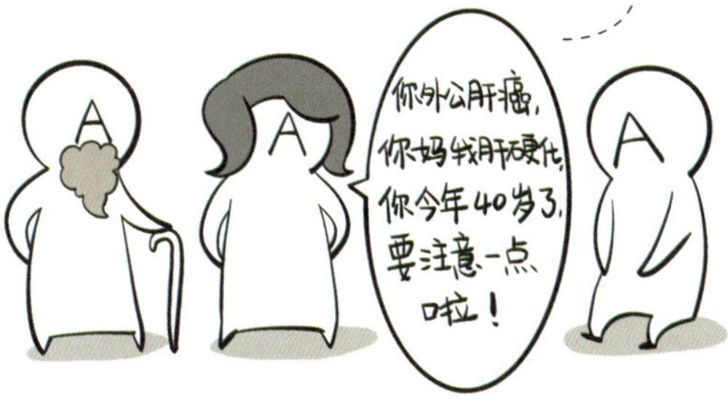
你外公肝癌，你妈有肝硬化，你今年40岁了，要注意一点啦！

3.具有肝硬化、肝癌家族史的人群，尤其是年龄≥40岁的男性。

筛查手段

01 甲胎蛋白联合肝脏超声是慢性肝病患者最常用的筛查手段，具有慢性肝病的患者建议6～12个月检查1次；有肝硬化基础的患者3～6个月检查1次；

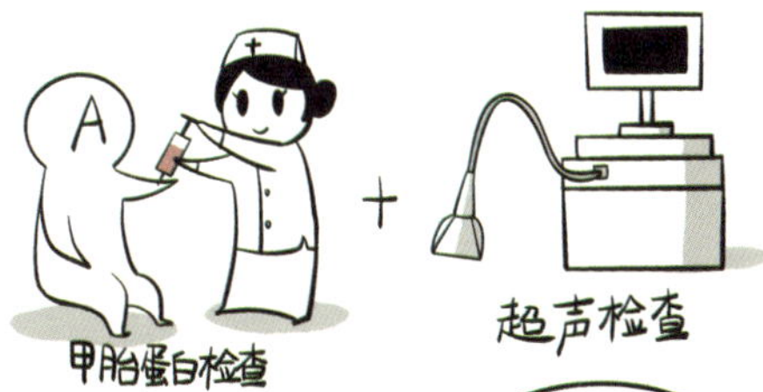
甲胎蛋白检查
+
超声检查

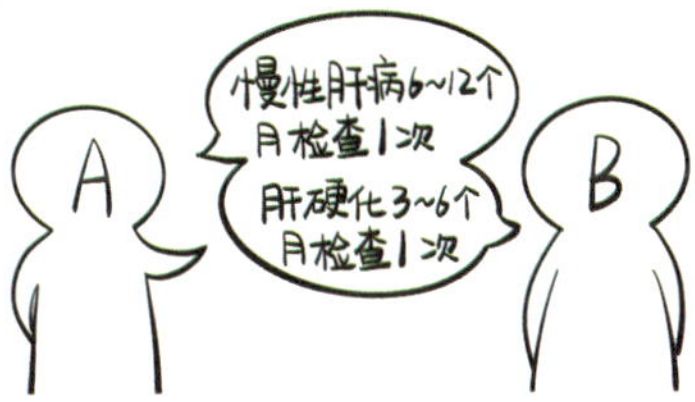
慢性肝病6～12个月检查1次
肝硬化3～6个月检查1次

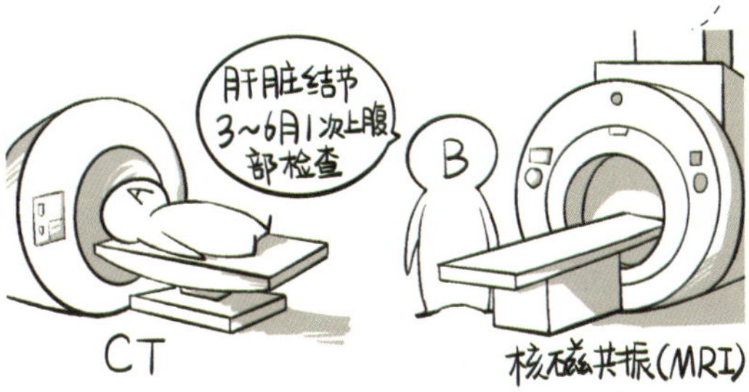
肝脏结节3～6月1次上腹部检查
CT
核磁共振(MRI)

02 对于肝脏具有结节的患者，建议每3～6个月行上腹部CT或磁共振检查；

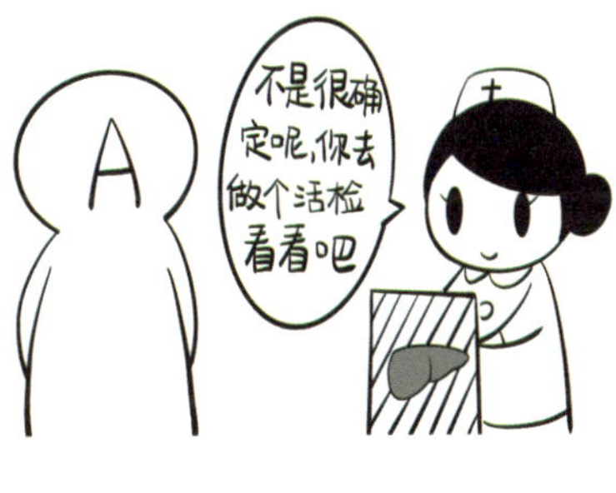
不是很确定呢，你去做个活检看看吧

03 经影像学仍不能明确临床诊断的肝脏结节患者，建议肝组织活检明确结节性质。

临床诊断标准

01 存在慢性肝病的危险因素；

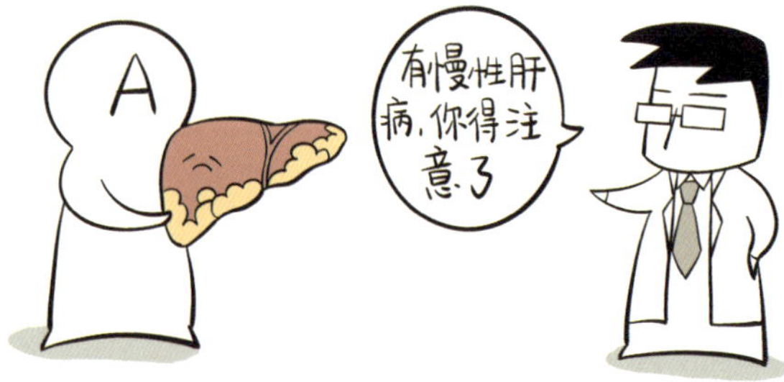

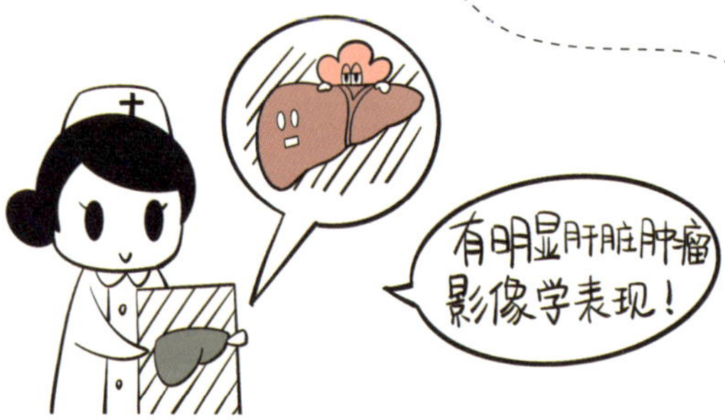

02 影像学发现肝脏占位具有典型的肝脏肿瘤影像学表现；

03 AFP（甲胎蛋白）≥200μg/L持续2个月或AFP>400μg/L持续1个月，无活动性肝病的证据，并排除妊娠和生殖腺胚胎癌。

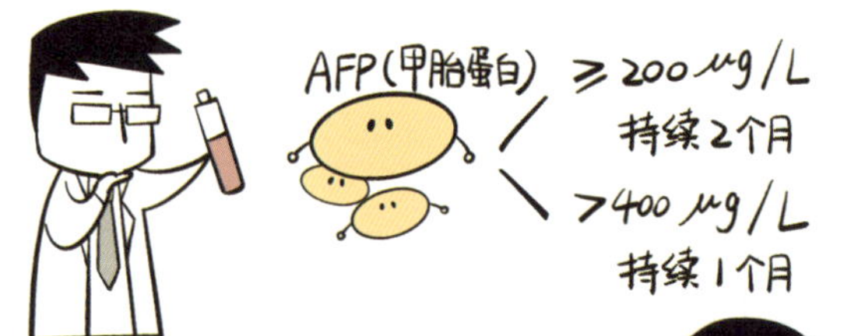

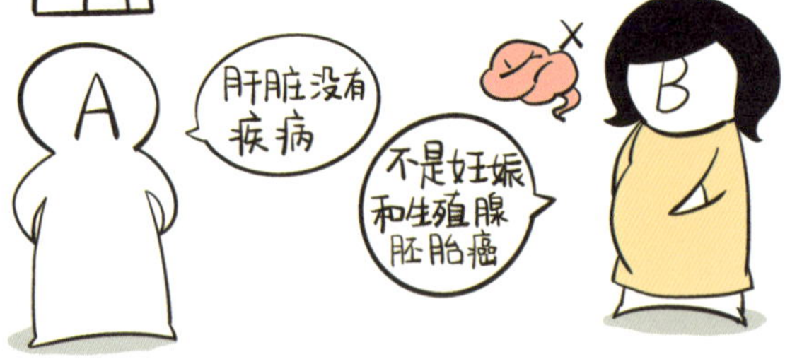

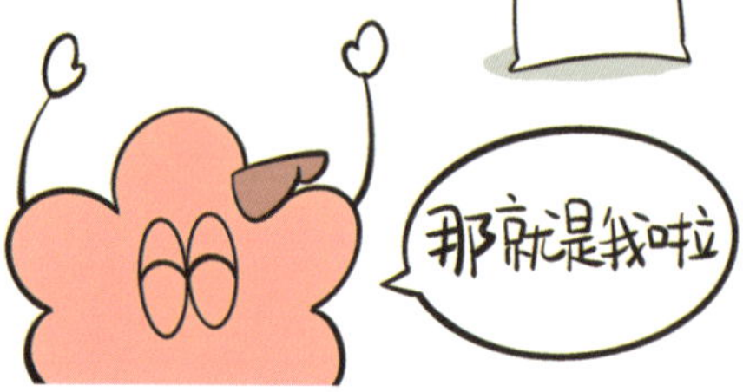

六、肝癌的治疗策略

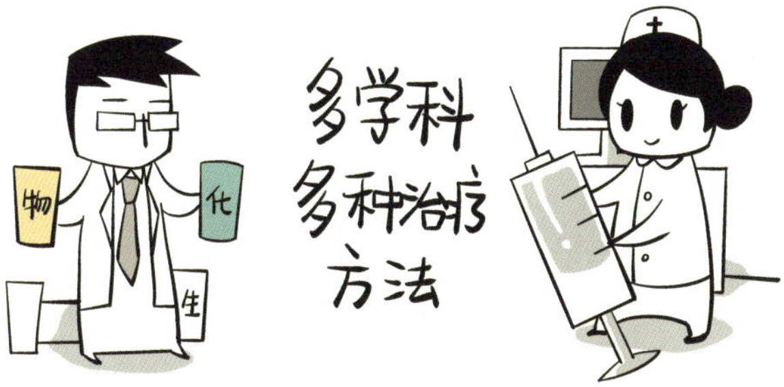

肝癌治疗的特点是多学科参与、多种治疗方法共存。

外科治疗

01 手术切除病灶或肝移植。

02 转化治疗：转化治疗指不适合手术切除的肝癌患者，经过其他治疗（如介入等），使患者获得手术切除的机会。

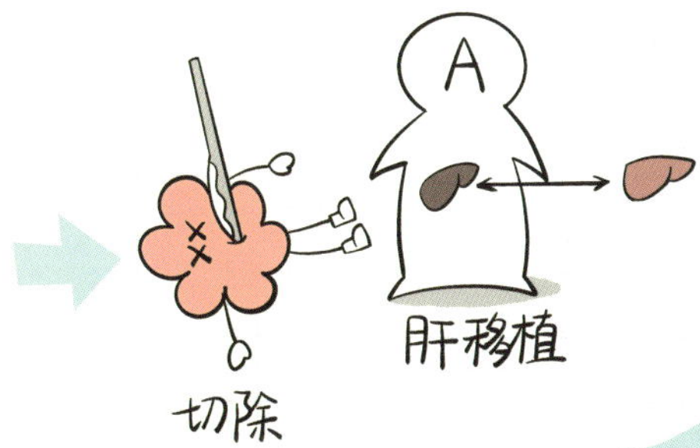
A
切除
肝移植

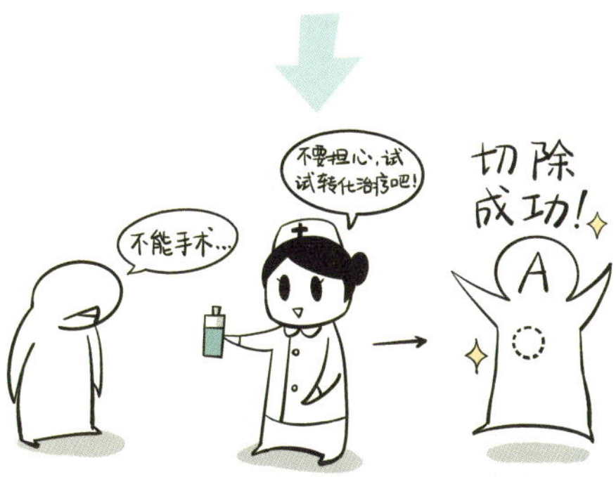
不能手术…
不要担心，试试转化治疗吧！
切除成功！
A

03 术前新辅助治疗：是指对于适合手术切除但具有术后高危复发转移风险的肝癌患者，在术前先进行局部治疗（如微波治疗、射频消融治疗等）或系统控瘤治疗（如靶向治疗、免疫治疗等），以期消灭微小病灶、降低术后复发转移率、延长生存期。

04 术后辅助治疗：相比于新辅助治疗，术后辅助治疗可以根据术后病理及分子分型更进一步精准选择治疗人群及个体化治疗方案，且不会因此而延期手术。术后辅助治疗的人群主要是适合手术切除且具有高危复发转移风险的肝癌患者。

局部消融治疗

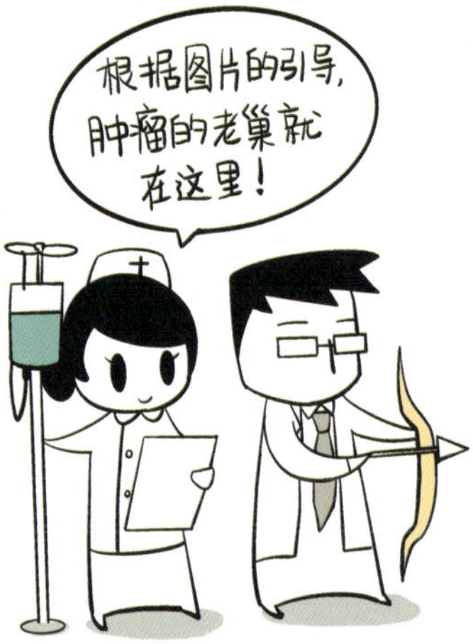

肝癌消融治疗是借助医学影像技术的引导，对肿瘤病灶靶向定位，局部采用物理或化学方法直接杀灭肿瘤组织的一类治疗手段。

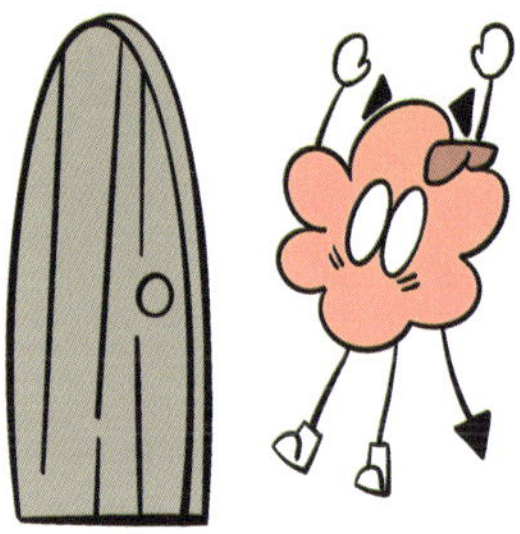

主要包括射频消融、微波消融、无水乙醇注射治疗、冷冻消融、高强度超声聚焦消融、激光消融、不可逆电穿孔等。消融的路径有经皮、腹腔镜、开腹或经内镜4种方式。

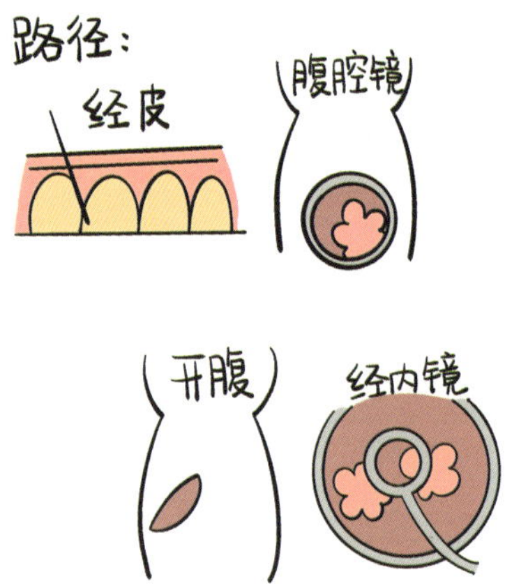

经动脉介入治疗

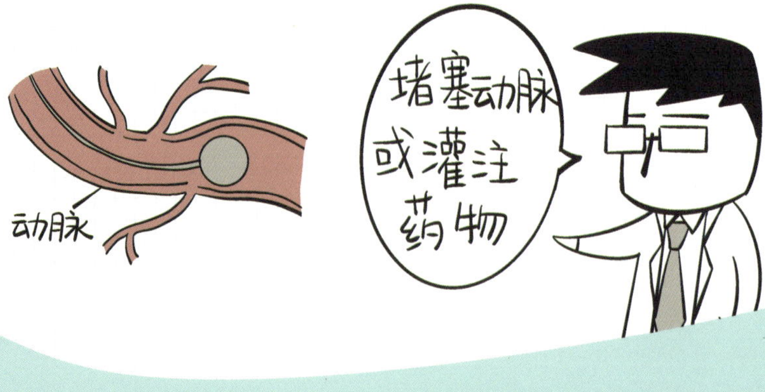

放射治疗

放射治疗分为外放射治疗和内放射治疗。外放射治疗是利用放疗设备产生的射线（光子或粒子）从体外对肿瘤照射。内放射治疗是利用放射性核素，经机体管道或通过针道植入肿瘤内。

系统治疗

又称之为全身性治疗，主要指控瘤治疗，包括分子靶向药物治疗、免疫治疗、化学治疗和中医中药治疗等；另外还包括了针对肝癌基础疾病的治疗，如抗病毒治疗、保肝和对症治疗等。

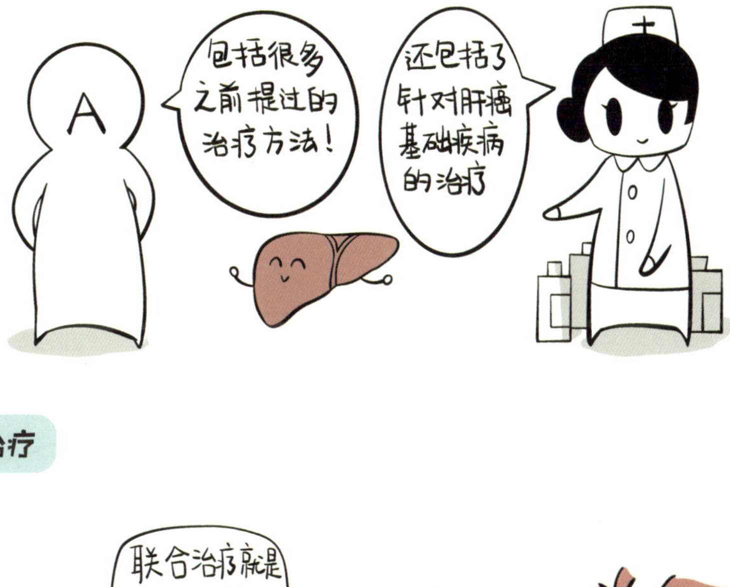
A
包括很多之前提过的治疗方法！
还包括了针对肝癌基础疾病的治疗

联合治疗

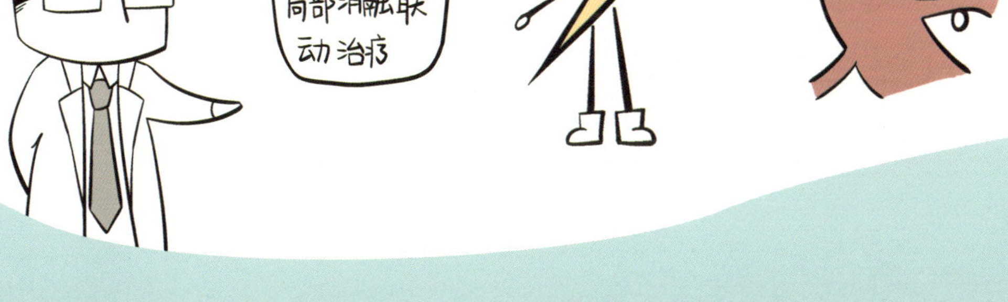
联合治疗就是将一些治疗方法结合使用，例如经动脉介入和局部消融联动治疗

七、肝癌的预后与护理

由于我国肝癌晚期发现率比较高，肝癌患者 5 年整体生存率约为12.1%；早期发现、早期治疗可以提高生存率。

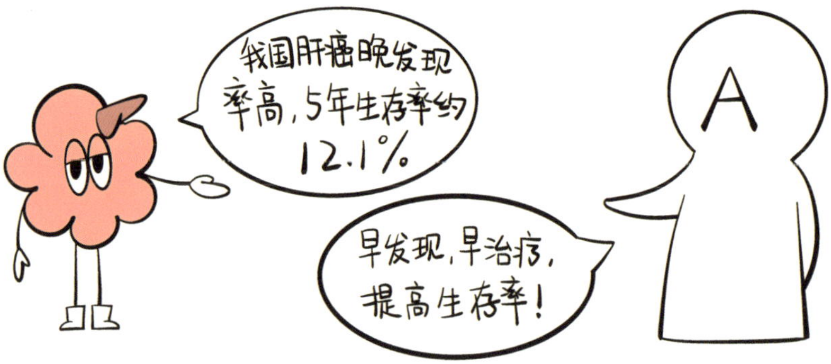

首次治疗后 4~6 周内返院完成一次全面的复查，包括行腹部增强CT/MRI扫描，以及血常规、肝肾功能、生化、肿瘤标志物、HBV-DNA等，全面评价治疗效果以及并发症，并根据复查结果安排患者的下一步治疗计划。

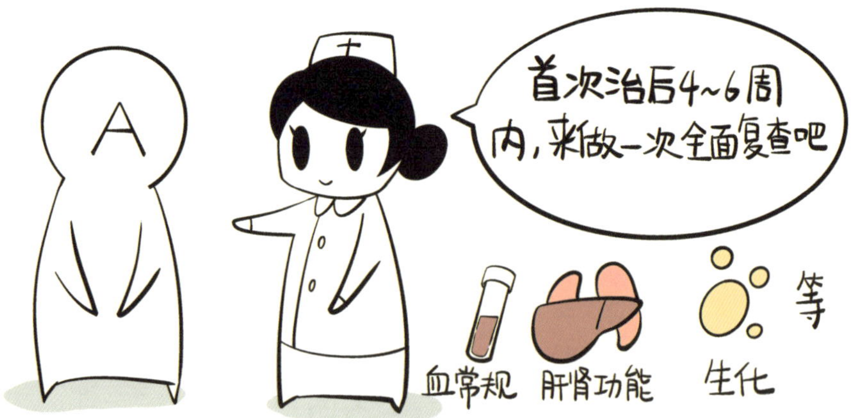

八、肝癌的三级预防

针对肝癌的高危因素及病因进行治疗，如抗病毒治疗等。

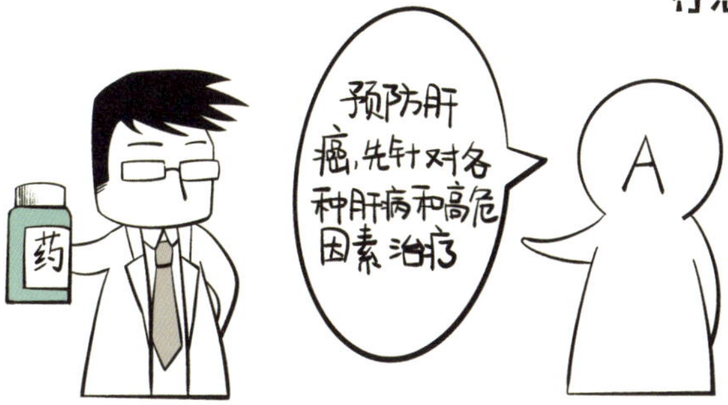
药
预防肝癌，先针对各种肝病和高危因素治疗
A

一级预防

二级预防：早期发现，早期诊断，早期治疗。

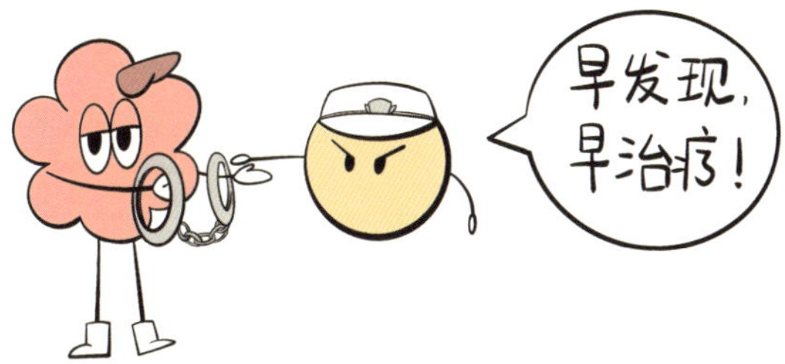
早发现，早治疗！

三级预防：多学科整合康复治疗。

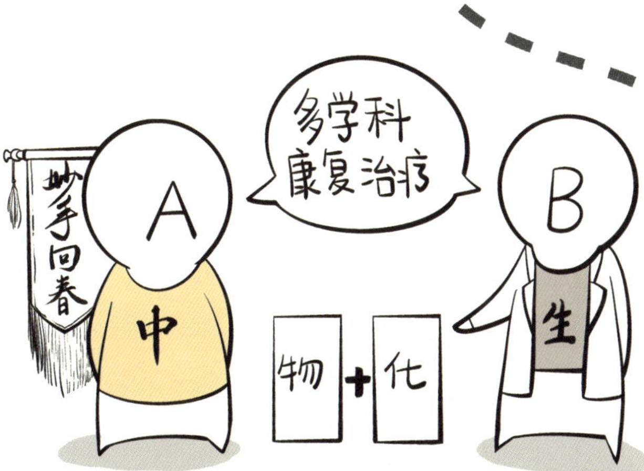
妙手回春
A
中
多学科康复治疗
物
化
B
生

（陈红旭、许剑、李潺）

5 胃癌

一、胃的宏观世界和微观世界

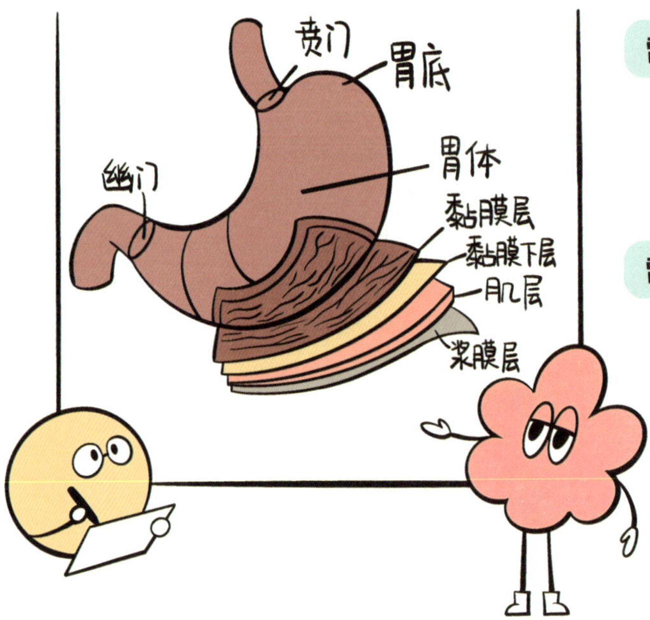

胃的4部

从上到下分为贲门、胃底、胃体、幽门。

胃壁的4层

黏膜层、黏膜下层、肌层、浆膜层。

二、胃癌的发病情况

2022年我国胃癌新发病例35.9万例，位列恶性肿瘤发病率的第5位。

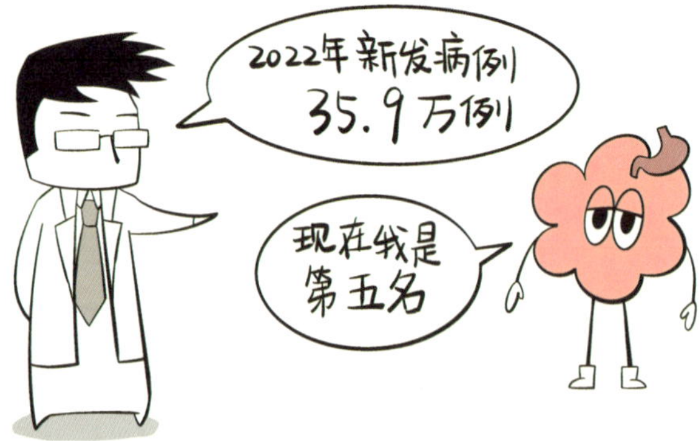

三、胃癌的危险因素及预防

幽门螺杆菌（Helicobacter pylori，Hp）感染。

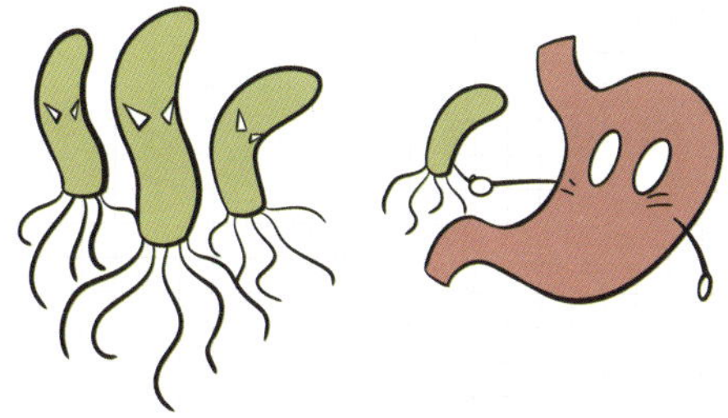

幽门螺杆菌

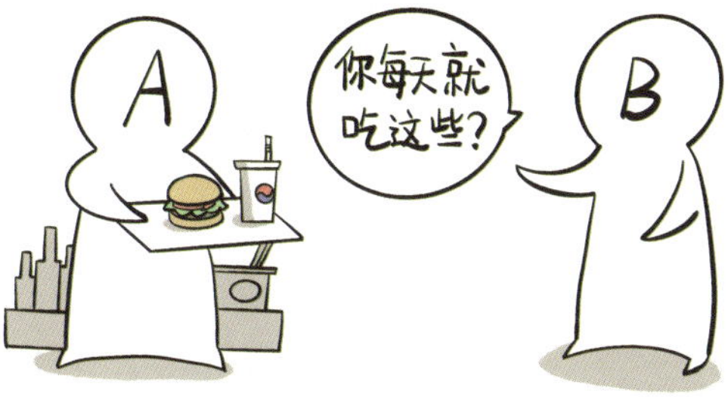

不健康的生活习惯。

长期高盐饮食、烟熏煎炸食品、红肉与加工肉的摄入及不良饮食习惯。

慢性胃病：容易发展为胃癌的胃病包括慢性胃炎、胃溃疡、胃息肉，还有胃切除术后可能发生残胃癌。

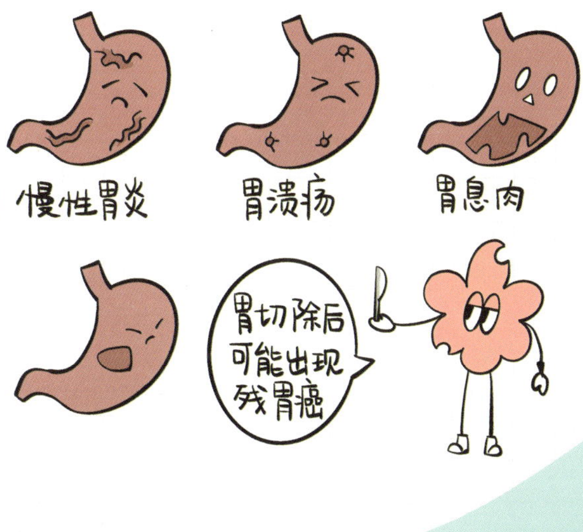

吸烟与饮酒

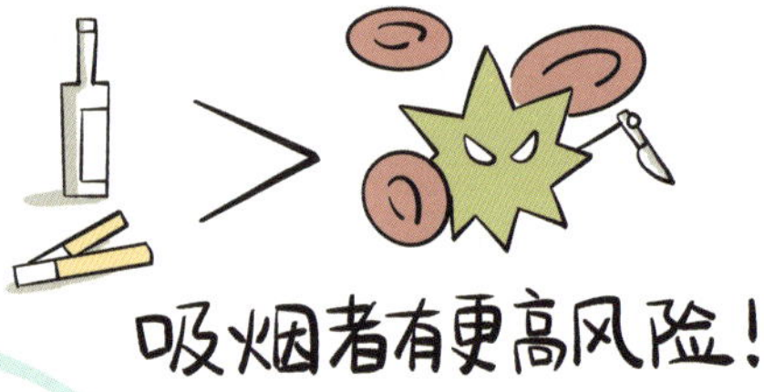

酒精和烟草中的有害物质会经血液循环到达胃部，对胃黏膜产生损害，吸烟者患胃癌的风险比非吸烟者高2倍以上。

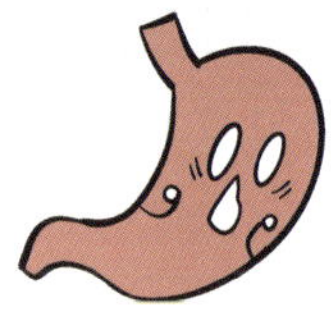

肥胖与缺乏运动：肥胖会导致慢性炎症和胃黏膜受损，增加胃癌的风险。

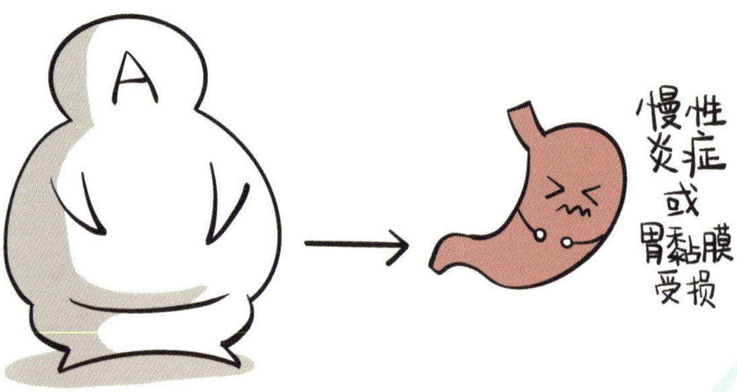

遗传因素：一级亲属胃癌家族史是胃癌的危险因素。

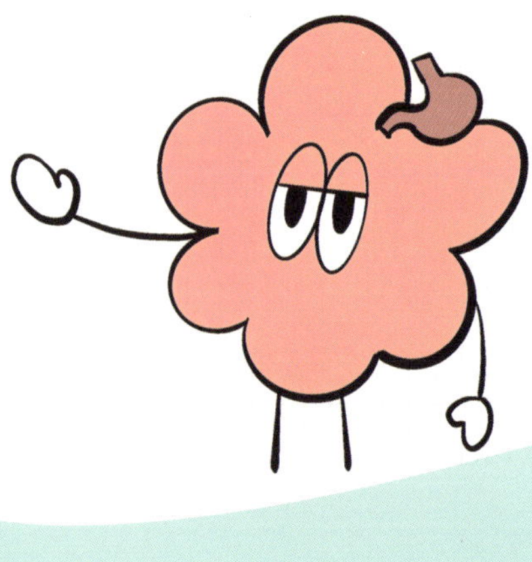

四、胃癌的临床表现

早期胃癌可无特异的症状，主要有：

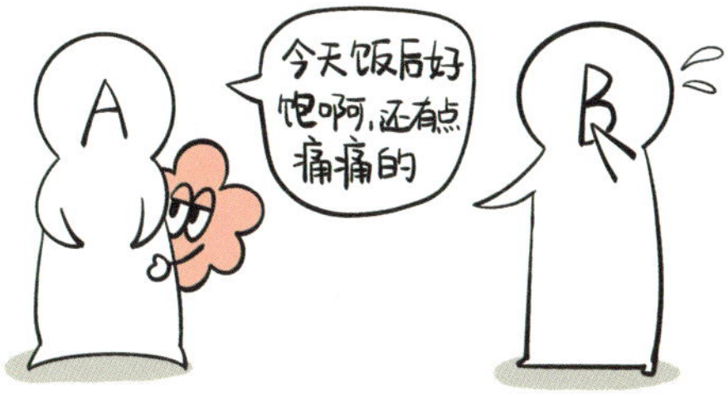

1.上腹饱胀不适或隐痛，以饭后为重。

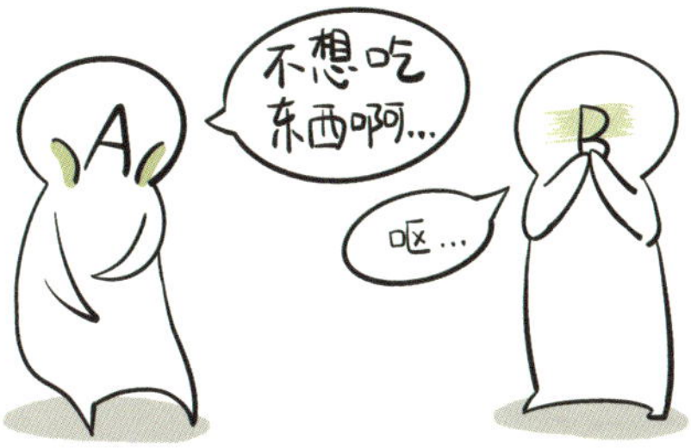

2.食欲减退、嗳气、反酸、恶心、呕吐、黑便等。

进展期胃癌除上述症状外，常出现：

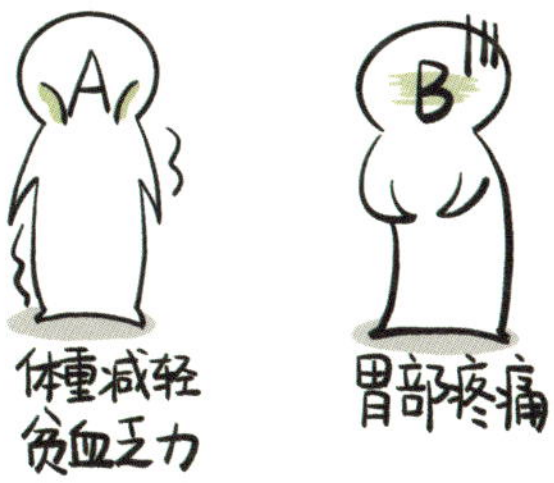

1.体重减轻、贫血、乏力。

2.胃部疼痛。

3.恶心、呕吐，贲门部癌可出现吞咽困难，胃窦部癌引起幽门梗阻。

4.出血和黑便。

5.晚期患者可出现严重消瘦、贫血、水肿、发热、黄疸和恶病质。

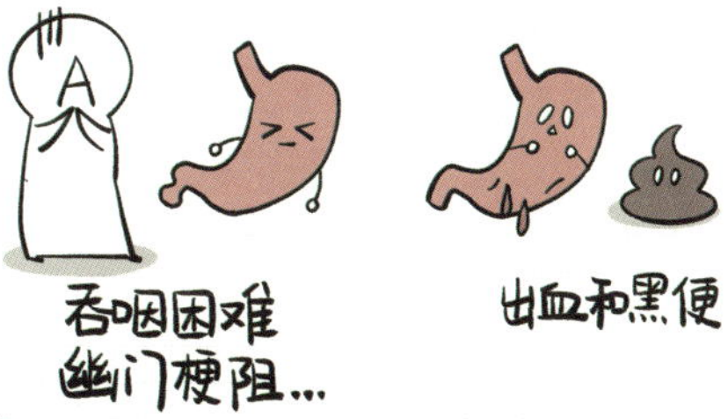

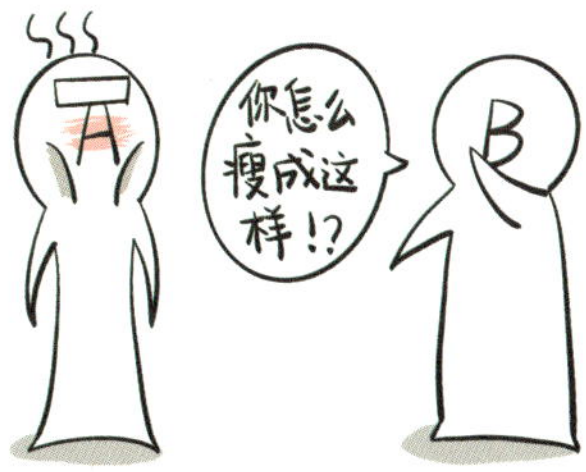

五、胃癌的筛查方法

筛查对象

符合以下第1条和第2~6条中任意一条者均应列为高危人群，建议作为筛查对象：

1.年龄>40岁，男女不限；

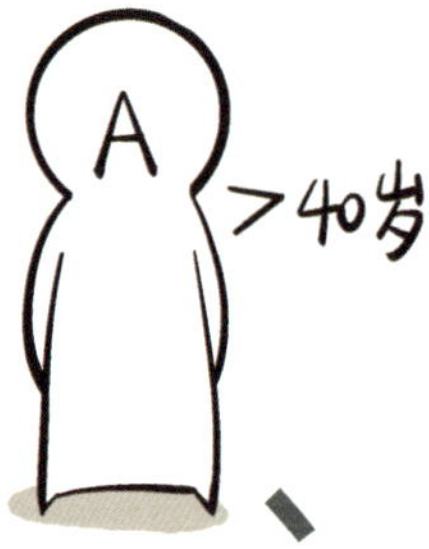

2.胃癌高发地区人群；

3.Hp（幽门螺杆菌）感染者；

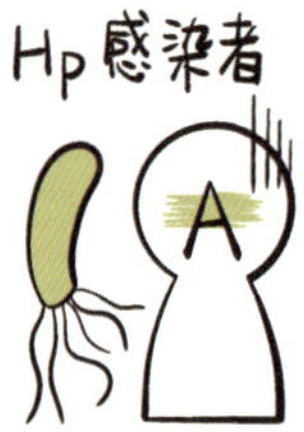

4.既往患有慢性萎缩性胃炎、胃溃疡、胃息肉、手术后残胃、肥厚性胃炎、恶性贫血等胃癌前疾病；

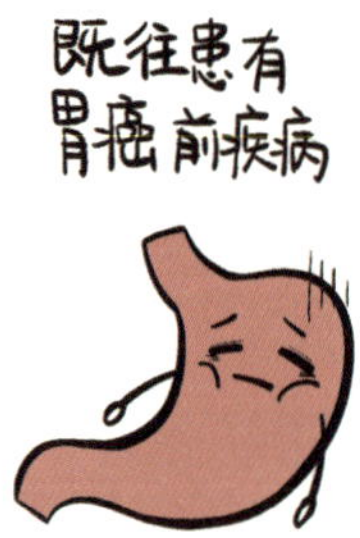

5.胃癌患者一级亲属；

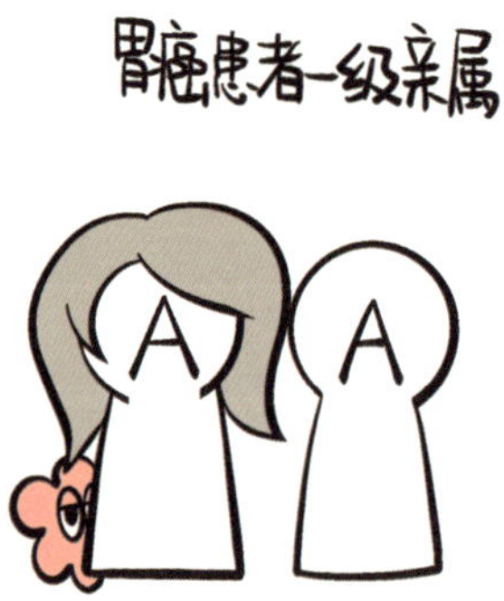

6.存在胃癌其他高危因素（食用高盐、腌制、熏制饮食，吸烟，重度饮酒等）。

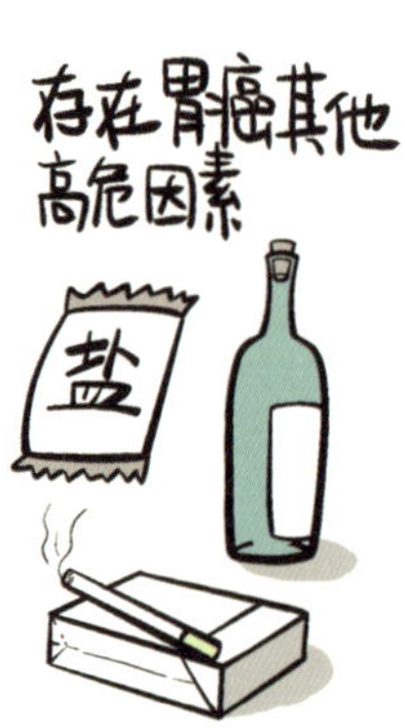

筛查方法

胃镜及其活检是目前诊断胃癌的金标准。

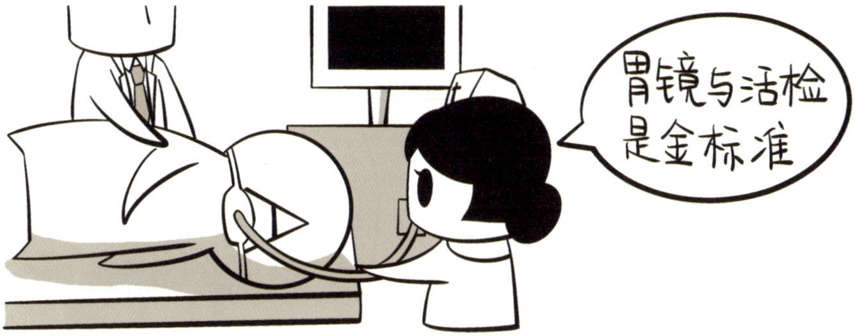
胃镜与活检
是金标准

六、胃癌的治疗策略

早期胃癌的治疗

早期胃癌且无淋巴结转移证据，可根据肿瘤侵犯深度，考虑内镜下治疗或手术治疗，术后无需辅助放疗或化疗。

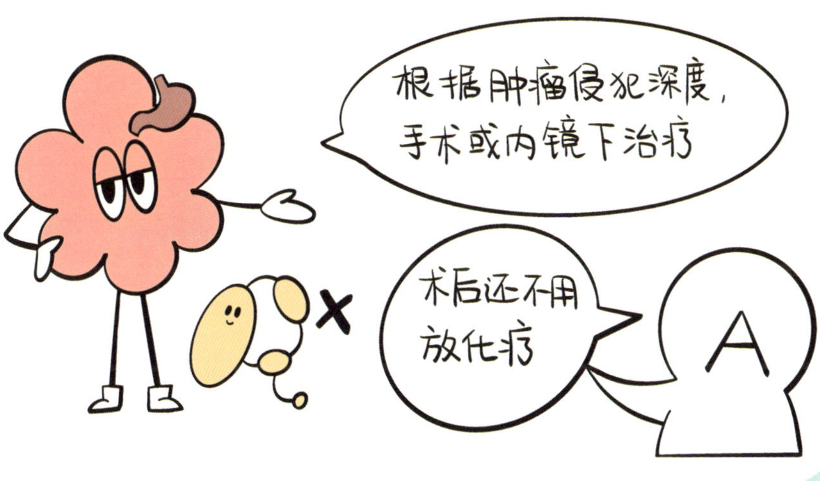
根据肿瘤侵犯深度，
手术或内镜下治疗
术后还不用
放化疗
A

进展期胃癌的治疗

局部进展期胃癌或伴有淋巴结转移的早期胃癌，应当采取以手术为主的综合治疗。根据肿瘤侵犯深度及是否伴有淋巴结转移，可考虑直接行根治性手术或术前先行新辅助化疗，再考虑根治性手术。成功实施根治性手术的局部进展期胃癌，需根据术后病理分期决定辅助放化疗方案。

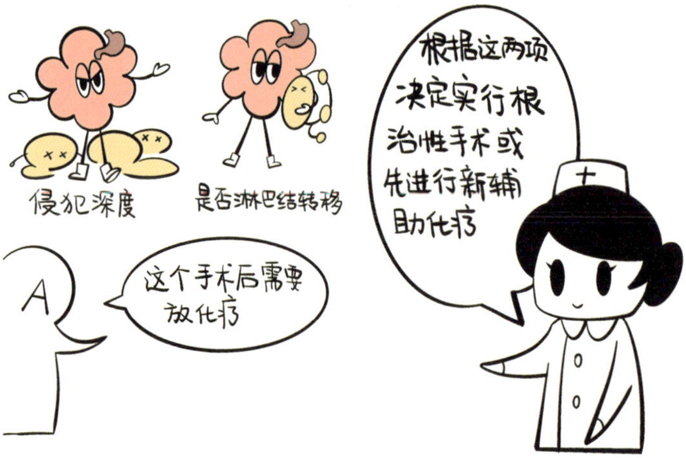
侵犯深度
是否淋巴结转移
根据这两项决定实行根治性手术或先进行新辅助化疗
这个手术后需要放化疗

转移性胃癌的治疗

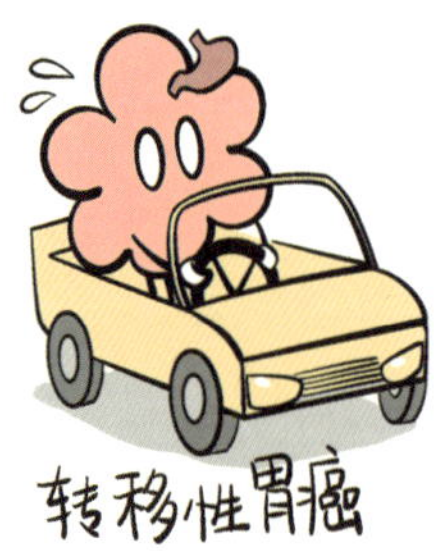
转移性胃癌

转移性胃癌应当采取以药物治疗为主的综合治疗手段，在恰当的时机给予姑息性手术、放疗、介入治疗、射频治疗等局部治疗，同时也应当积极给予镇痛、支架置入、营养支持等最佳支持治疗。

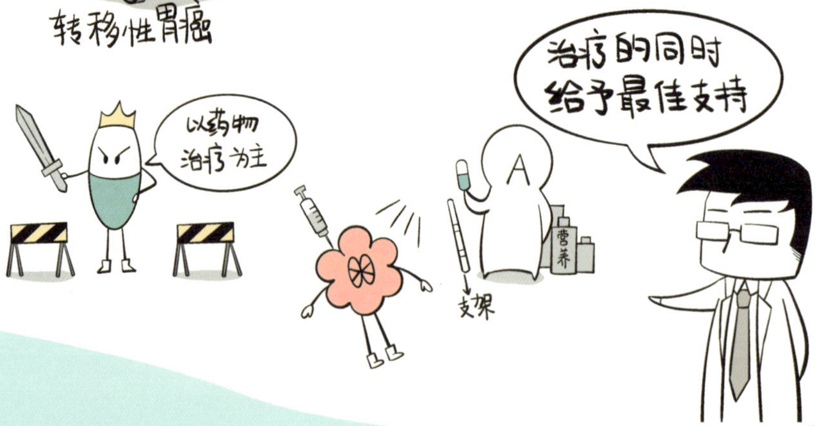
以药物治疗为主
治疗的同时给予最佳支持
营养
支架

七、胃癌的预后

胃癌的预后与肿瘤分期密切相关。
早期胃癌的预后较好，5年生存率可达90%以上。
晚期胃癌的预后较差，5年生存率仅为20%~30%。

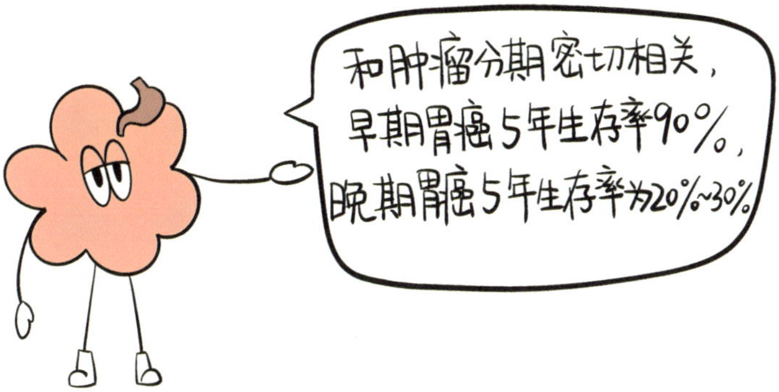

（张新、杨星）

6 乳腺癌（女性）

一、乳腺癌的流行病学

2022年中国乳腺癌（女性）新发病例数是35.72万例，在女性癌症中占比为15.6%，仅次于肺癌。

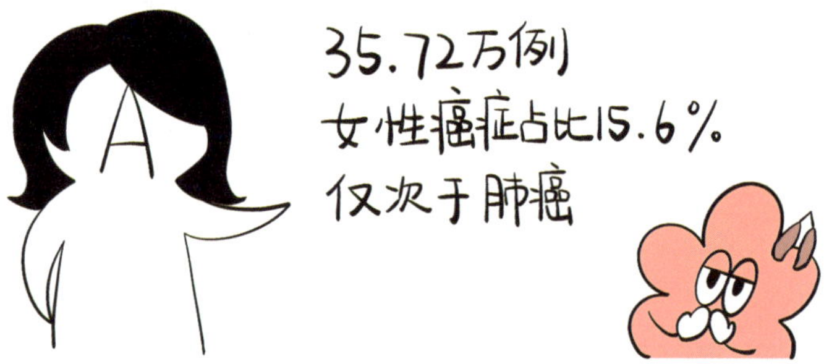

乳腺癌分非浸润性癌（即原位癌）和浸润性癌。

原位癌属于极早期，异常细胞局限于乳房导管或乳腺小叶内，还没有扩散到周围的乳腺组织，通常预后良好。如果原位癌没有及时治疗，它们会突破基底膜，此时称为浸润性癌。

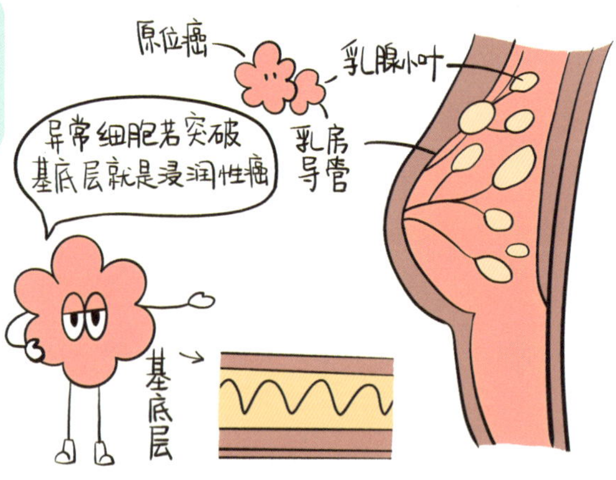

二、乳腺癌的发生因素

先天因素：
家族遗传因素。

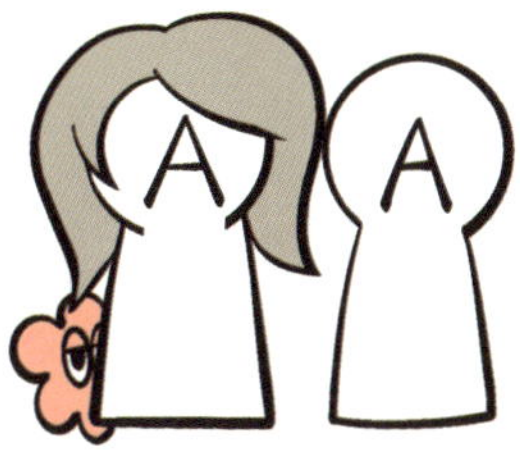

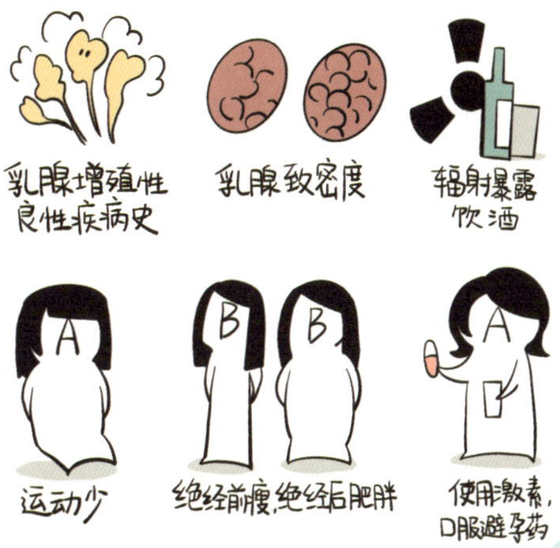

后天因素：乳腺增殖性良性疾病史、乳腺致密度、辐射暴露、饮酒、运动少、绝经前瘦、绝经后肥胖、使用激素、使用口服避孕药，均增加乳腺癌发病风险。

生殖因素：初潮年龄晚、绝经年龄早、胎次、初产年龄早和母乳喂养，都能降低乳腺癌的总体发病风险。

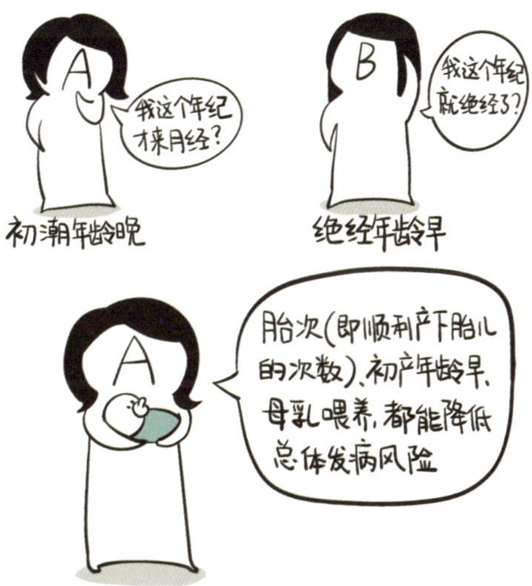

三、乳腺癌的临床表现

无痛性乳房肿块：是乳腺癌最常见的表现（92.7%）。

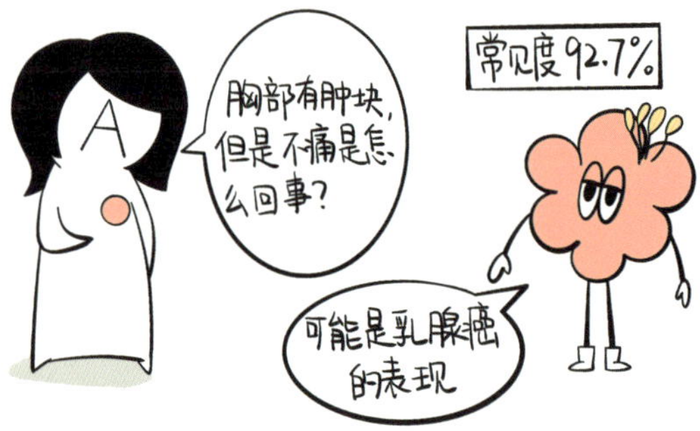

乳头改变：两侧乳房不对称，乳头内陷；单侧乳头溢液；乳头瘙痒、脱屑、糜烂、溃疡等。

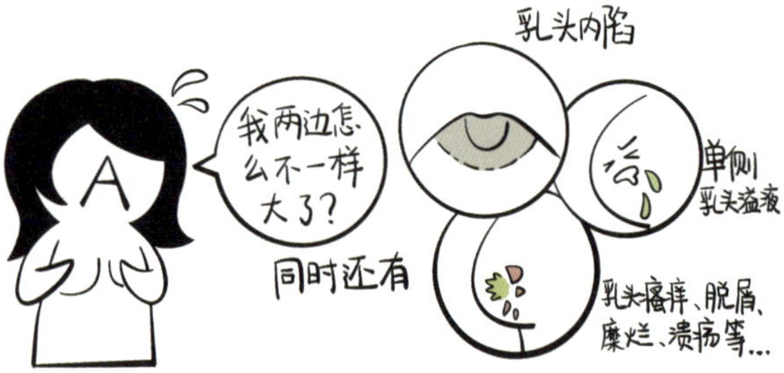

乳房皮肤及轮廓改变：皮肤凹陷（酒窝征）或凸出表皮破损、脱皮、出血或有分泌物；皮肤呈橘皮样改变，出现红疹、不愈合的伤口；乳房显著增大、红肿。

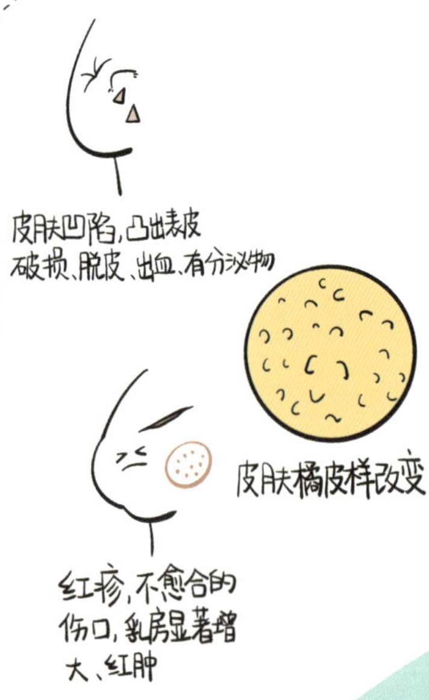

淋巴结增大：同侧或对侧腋窝淋巴结增大；甚至出现锁骨上淋巴结增大。

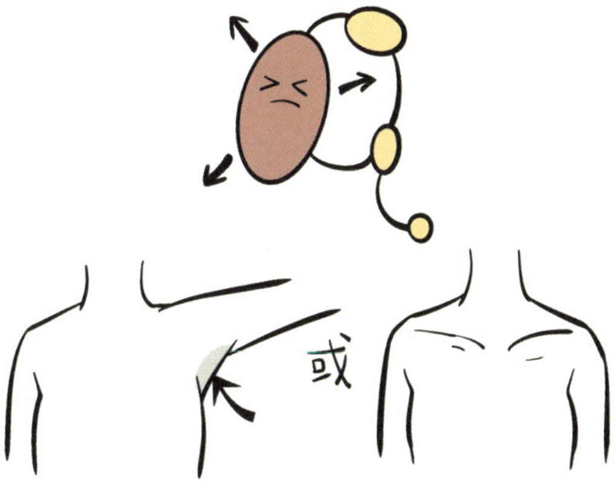

晚期症状：乳房局部可破溃形成溃疡；可有头痛、骨痛、腰痛、贫血和消瘦等。

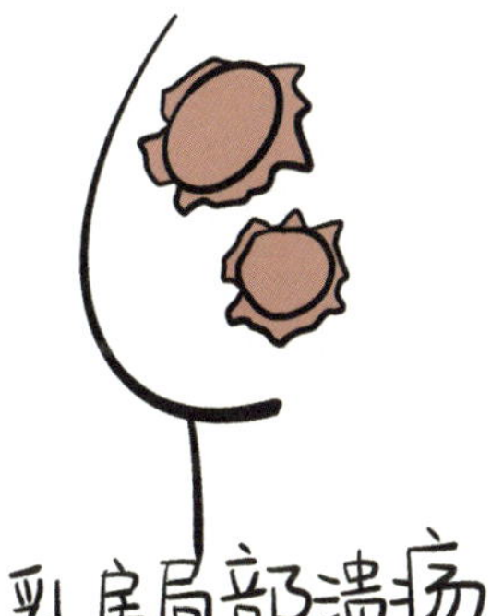

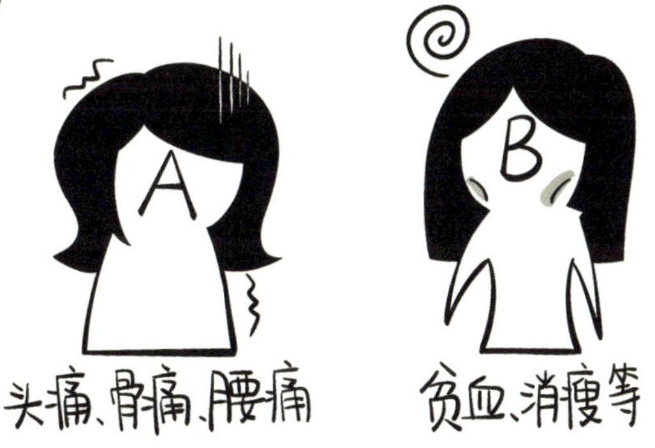

四、乳腺癌的筛查方法

自查

青春期以后，女性应对自己的乳房倍加关注，一般每月在每次月经过后的1～2周检查1次为宜。无月经者，每月固定1天。发现异常情况时，及时就诊。

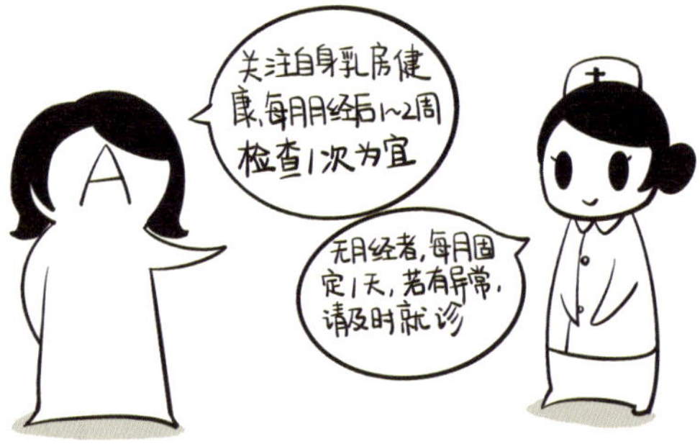

一般风险筛查

1.20～39岁女性：在常规体检中如发现可疑病变，可在医生建议下进行检查。

2.40～70岁女性：适合机会性筛查和人群普查；每1～2年进行1次乳腺X线检查，致密型乳腺推荐与B超联合检查。

3.70岁以上女性：应每1～2年行1次乳腺X线检查。

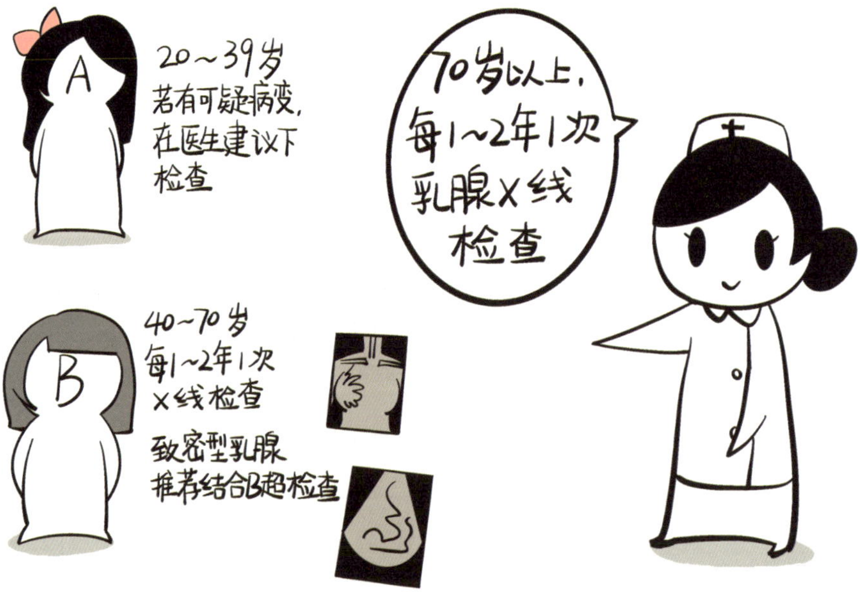

高风险筛查

有明显乳腺癌遗传倾向，30岁前接受过胸部放疗、既往有乳腺导管或小叶不典型增生或小叶原位癌者为高风险人群，推荐起始年龄更早（<40岁）开展乳腺筛查，每年行1次乳腺X线检查，必要时行1次乳腺增强磁共振；每6～12个月行1次乳腺超声检查、1次乳腺体检。

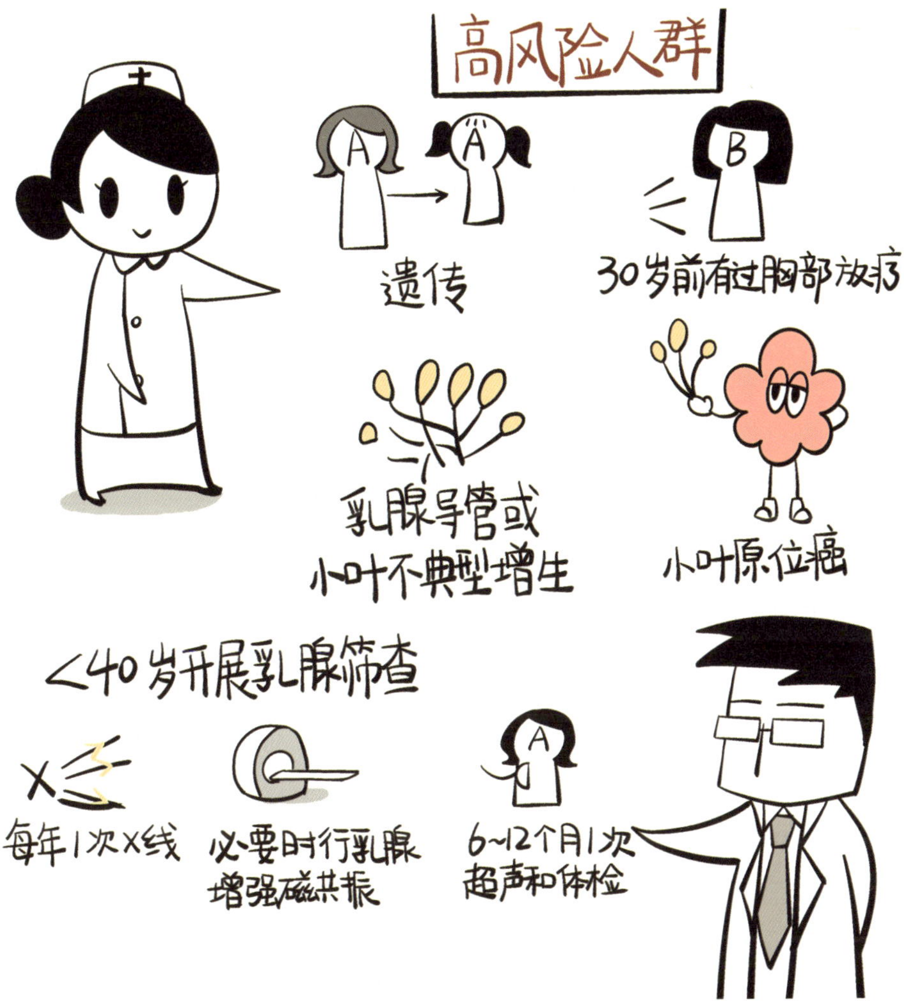

五、乳腺癌的治疗策略

01 **手术：**

手术是乳腺癌治疗的主要方法，包括乳腺癌根治术和乳腺癌保乳术及乳房重建。手术能够有效去除肿瘤，降低复发风险。术后根据病情需要，可能还需进行放疗、化疗等辅助治疗。

02 **放疗：**

放射治疗采用高能量的射线破坏、杀灭肿瘤细胞，是综合治疗的一部分，主要作用为防止局部复发。一般用于手术后，术后放疗能够减少乳腺癌复发，也可用于无法手术的晚期乳腺癌患者。

03 **化疗：**

化疗药物通过影响细胞生命周期而发挥作用，可使肿瘤收缩，患者症状减轻，延长寿命。

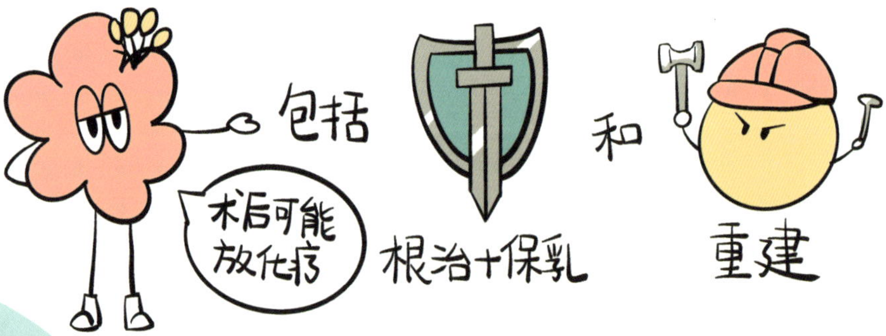

04 内分泌治疗：

激素受体阳性乳腺癌是世界范围内最常见的乳腺癌类型。内分泌治疗通过影响内分泌细胞产生激素对特定的组织或细胞发挥特有的效用，抑制激素依赖型肿瘤细胞。

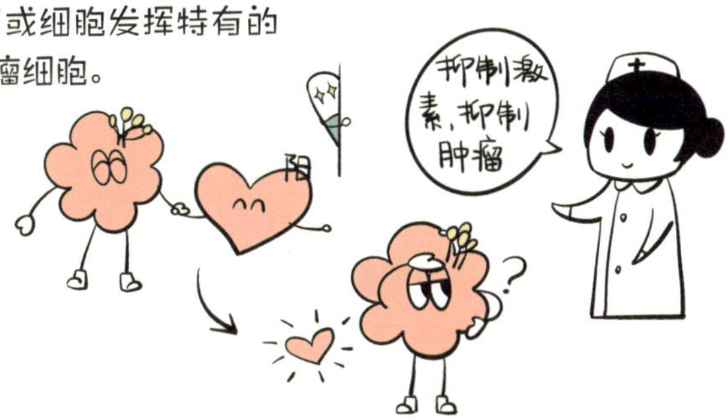

05 靶向治疗：

分子靶向治疗即瞄准肿瘤细胞的特定位点与药物特定结合，可最大限度地杀伤肿瘤细胞而对正常细胞损伤很小；具有特异性强、疗效明显等特点。

六、乳腺癌的预后

处于不同分期的乳腺癌预后不同，乳腺癌发现越早，治愈率就越高。

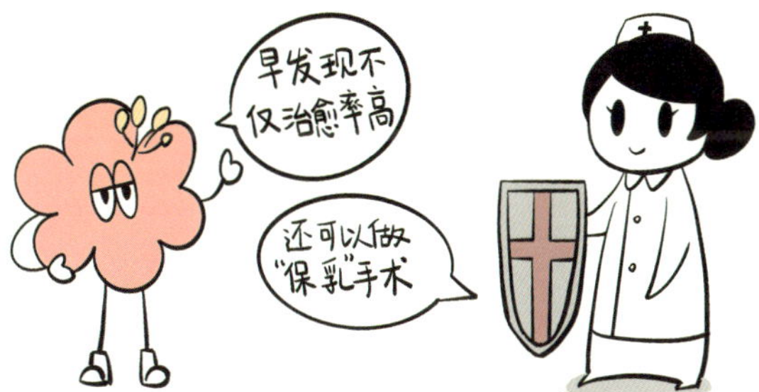
早发现不仅治愈率高
还可以做“保乳”手术

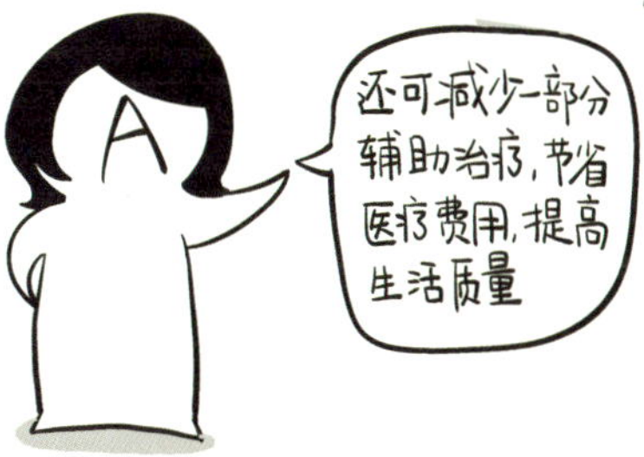
还可减少一部分辅助治疗，节省医疗费用，提高生活质量

早期发现乳腺癌，不但治愈率高，且可选择“保乳”手术，术后各种辅助治疗也可减少，不但可节省医疗费用，也可有较高的生活质量。

（李炯、周晗菡）

7 食管癌

一、食管癌的发病情况

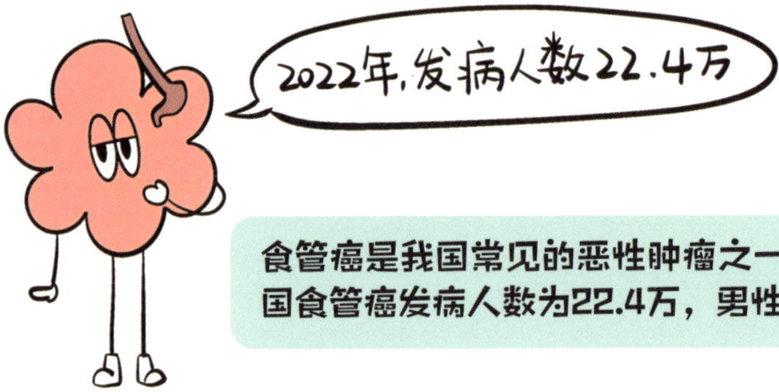

食管癌是我国常见的恶性肿瘤之一，2022年我国食管癌发病人数为22.4万，男性多于女性。

食管癌的发病与地域有关系，我国华北地区发病率最高，以河南省占首位（喜高盐、热烫食品），农村地区高于城市地区。

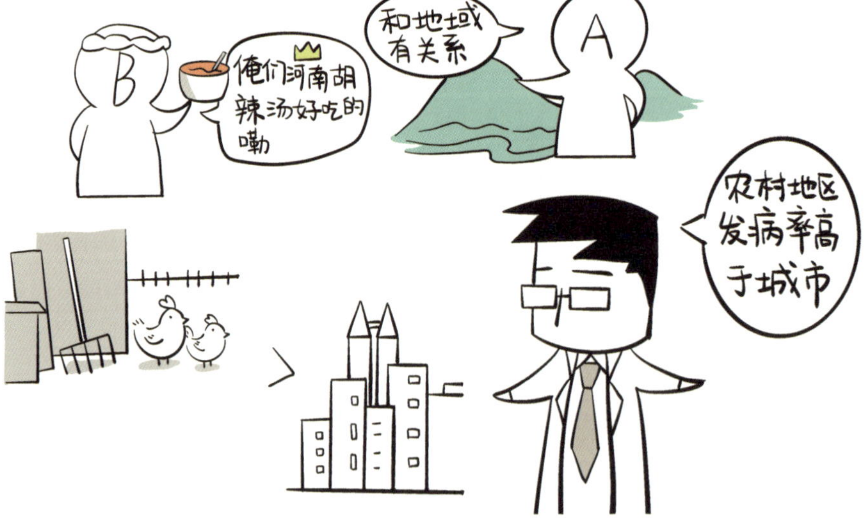
俺们河南胡辣汤好吃的嘞
和地域有关系
农村地区发病率高于城市

我国食管癌流行病学典型特征为男性发病率高于女性，发病高峰年龄为45~80岁，男女之比约为2：1。

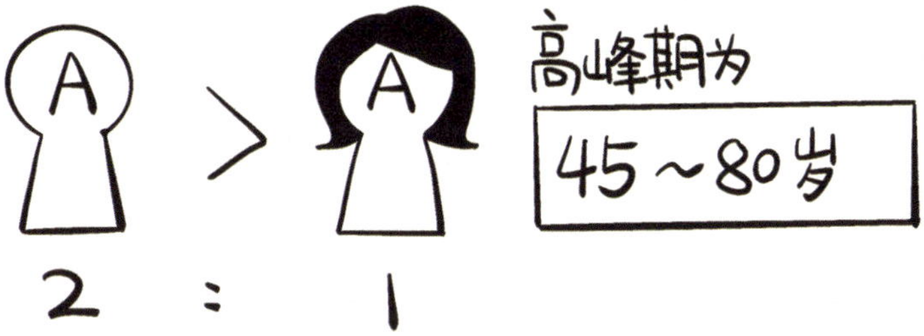

食管癌主要病理类型为鳞状细胞癌，发病部位常为食管中段，下段次之，上段最少。此外还包括腺癌、腺鳞癌等。

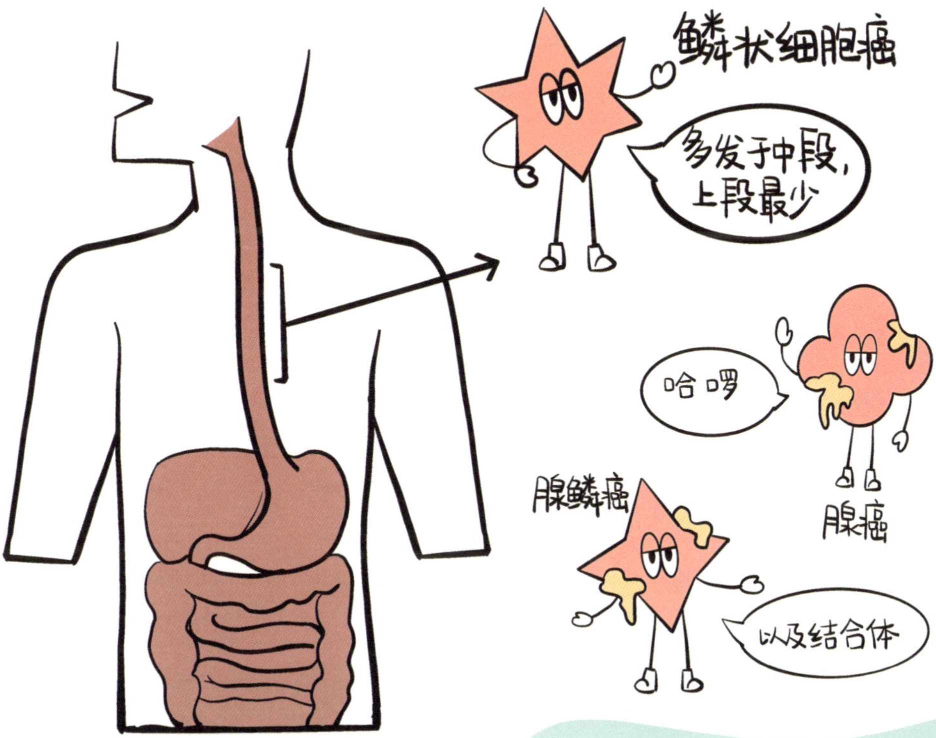

二、食管癌的危险因素及预防

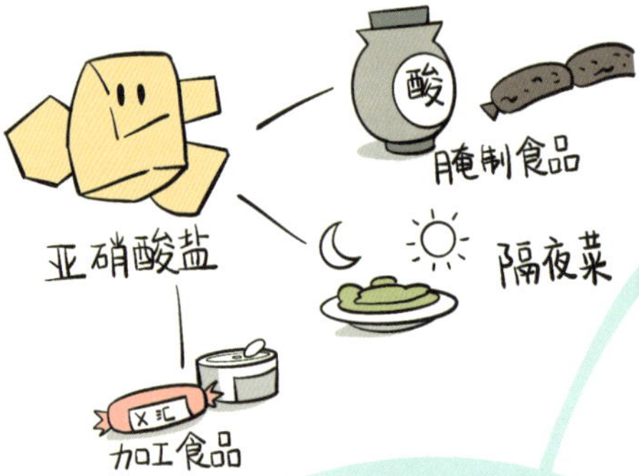

吸烟、饮酒。

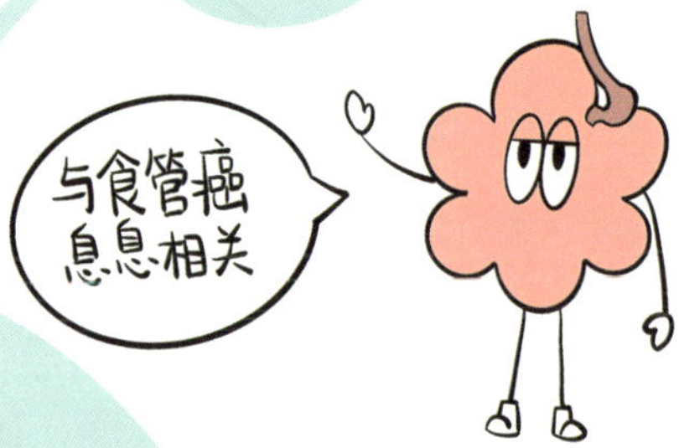

含亚硝酸盐的食物：亚硝酸盐是导致食管癌的重要因素。吃腌制食物、隔夜菜、加工肉制品等导致亚硝酸盐摄取过量，这与食管癌的发病息息相关。

真菌毒素：霉变食物中的黄曲霉菌、镰刀菌等真菌不仅能将硝酸盐还原为亚硝酸盐，且能促进亚硝胺等致癌物质合成，并常与亚硝胺协同致癌。

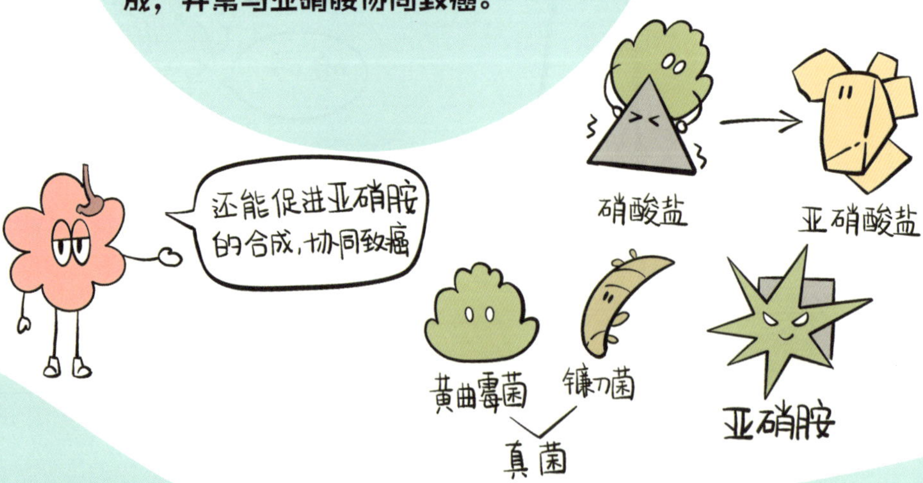

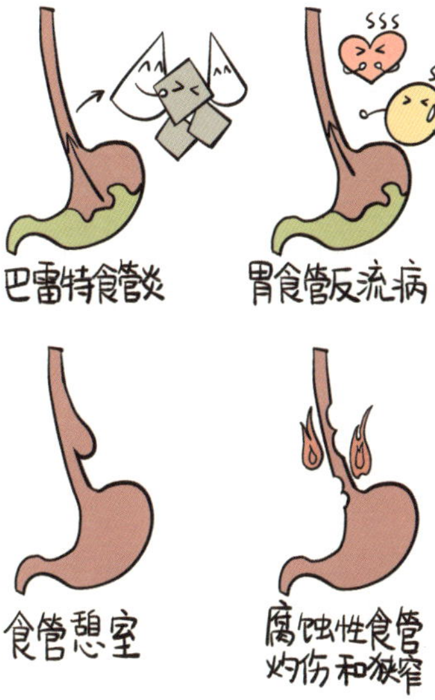

癌前疾病：食管癌的癌前疾病也是导致食管癌的重要病因。由巴雷特（Barrett）食管、胃食管反流病、腐蚀性食管灼伤和狭窄、食管憩室等慢性食管疾病引起的炎症，均可导致食管癌发生率增高。

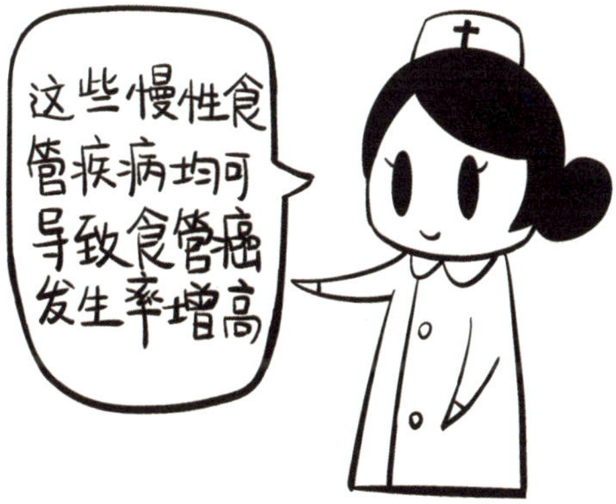

进食过烫食物：长期过烫饮食造成的局部炎症和热刺激，可能是食管癌发病的促发或诱发因素。

遗传因素。

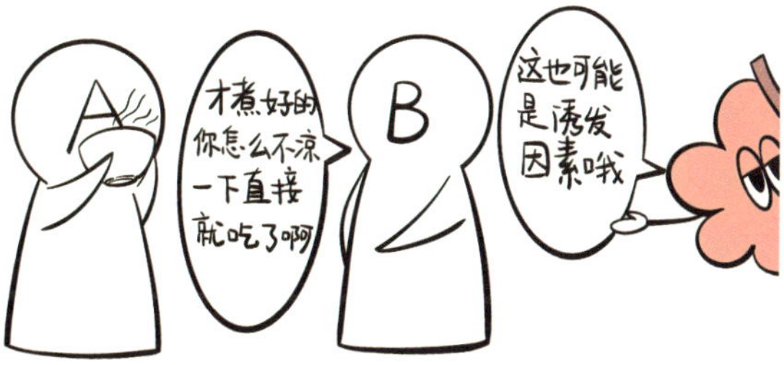

三、食管癌的临床表现

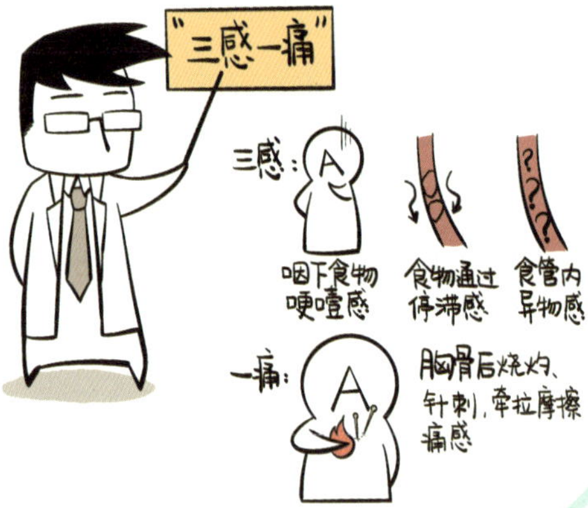

早期症状：不明显，无吞咽困难，可有三感一痛。

三感：1.咽下食物哽噎感；2.食物通过停滞感；3.食管内异物感。

一痛：胸骨后烧灼样、针刺样或牵拉摩擦样疼痛。

中晚期症状：典型症状以进行性吞咽困难（难咽干的食物—半流质—水和唾液不能咽下）为表现。

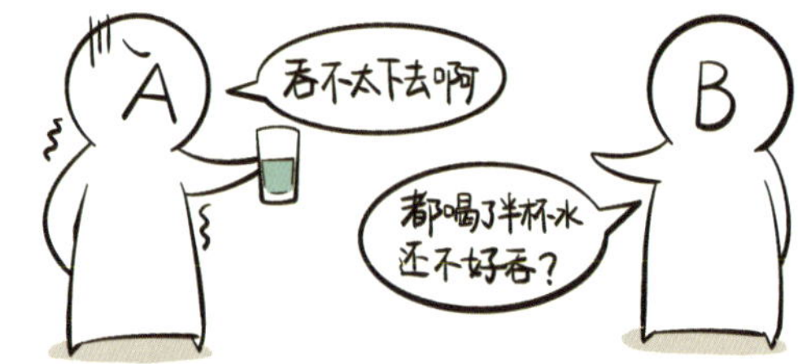

伴随症状

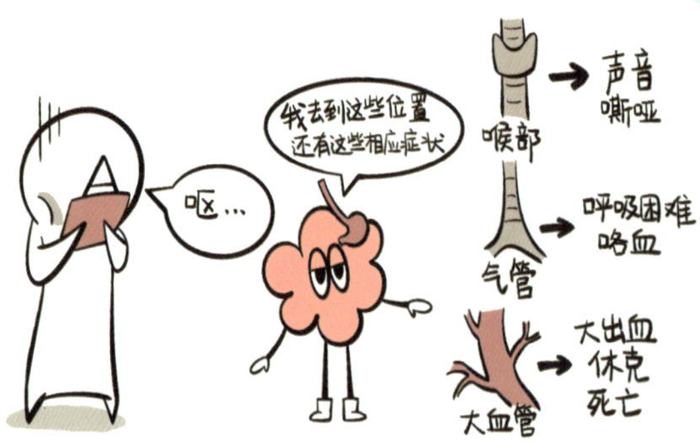

1.消瘦。

2.呕血及便血。

3.食管癌侵犯相邻部位可引起不同的伴随症状：侵犯喉部可引起声嘶；侵犯气管可引起呼吸困难或咯血；侵犯大血管可能引起大出血导致休克甚至死亡。

四、食管癌的筛查方法

（一）高急人群

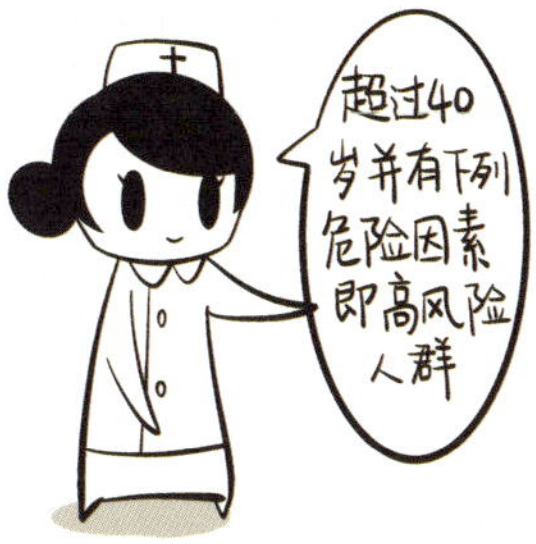

一般认为年龄超过40岁且（或）合并下列任一项危险因素者为高风险人群：

1.出生或长期居住于食管癌高发地区。
2.一级亲属有食管癌病史。
3.本人患有食管癌前疾病或癌前病变。
4.合并其他食管癌高危因素：热烫饮食、饮酒（大于等于15克/天）、吸烟、进食过快等。

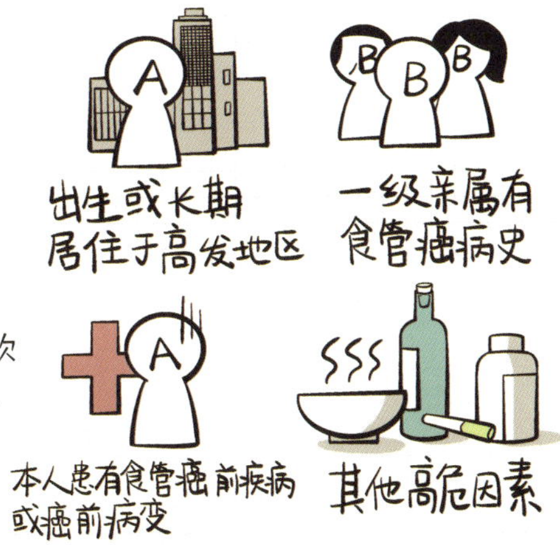

（二）筛查方法

1.影像学检查：CT/上消化道造影、MRI、PET-CT、超声检查等。
2.内镜和活检病理检查是目前诊断早期食管癌的金标准。

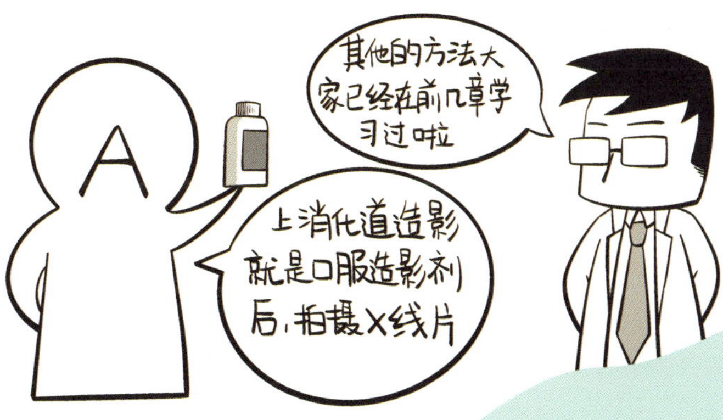

五、食管癌的治疗策略

01 手术治疗：

适用于多数食管癌患者。

02 放疗：

对于因病变部位高而不愿手术或有手术禁忌证的患者，放疗是一个有效的选择，特别是鳞癌对放疗较为敏感。

03 化疗：

常用于晚期或不能手术、放疗的病例，对于预防和治疗食管癌的全身转移具有重要意义。

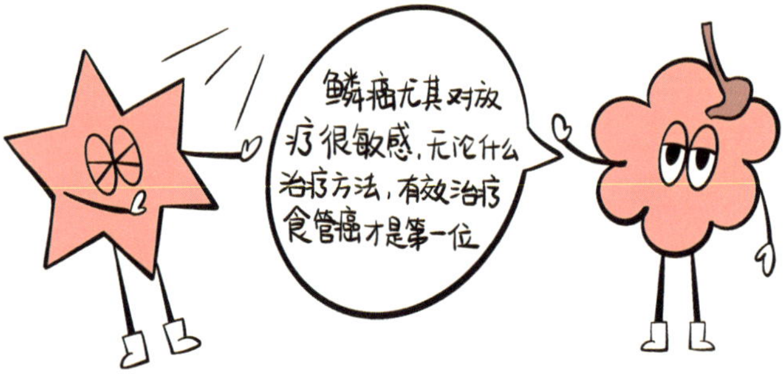

04 整合治疗：

包括术前或术后放疗、化疗后手术、化疗加放疗后再手术等多种形式。

05 经内镜治疗：

对于病灶较小、浸润深度浅的食管癌，可行内镜下黏膜切除术。

六、食管癌的预后

食管癌接受手术或根治性放化疗后总体5年生存率为20%左右。

01 早期食管癌：

预后良好，经根治性治疗后5年生存率通常大于90%。

02 局部进展期（中期）：

经根治性手术、术前放化疗后手术或根治性放化疗后，一部分患者可取得治愈效果，其余患者也可延长生命。

03 晚期食管癌：

出现症状但未经任何治疗的食管癌患者一般存活不超过1年。

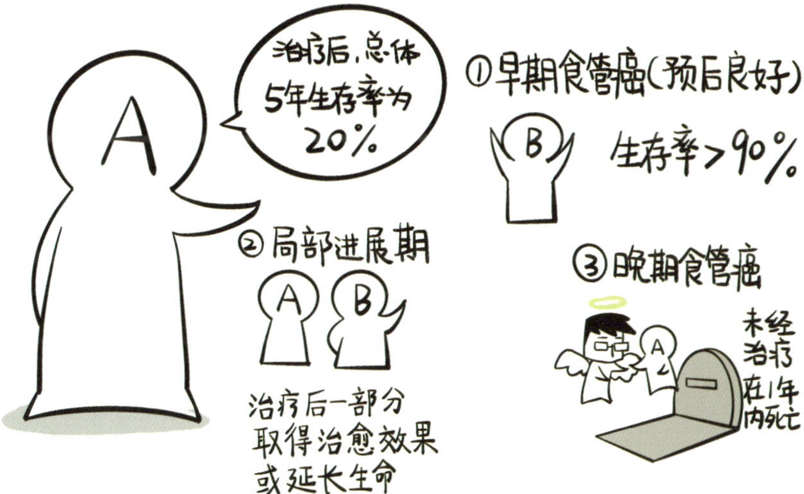
治疗后，总体5年生存率为20%
①早期食管癌（预后良好）
生存率>90%
②局部进展期
治疗后一部分取得治愈效果或延长生命
③晚期食管癌
未经治疗在1年内死亡

（龚锐、杨星）

8 子宫颈癌

一、子宫颈癌的流行病学

子宫颈癌是常见的妇科三大恶性生殖道肿瘤（子宫颈癌、子宫内膜癌、卵巢癌）之一。

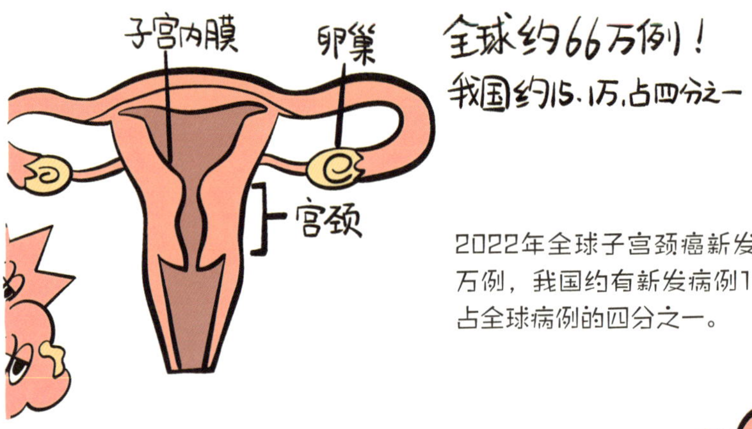

2022年全球子宫颈癌新发病例约66万例，我国约有新发病例15.1万，约占全球病例的四分之一。

子宫颈癌好发于2个年龄段，40～50岁最多，60～70岁又有一高峰出现。

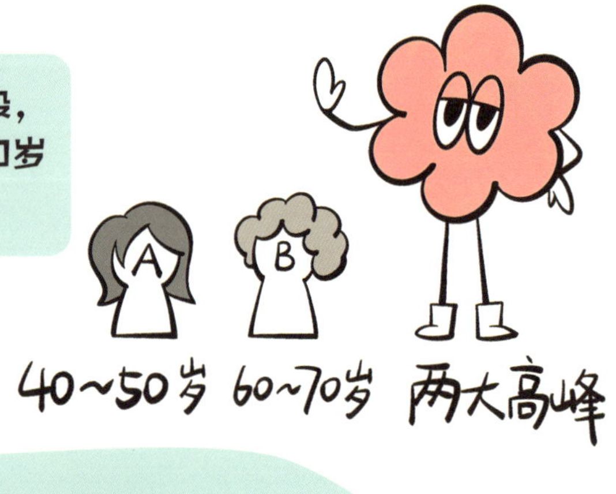

主要组织类型是子宫颈鳞癌，腺癌次之。

二、子宫颈癌的危险因素

人乳头瘤病毒（HPV）感染：高危型 HPV 持续感染是主要病因，尤其 HPV16 型、18 型。

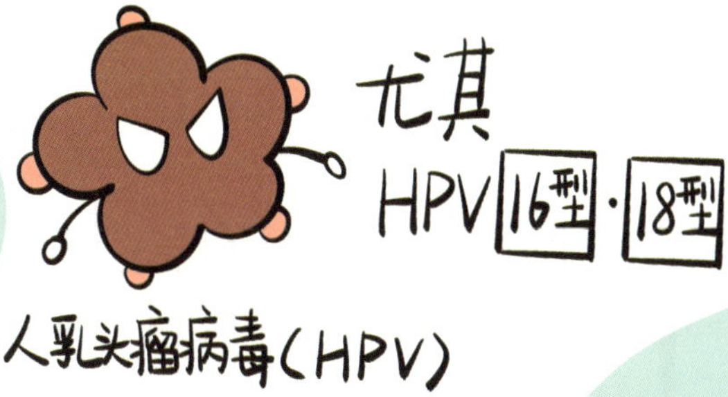

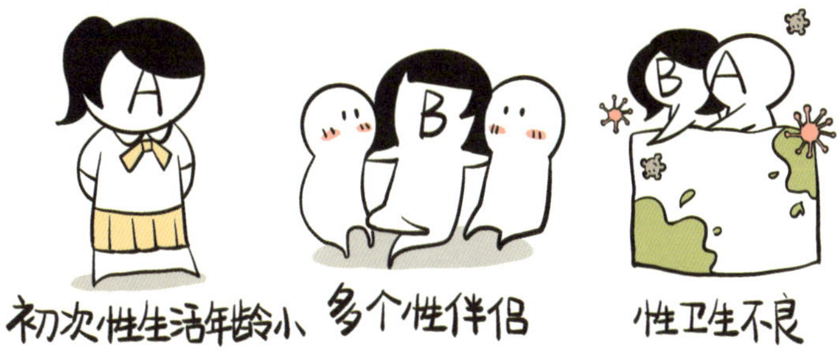

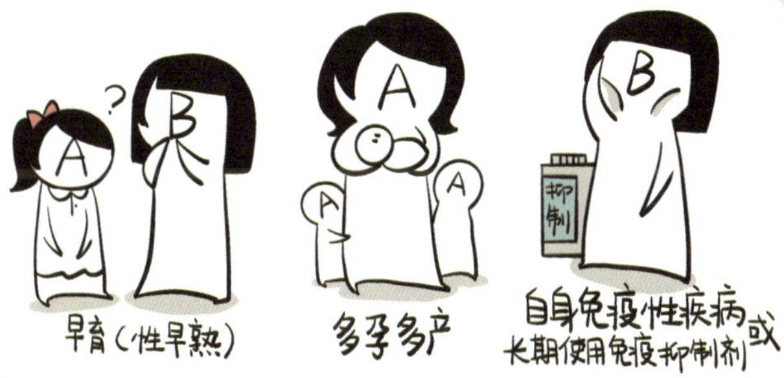

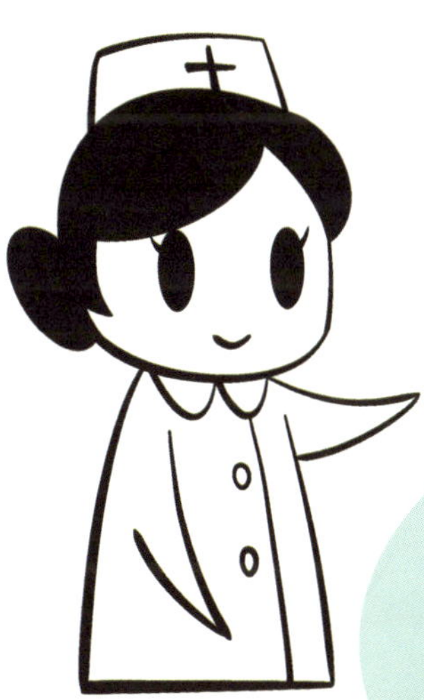

初次性生活年龄小、多个性伴侣、性卫生不良。

早育、多孕多产。

吸烟。

口服避孕药。

自身免疫性疾病或长期使用免疫抑制剂。

营养状况不良，营养失调。

三、子宫颈癌的临床表现

早期无明显症状。

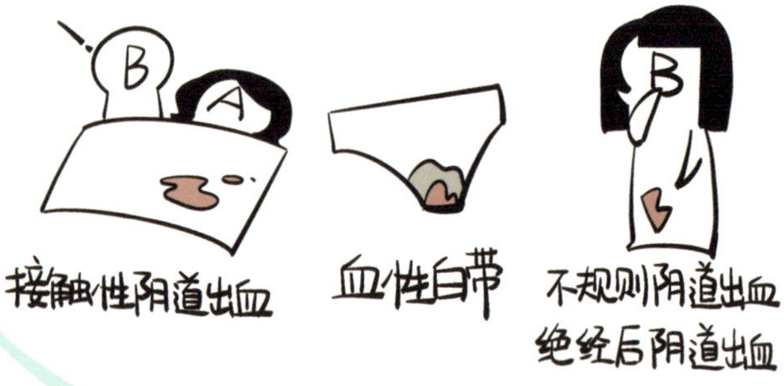

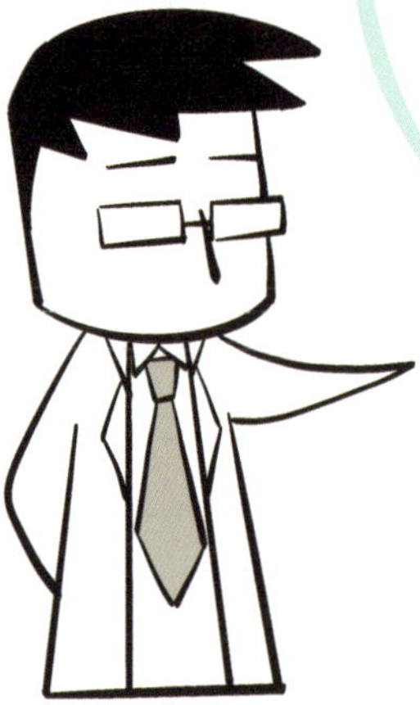

随着病情严重程度的增加，出现接触性阴道出血，血性白带，不规则阴道出血或绝经后阴道出血。

晚期子宫颈癌出现大量阴道出血，可合并水样甚至米汤样白带，由于肿瘤侵犯其他器官导致相应症状：如侵犯膀胱出现血尿，侵犯直肠可出现血便等。

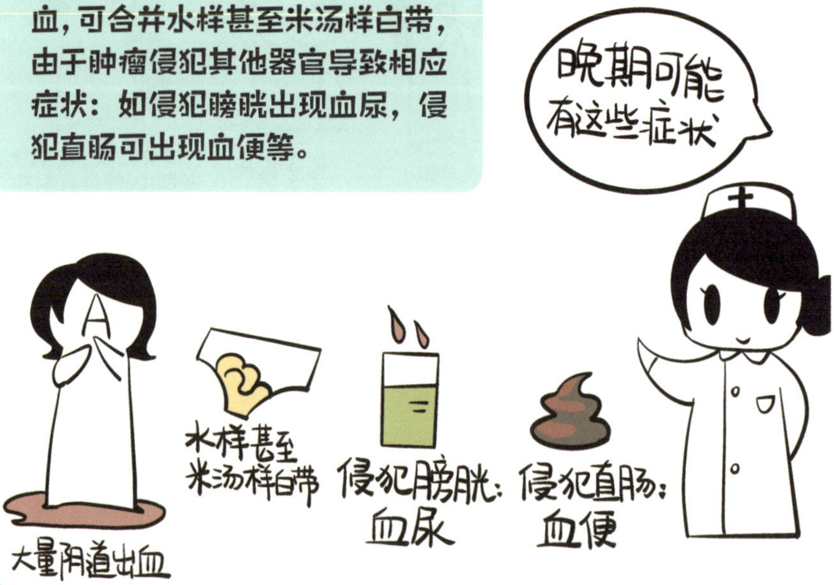

四、子宫颈癌的筛查方法

（一）筛查人群

1.适龄女性定期筛查，推荐一般风险女性的起始筛查年龄在25～30岁。

2.HIV(艾滋病毒)感染、机体免疫功能低下的女性建议从有性生活的第一年即开始定期筛查。

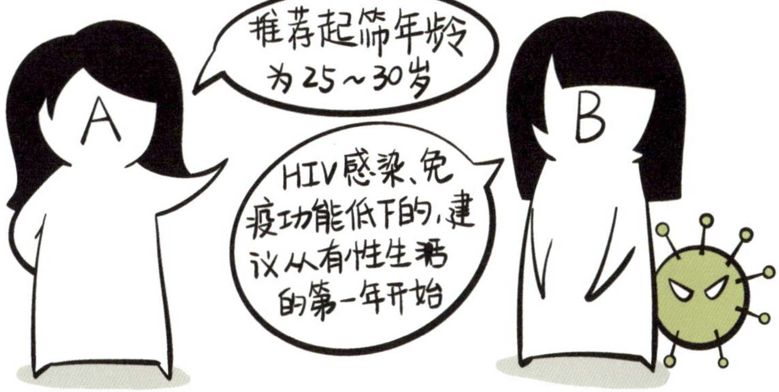

（二）筛查手段

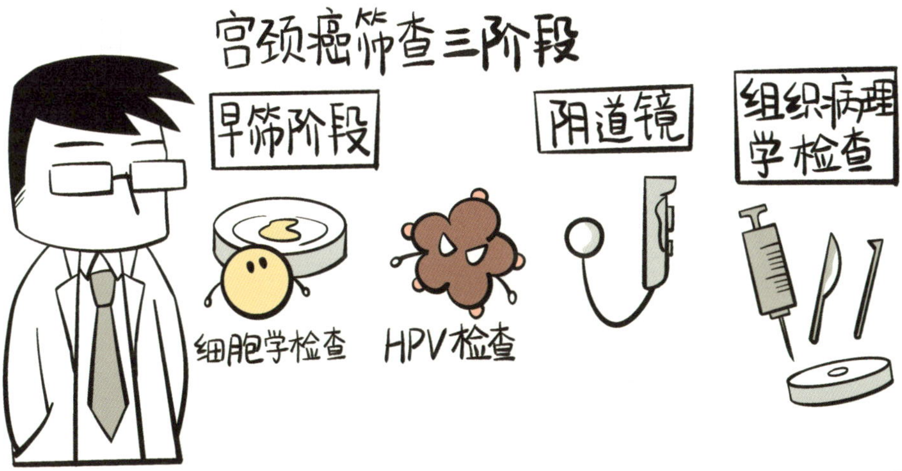

（三）临床诊断

1.病史：高危因素，生育、性生活史等。

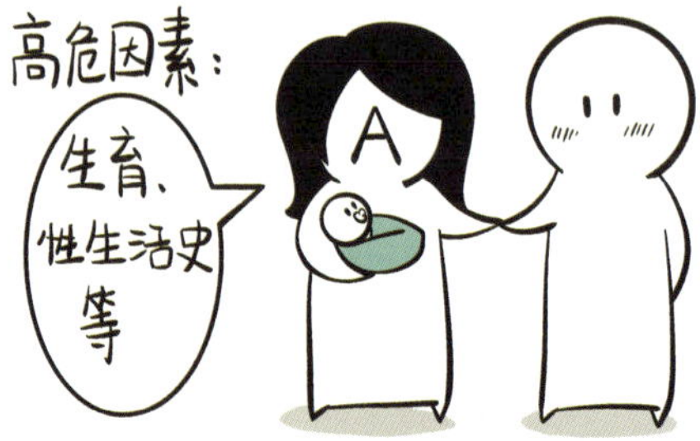

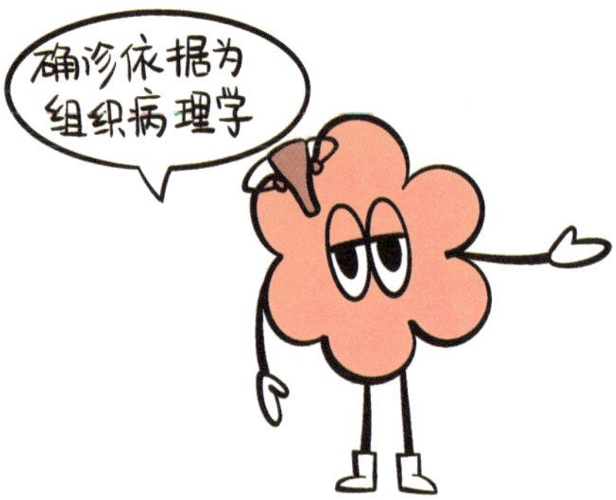

2.临床表现。

3.早期病例的诊断采用子宫颈细胞学检查+HPV检查、阴道镜检查、子宫颈活组织检查的三阶梯诊断程序。

4.确诊依据为组织病理学诊断。

5.妇科检查：是临床分期重要手段，分期在治疗前进行，一旦确定分期，治疗后不再更改。

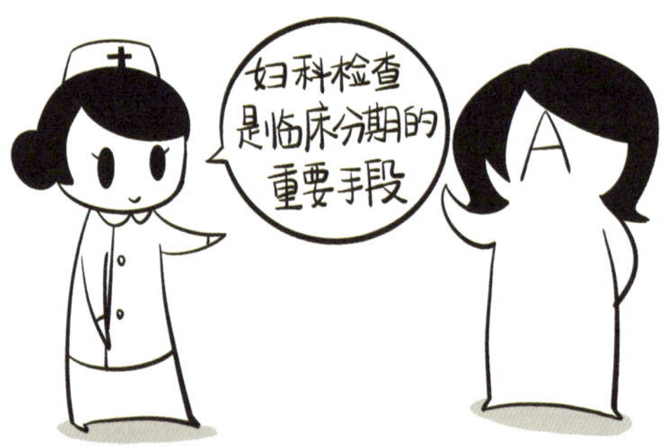

6.影像学检查：在于了解肿瘤转移、侵犯范围和程度，指导临床决策并用于疗效评价。

五、子宫颈癌的治疗策略

根据临床分期、患者年龄、生育需求、全身情况等综合考虑，制定适当的个性化治疗方案。

01 **手术治疗：**

主要用于早期患者，其优点是年轻患者可保留卵巢及阴道功能。

02 **放射治疗：**

适用于各期别子宫颈浸润癌，主要应用于中晚期患者、早期但不能耐受手术、子宫颈癌术后补充治疗。

03 **化学治疗：**

主要用于放疗患者的化学增敏（同步放化疗），新辅助化疗以及晚期远处转移、复发患者的姑息治疗。

04 **子宫颈癌术后的辅助治疗：**

患者术后复发危险因素增加者，术后采用同步放化疗。

05 **姑息治疗：**

提高面临死亡威胁的患者生活质量，提供缓解和减轻疼痛的治疗。

六、子宫颈癌的预后与护理

（一）预后

与临床分期、病理类型、全身情况等密切相关，有淋巴结转移者预后差。

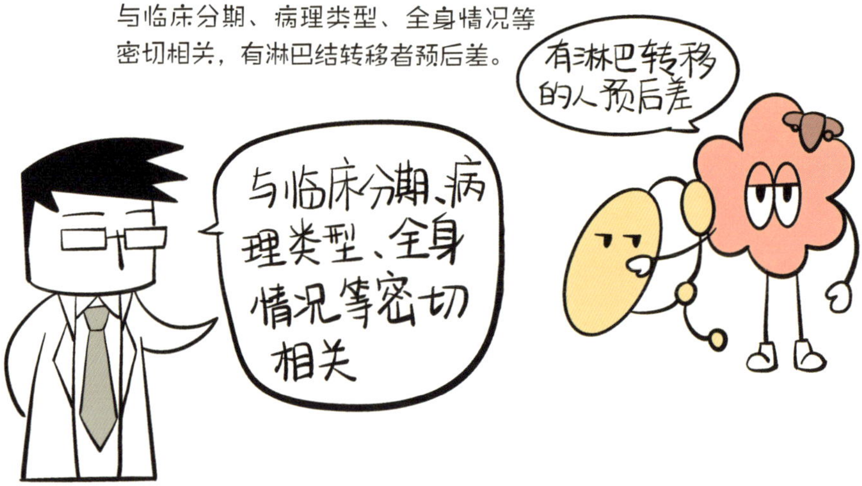

（二）随访

治疗后2年内每3个月复查1次，第3～5年每6个月复查1次，之后每年复查1次。

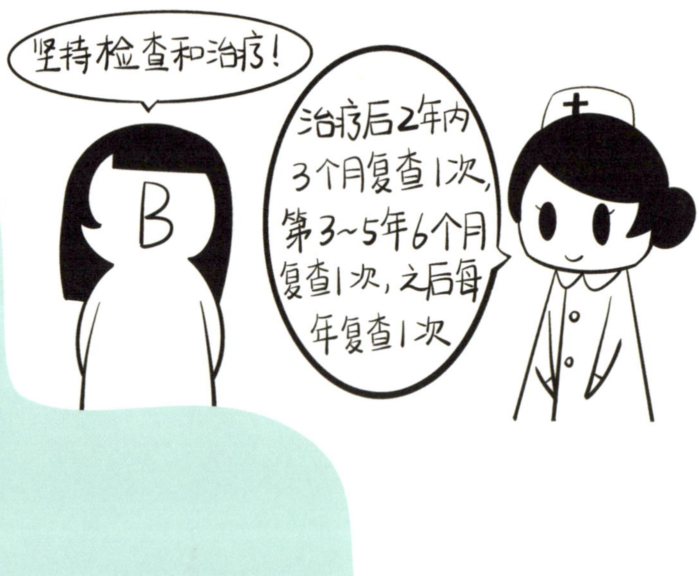

（三）护理

放疗后患者应规律阴道冲洗，必要时使用阴道扩张器，减少阴道粘连。

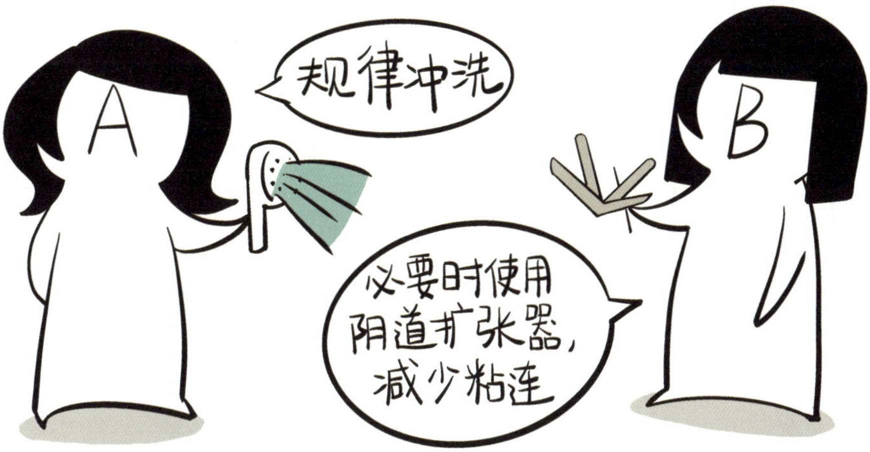

（王渝琦、周薇薇）

9 前列腺癌

一、前列腺癌的流行病学

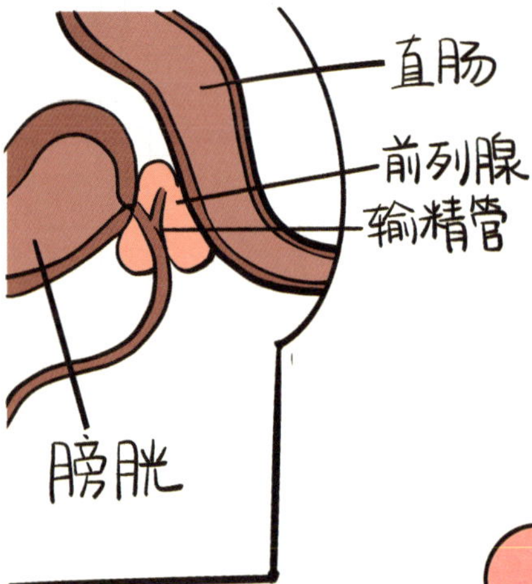

前列腺癌是世界上常见的恶性肿瘤之一，2022 年中国前列腺癌发病人数为 13.42 万，占世界的 2.78%。

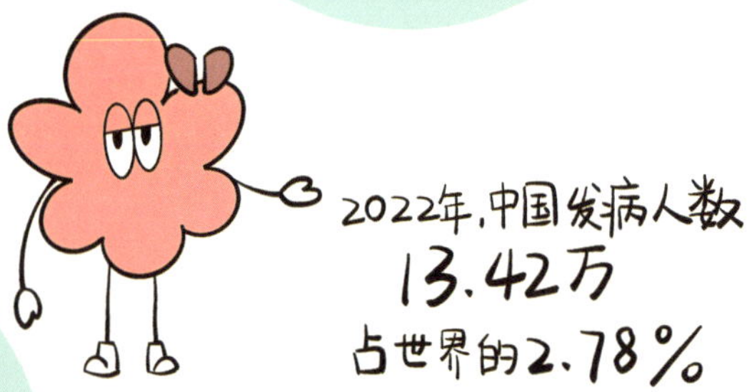

新诊断患者中位年龄为 72 岁，高峰年龄为 75 ~ 79 岁，50 岁以下男性很少见；50 岁以后，发病率和死亡率呈指数增长。

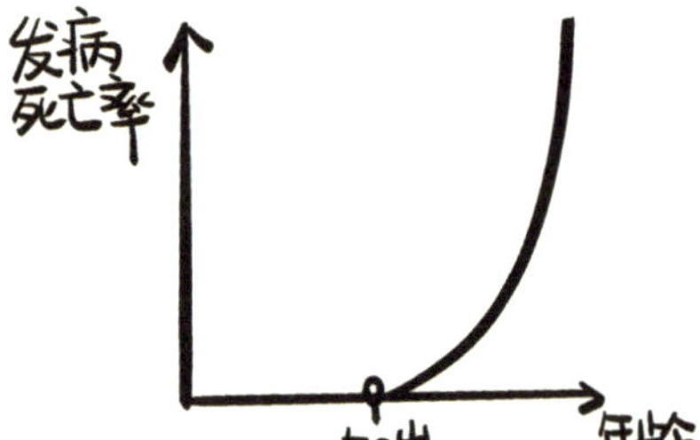

二、前列腺癌的危险因素及预防

前列腺癌诊断存在三个公认的危险因素：年龄、种族、家族史。

年龄

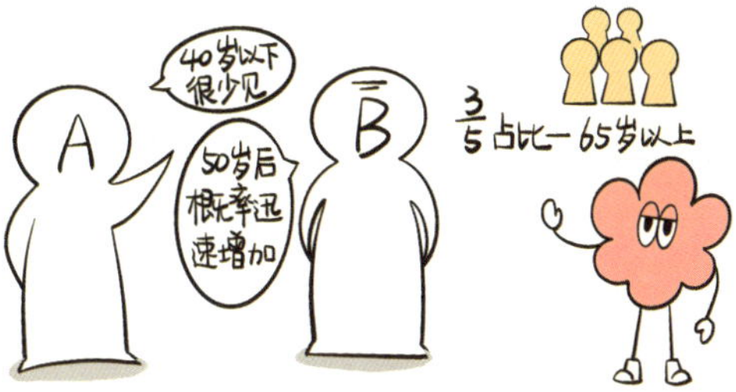

前列腺癌在40岁以下的男性中很少见，但在50岁以后患前列腺癌的概率迅速增加。大约10个前列腺癌病例中，有6个年龄在65岁以上。

种族

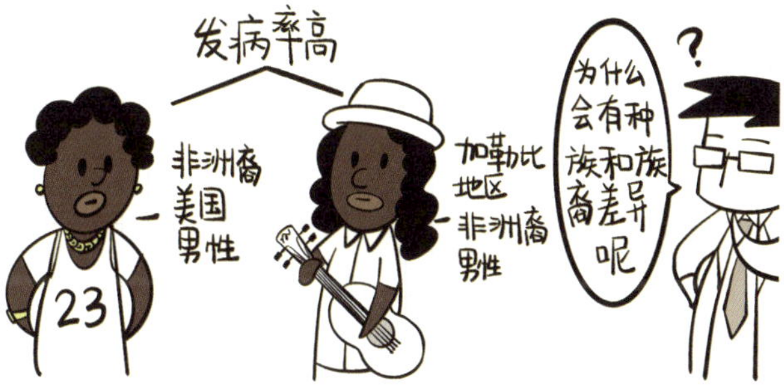
发病率高
非洲裔美国男性
加勒比地区非洲裔男性
为什么会有种族和族裔差异呢
?

前列腺癌在非洲裔美国男性和加勒比地区非洲裔男性中发病率较其他种族男性更高，并且发病年龄较年轻。而亚裔美国人、西班牙裔和拉丁裔男性患前列腺癌的发病率较非西班牙裔白人男性低。这些种族和族裔差异的原因尚不清楚。

家族史

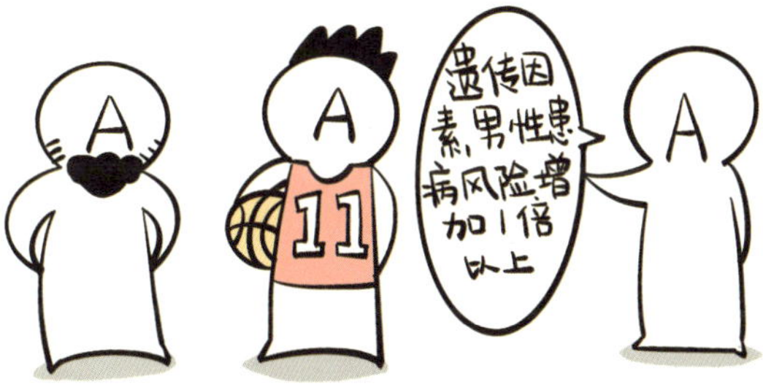
遗传因素，男性患病风险增加1倍以上

前列腺癌似乎在某些家族中发生，这表明在某些情况下可能有遗传或遗传因素。如果父亲或兄弟患前列腺癌，男性患这种疾病的风险会增加1倍以上。

三、前列腺癌的临床表现

早期多数无明显临床症状，多为体检偶然发现。

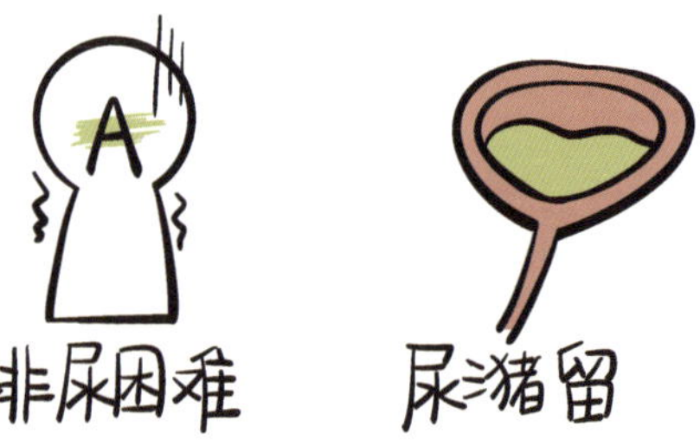

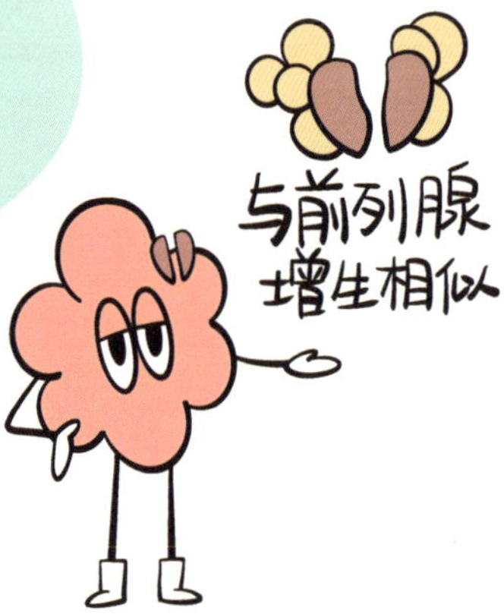

肿瘤进展期：症状体征与前列腺增生相似，排尿困难、尿潴留、尿失禁、血尿。

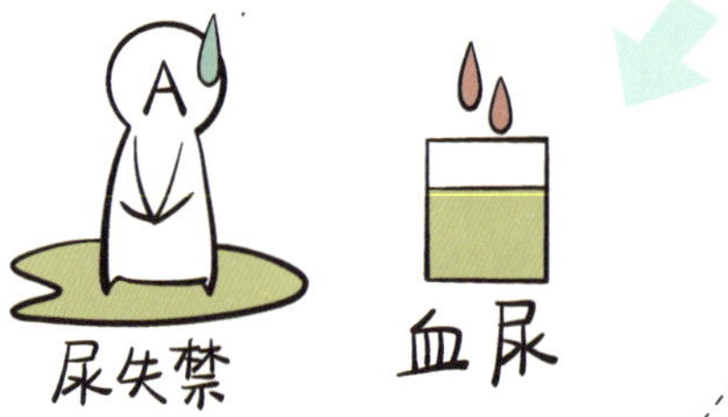

转移灶表现：骨转移居多，常表现为骨痛、骨折、四肢感觉异常。

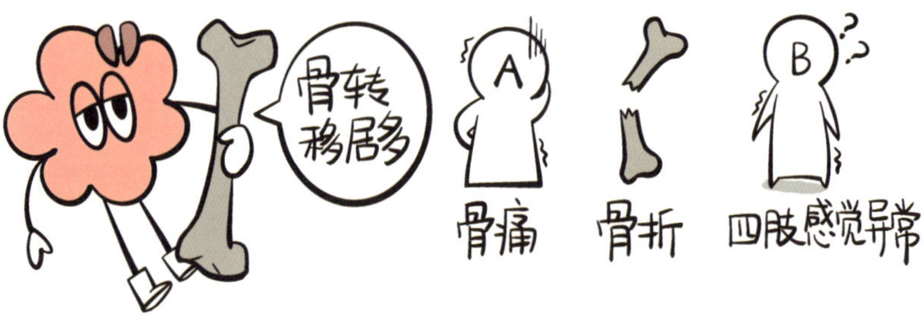

四、前列腺癌的筛查方法

01 直肠指诊：

医生通过直肠触诊来感知前列腺是否有质地变硬、边缘不清的硬结。若有此类异常，需进一步排查前列腺癌的可能性。

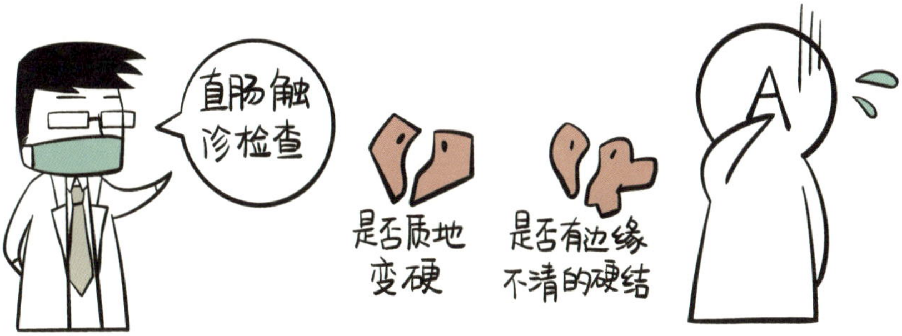

02 血清前列腺特异性抗原（PSA）检测：

正常情况下，PSA水平应在4μg/L以下；当总PSA水平在4~10μg/L时提示可疑，超过10μg/L则高度怀疑前列腺肿瘤。

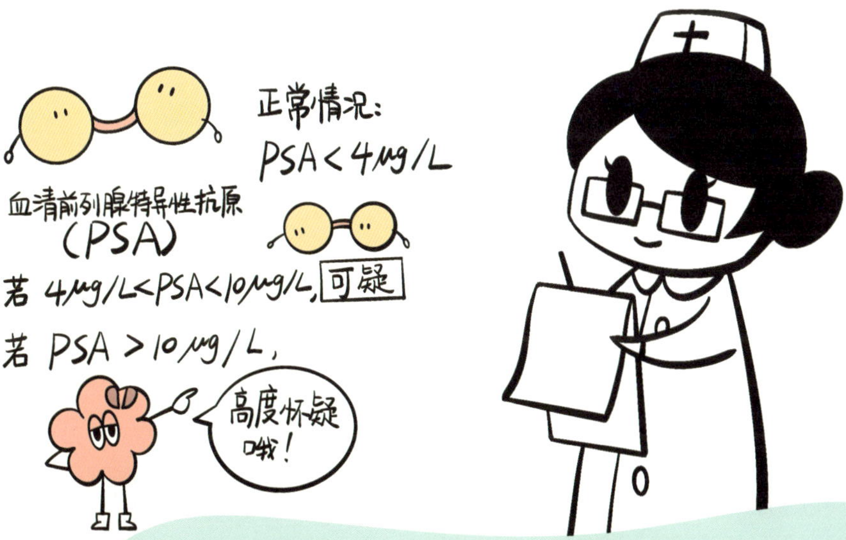
正常情况：
PSA<4μg/L
血清前列腺特异性抗原
(PSA)
若 4μg/L<PSA<10μg/L，可疑
若 PSA>10μg/L，
高度怀疑哦！

03 **动态监测：**

对于前列腺癌患者，在治疗过程中，特别是手术后，定期检测PSA（血清前列腺特异性抗原）至关重要。PSA水平的变化能反映治疗效果、预后及是否存在生化复发的风险。若手术后PSA维持在较低水平，通常表明治疗效果良好；反之，PSA持续高位或再度升高，则可能提示肿瘤存在远处转移或局部复发。

04 **影像学检查：**

经直肠超声检查、多参数磁共振扫描等可完成可疑病灶的定位诊断。

05 **前列腺穿刺活检：**

穿刺活检取得病理资料，可确诊是否患前列腺癌。

五、前列腺癌的治疗策略

（一）根治性前列腺切除术

（二）内分泌治疗

通过去除雄激素和抑制雄激素活性来治疗。

（三）放射治疗

（四）化疗

六、前列腺癌的预后

（一）与肿瘤临床分期、病理分级、PSA水平等因素相关

临床分期越晚，或出现远处转移越早，前列腺癌的危险性越高，治疗难度越大，患者的预后也越差。

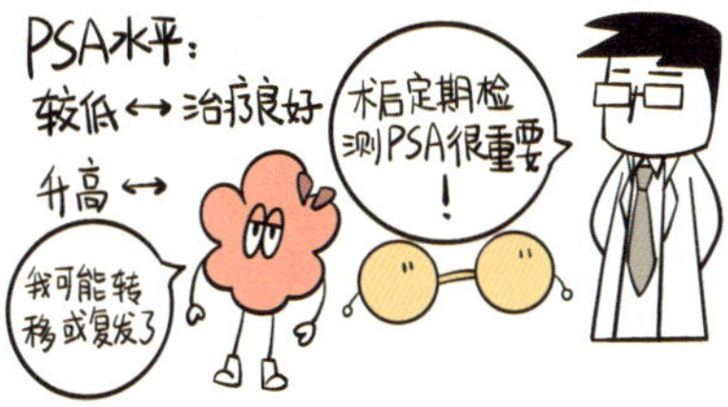
PSA水平：
较低↔治疗良好
升高↔
我可能转移或复发了
术后定期检测PSA很重要！

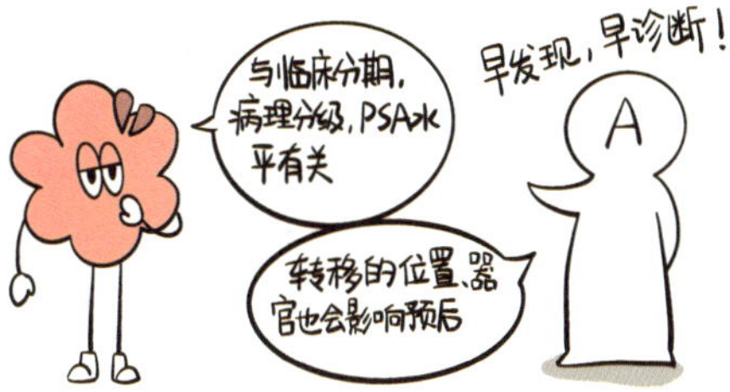
与临床分期，病理分级，PSA水平有关
早发现，早诊断！
转移的位置、器官也会影响预后

对于晚期患者，前列腺癌转移的具体位置、不同的转移器官也会影响其预后。所以，早发现、早诊断是提高前列腺癌疗效和预后的关键。

（二）与治疗方案相关

前列腺癌的预后，与患者采取的治疗方案及方案的疗效有关。前列腺癌如能在早期发现，可通过根治手术或放疗等治疗方式治愈。对早期患者，根治性切除术的早期治愈率可达95%以上。

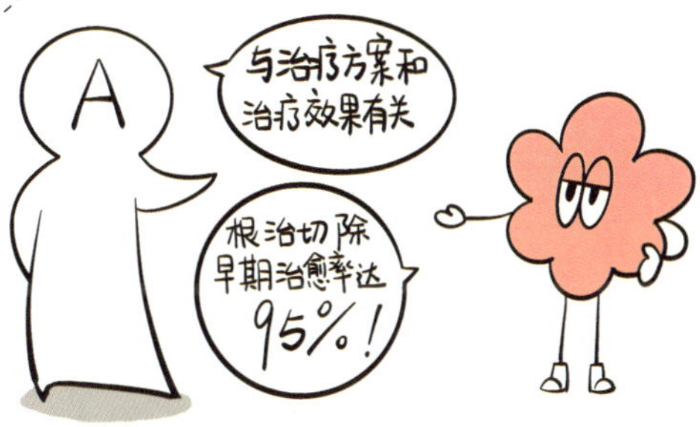
与治疗方案和治疗效果有关
根治切除早期治愈率达95%！

（三）与患者个体因素相关

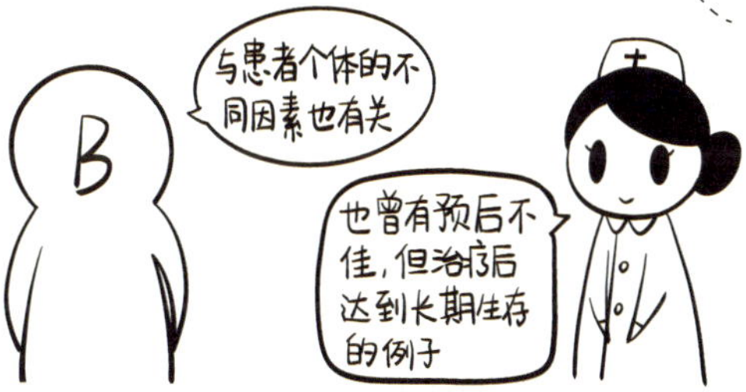

不管是早期前列腺癌或晚期前列腺癌，患者个体的因素，如年龄、一般情况、伴发疾病等也会影响疾病的预后。实际生存时间也具有较大的个体差异，临床上有出现预后不佳的患者，通过有效治疗，达到长期生存的例子。

（杨钰兴、李丽娜）

10 胰腺癌

一、胰腺癌的流行病学

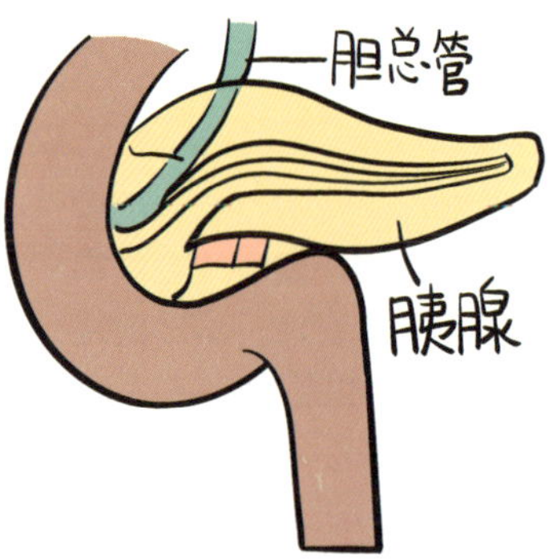

胰腺癌死亡率和发病率相近，病死率极高，被称为“癌中之王”。

2022年我国胰腺癌在国内男性恶性肿瘤发病率居第8位，女性居第12位，在恶性肿瘤死亡率中居第6位。

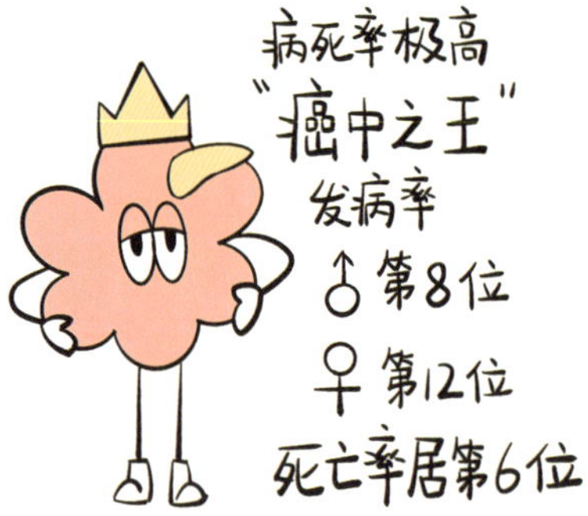

二、胰腺癌的危险因素及预防

（一）危险因素

1.个体因素（40岁以上、遗传易感性、遗传综合征等）。

2.生活方式（吸烟、酗酒、肥胖）。

3.损伤感染（职业暴露、微生物感染）。

4.良性疾病（糖尿病、慢性胰腺炎）。

5.癌前病变（胰腺上皮内瘤变、CA19-9升高）。

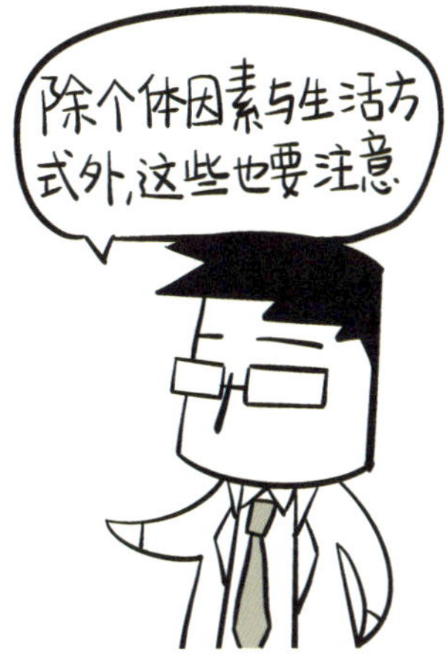

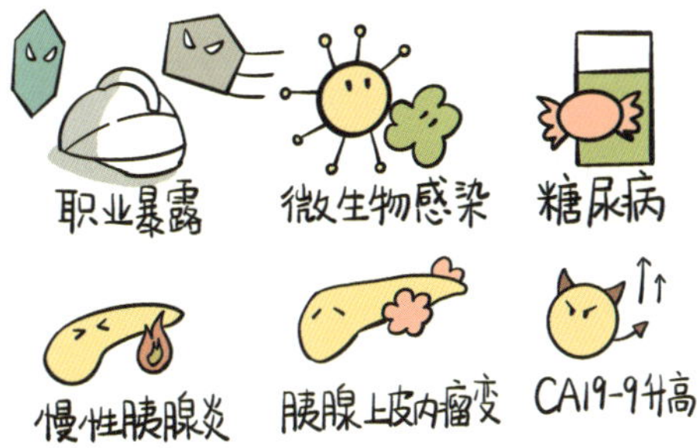

（二）预防策略

1.戒烟、酒，避免二手烟。

2.合理膳食：尽量避免高糖饮料、饱和脂肪酸饮食，避免暴饮暴食和油腻高脂饮食，减少红肉和加工肉摄入，增加维生素丰富的新鲜水果摄入，提倡食用十字花科蔬菜。

3.生活规律：减少熬夜，加强锻炼，提倡户外有氧活动。

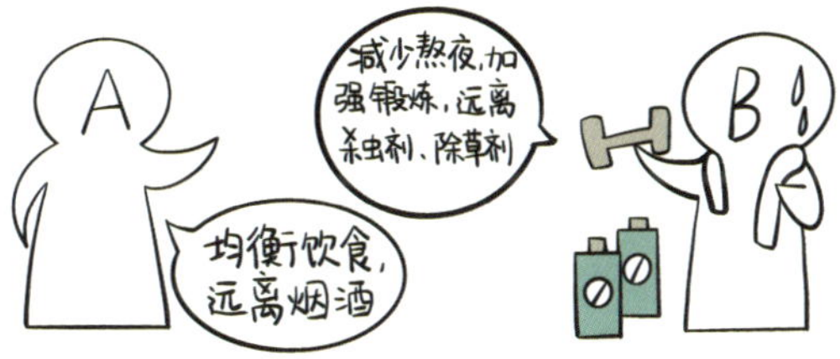

4.控制体重。

5.积极控制糖尿病。

6.尽量不接触杀虫剂及除草剂，必要时采取防护措施。

7.防止良性病恶化，有胰管结石、导管内乳头状黏液性肿瘤、黏液性囊腺瘤或其他胰腺良性病应及时就医，定期检查。

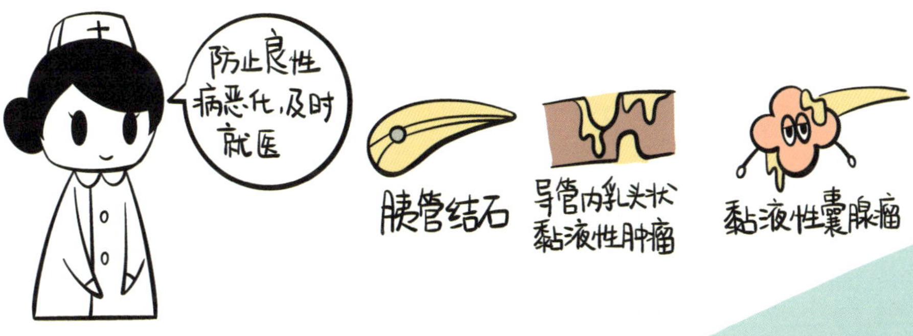

三、胰腺癌的临床表现

01 **多数胰腺癌起病隐匿，早期症状和体征不典型，可表现为上腹部饱胀不适、上腹疼痛、腰背部疼痛、恶心、食欲减退、大便性状改变、黄疸、新发糖尿病、偶发胰腺炎、体重减轻、乏力等。亦有部分患者无任何临床表现，通过体检偶然发现。**

02 **生化检查：**

早期无特异性血生化指标改变。

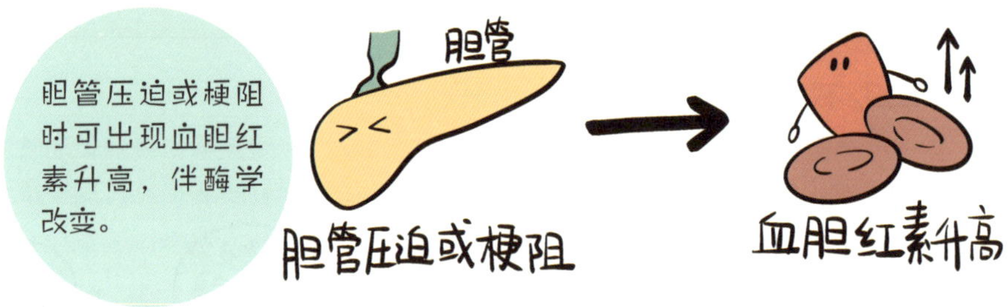

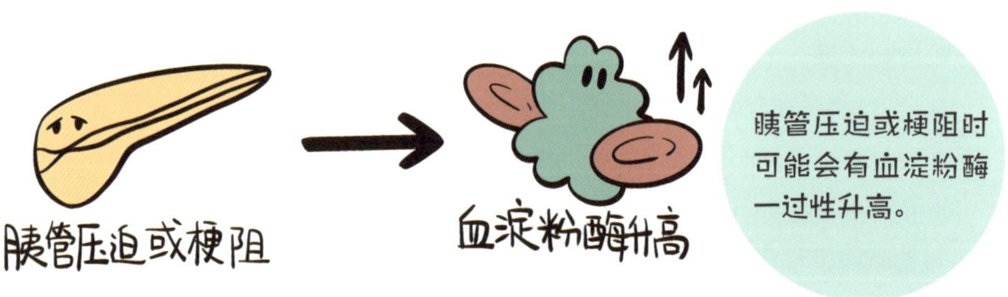
胰管压迫或梗阻
血淀粉酶升高
胰管压迫或梗阻时可能会有血淀粉酶一过性升高。

03 **血清肿瘤标志物：**

临床上用于胰腺癌诊断的有CA19-9、CEA、CA125、CA242等，其中CA19-9最为常用。

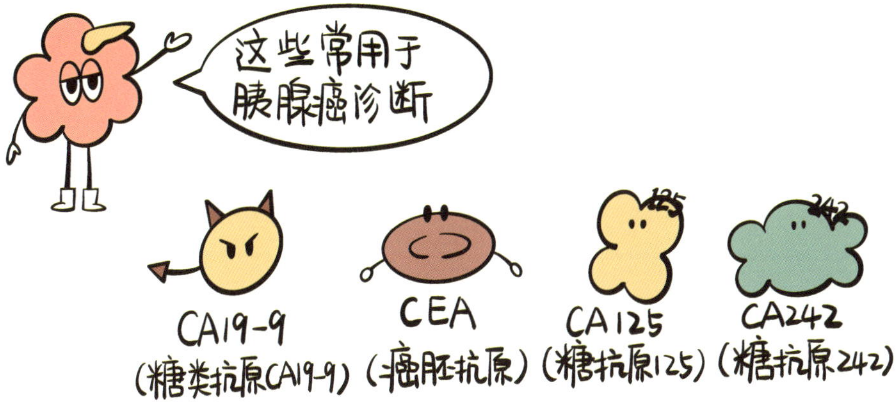

04 影像学检查：

常用影像学检查有B超、CT、MRI、PET-CT等，可以发现胰腺占位，为进一步明确病变性质提供线索。

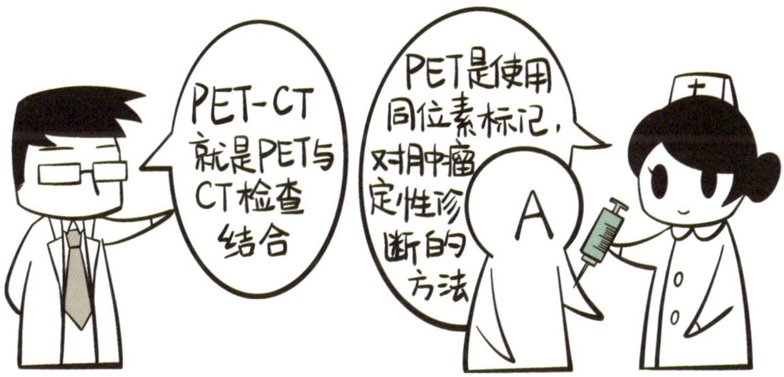
PET-CT
就是PET与
CT检查
结合
PET是使用
同位素标记，
对肿瘤
定性诊
断的
方法
A

05 病理学诊断：

组织病理学和（或）细胞学检查是诊断胰腺癌的“金标准”。除拟行手术切除的患者外，其余在制订治疗方案前均应尽量明确病理学诊断。

四、胰腺癌的筛查方法

不推荐对无症状成年人行胰腺癌筛查。

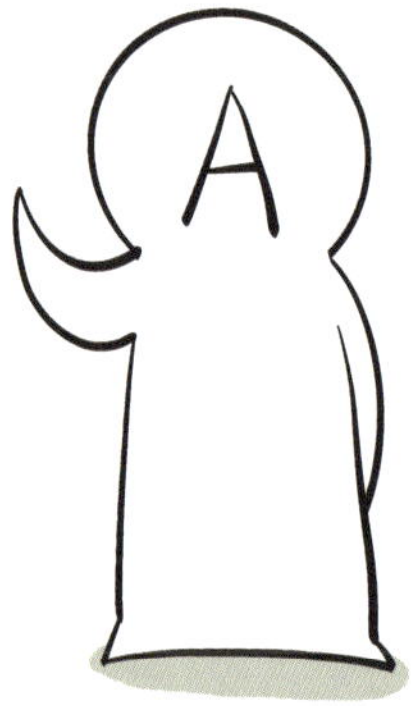

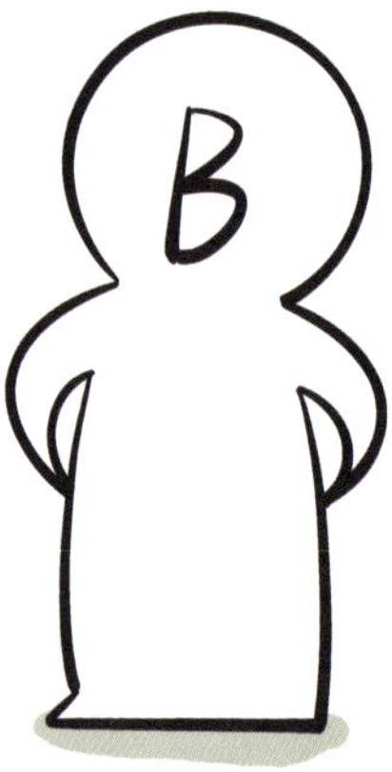

对具有胰腺癌发病高危因素，一般对终生罹患胰腺癌风险高于5%的个体进行针对性筛查。

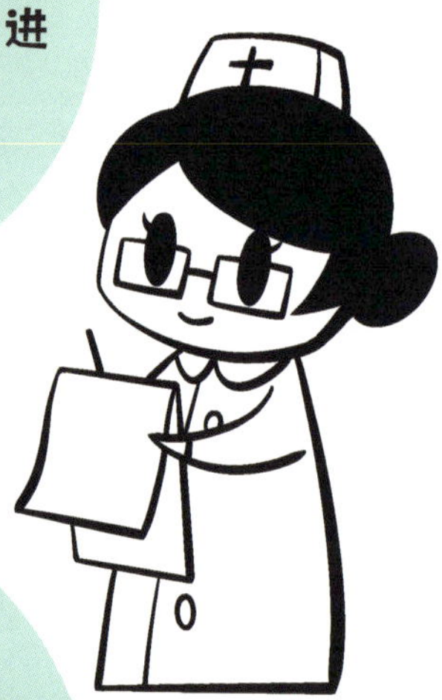

鉴于胰腺特殊解剖位置和胰腺癌特殊生物学行为，胰腺癌的诊断往往依靠临床医师综合多种资料分析判断后给予临床诊断。

五、胰腺癌的治疗策略

01 根治性切除是目前治疗胰腺癌最有效的方法。

胰腺癌在治疗前应进行肿瘤整合评估，将其分为可切除、交界可切除、局部进展期和合并远处转移四类。

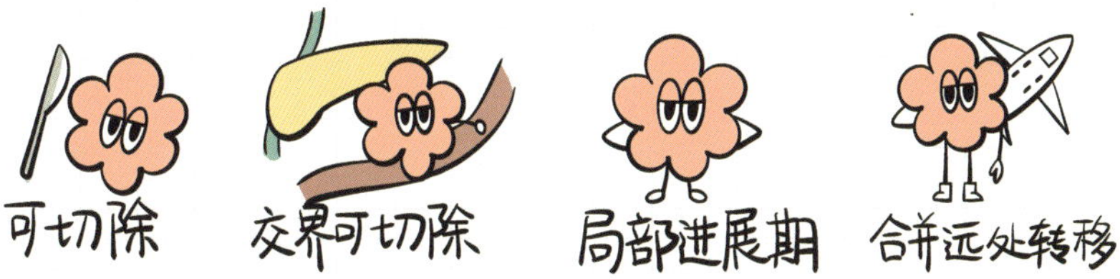

02 术前新辅助治疗/转化治疗后的可切除性评估。

03 化疗。

04 放疗。

胰腺癌对X线的放射抵抗性较高，其毗邻空腔脏器不能耐受高剂量照射。胰腺癌的放疗常用于6种临床情况：辅助放疗、可切除和交界可切除胰腺癌的新辅助放疗、局部进展期、局部复发胰腺癌、姑息性放疗及术中放疗。

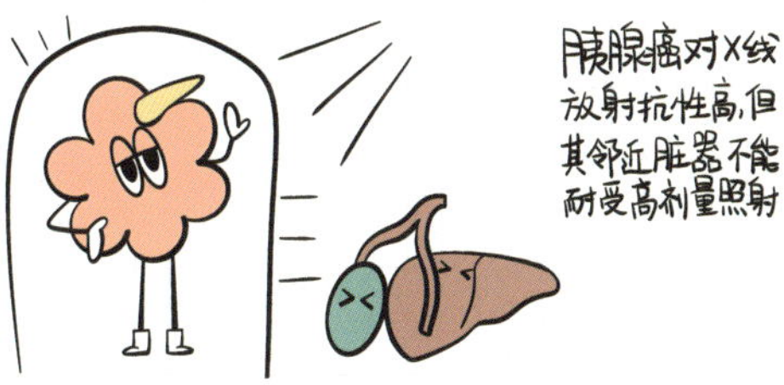

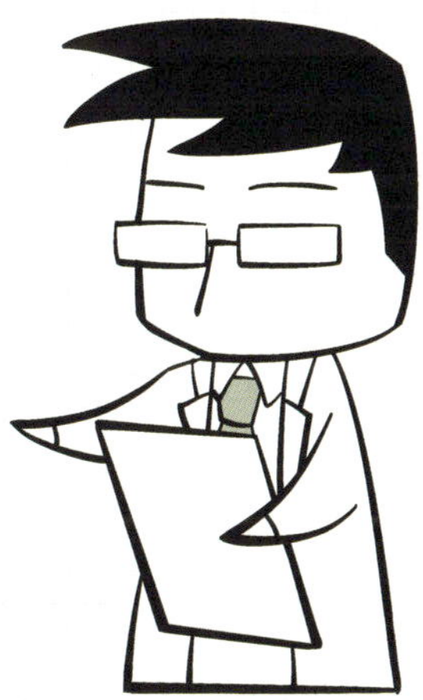

05 靶向和免疫治疗。

06 其他治疗。

营养支持治疗、疼痛治疗、姑息治疗、中医药治疗、介入治疗。

六、胰腺癌的康复护理

术后康复：胰腺癌根治性切除术后需要在饮食、休息、活动等多方面加以注意，才能获得良好的术后康复效果。

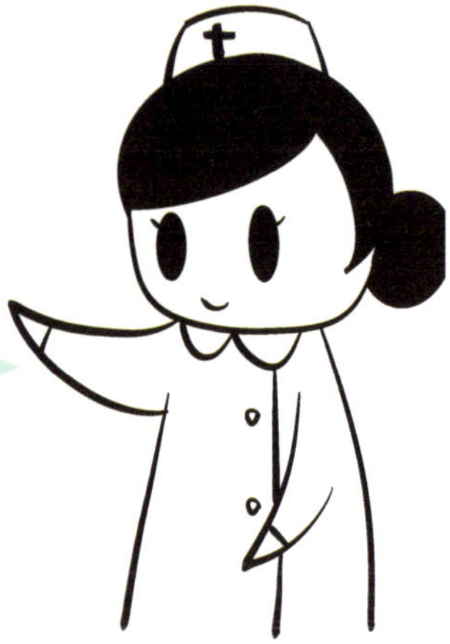

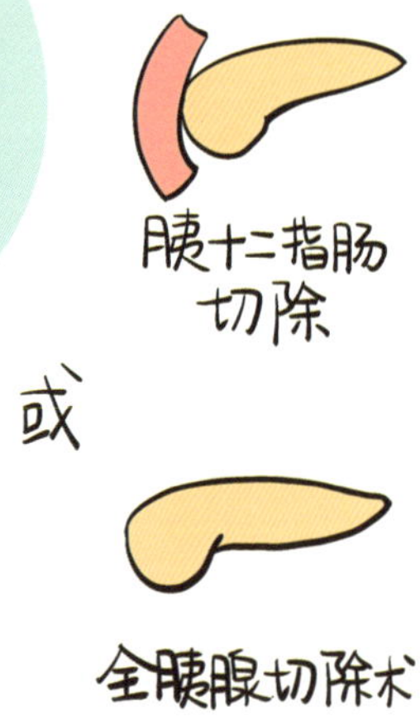

胰腺癌术后，特别是胰十二指肠切除或全胰腺切除术后，饮食需要从流质、半流质向软食、正常饮食逐步过渡，可根据消化吸收情况辅助服用一段时间的胰酶胶囊，以帮助食物特别是脂肪类食物的消化；同时还需密切监测血糖，控制血糖稳定。

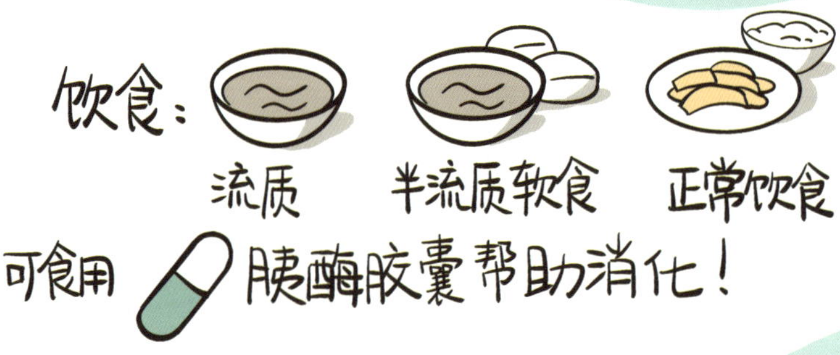

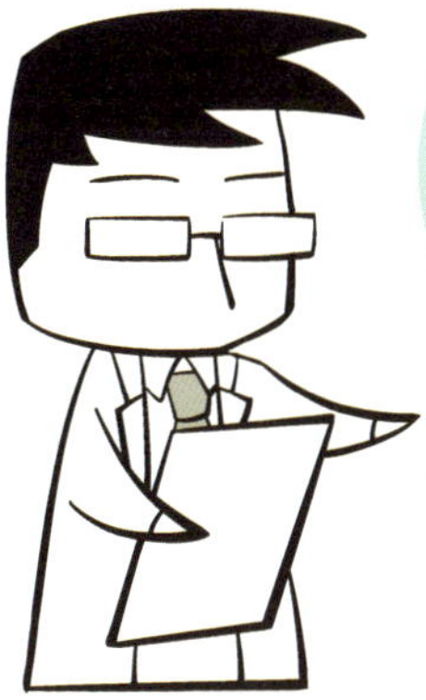

在日常生活中，胰腺癌患者应放松心情，保持良好心态，养成规律作息习惯，避免熬夜和过度疲劳，同时还应进行适当的锻炼，增强自身抵抗力。术后良好康复能帮助患者更好地耐受术后辅助治疗，同时提高免疫力，减少术后复发机会。

术后随访：术后第1年，建议每3个月随访1次；第2～3年，每3～6个月随访1次；之后每6个月随访1次，随访时间至少5年。

胰腺癌根治切除术后的复发率接近80%，即使生存时间超过5年的患者也会出现复发。

胰腺癌的5年生存率为9%～10%，在所有恶性肿瘤中最低。

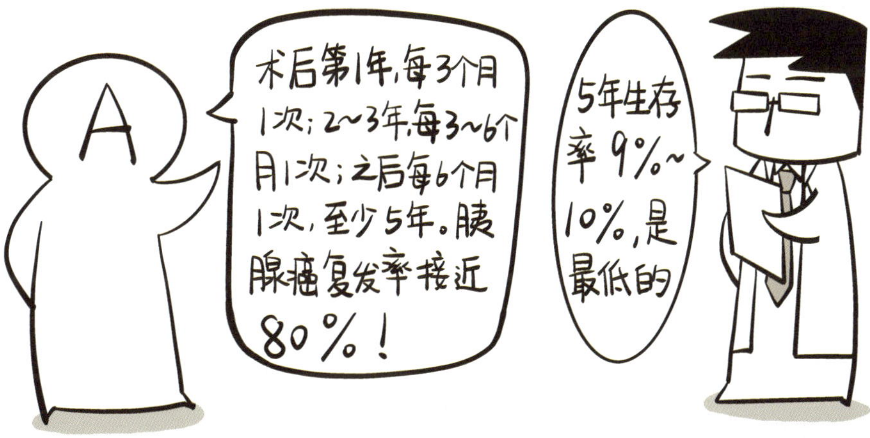

（陈红旭、李潺）

11 膀胱癌

一、膀胱癌的流行病学

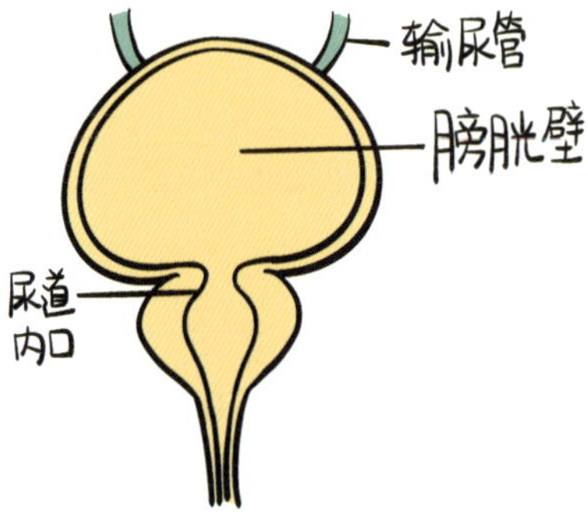

膀胱癌是泌尿系统中最常见的肿瘤，发病多为50～70岁。

男性＞女性，约为4：1。

2022年我国膀胱癌发病人数为9.29万，发病率为3.48/10万；男性为5.70/10万，位居男性肿瘤发病第8位。

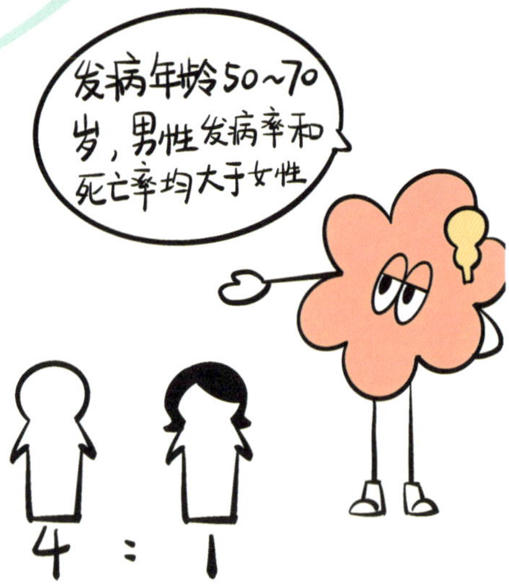
发病年龄50~70岁，男性发病率和死亡率均大于女性
4 : 1

二、膀胱癌的危险因素及预防

吸烟。

接触致癌物质：染料、纺织、皮革、橡胶塑料、油漆、印刷等。

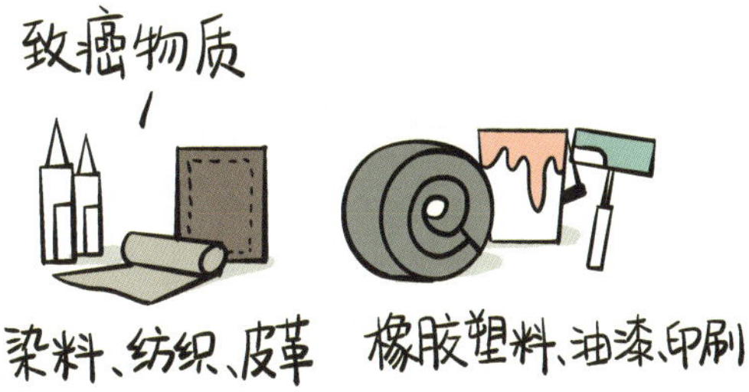

膀胱慢性感染与异物刺激。

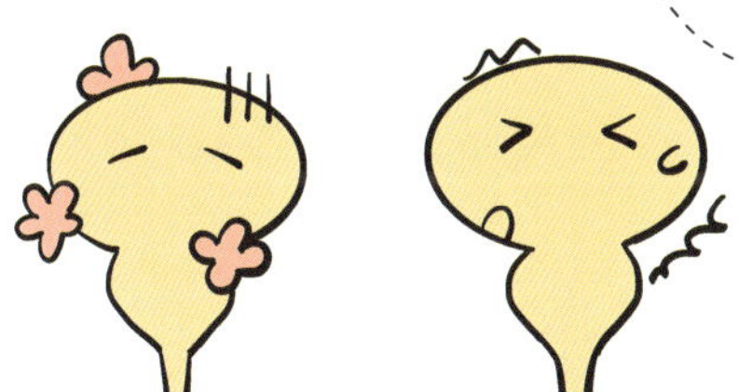

镇痛药物与代谢异常。

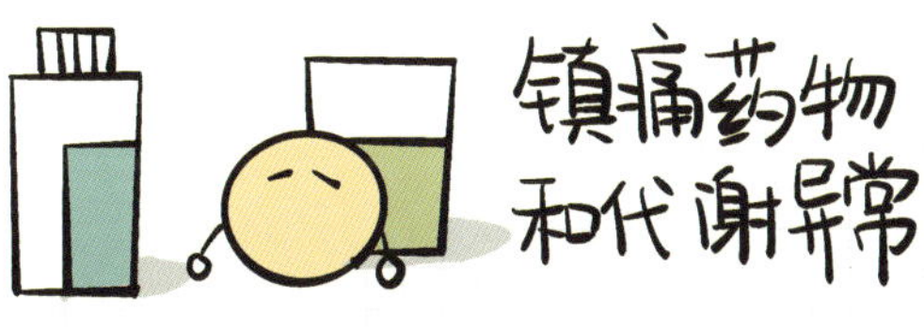

三、膀胱癌的临床表现

血尿

最常见表现，无痛性全程肉眼血尿。

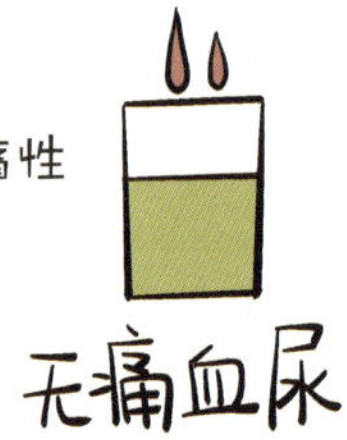

尿路刺激征

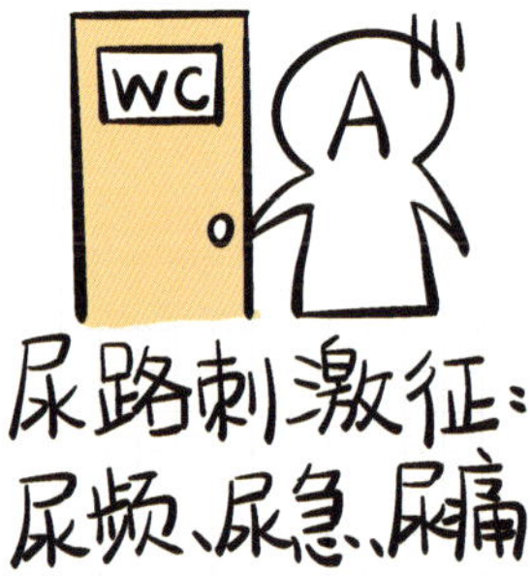

排尿困难和尿潴留

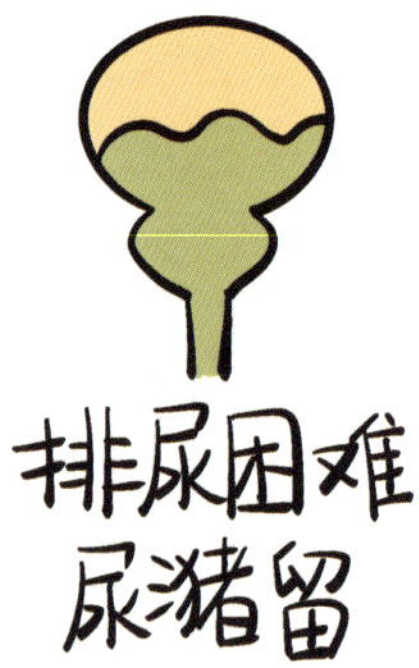

晚期症状

消瘦、贫血、肿瘤转移。

四、膀胱癌的筛查方法

01 膀胱镜检查：

为膀胱癌最重要的检查方法，能直接看到肿瘤的部位、数目、大小、形态等，并可取活组织检查。

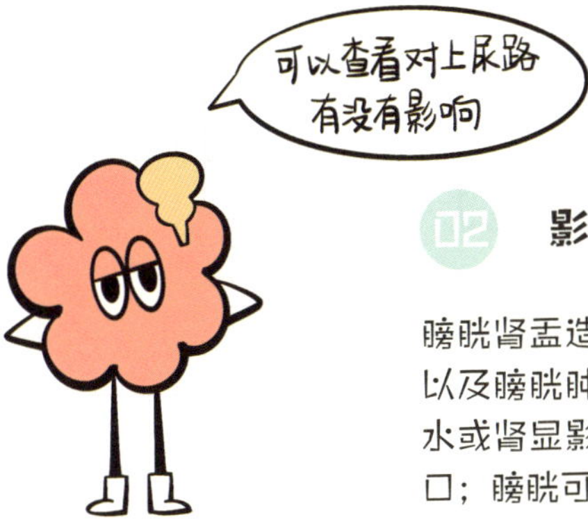

02 影像学检查：

膀胱肾盂造影可了解肾盂、输尿管有无肿瘤以及膀胱肿瘤对上尿路影响，如有患侧肾积水或肾显影不良，常提示肿瘤已侵及输尿管口；膀胱可见充盈缺损；有无侵犯及转移。

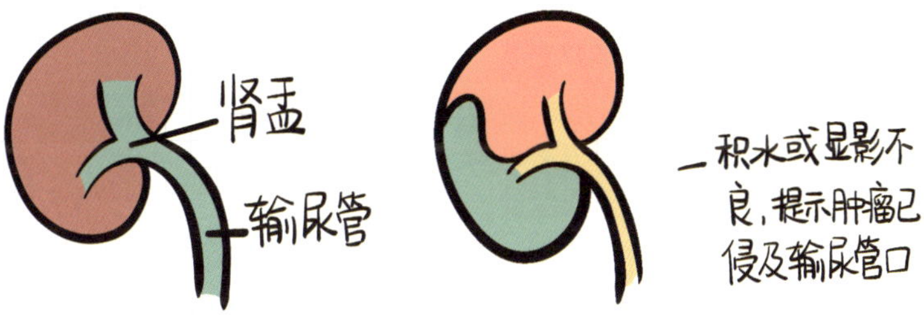

03 B超检查：

泌尿系统B超检查能发现直径0.5cm以上的肿瘤，可作为病人的最初筛选；了解肿瘤部位、大小、数目及浸润深度，初步确定临床分期。

04 尿脱落细胞检查：

在病人新鲜尿液中，易发现脱落的肿瘤细胞，简便易行，故尿细胞学检查可作为血尿的初步筛选。反复多次检查以提高检出率。

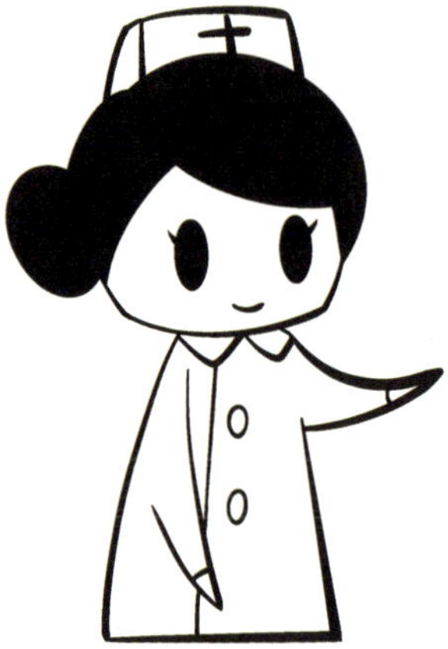

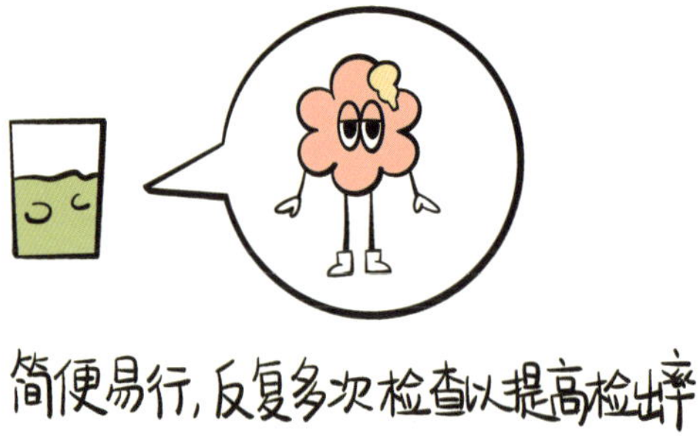

五、膀胱癌的治疗策略

01 手术治疗：

1.保留膀胱的手术：经尿道膀胱肿瘤电切术是最常见手术方式，具有无创、不影响生活质量、费用低的特点。

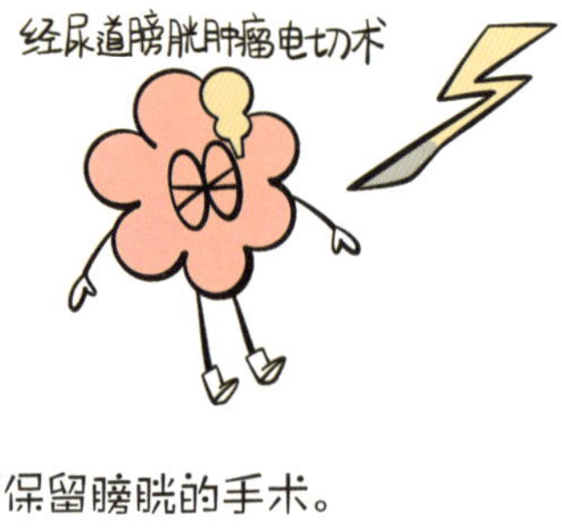

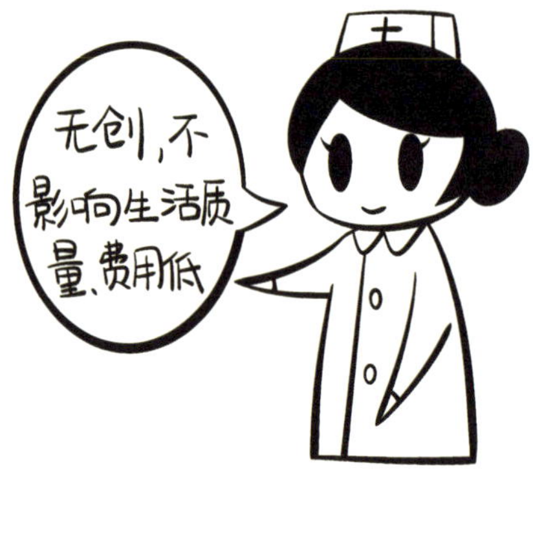

2.不保留膀胱的手术。

02 化学药物治疗

03 放射治疗

04 术后辅助治疗

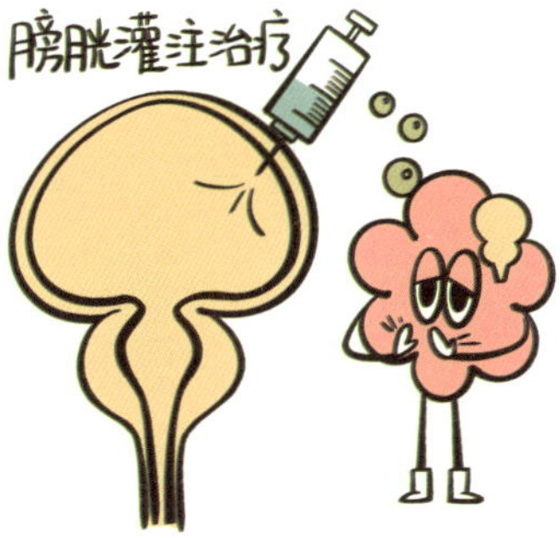

1.膀胱灌注治疗：去除肉眼可见的肿瘤，消除术后残余肿瘤，防止肿瘤复发、向深层浸润肌层或发生局部淋巴结转移。

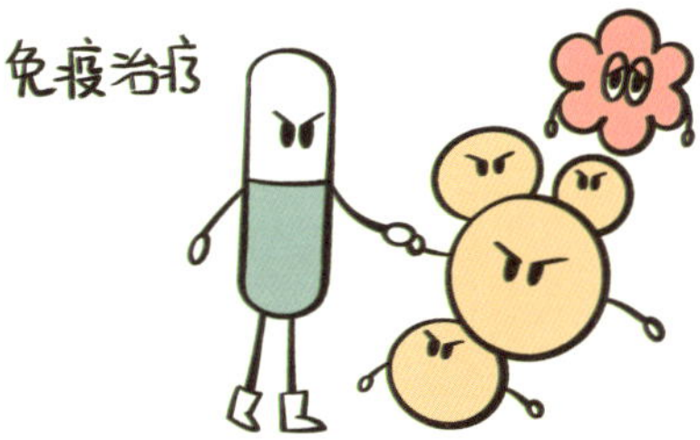

2.免疫治疗：通过膀胱内灌注免疫抑制剂，诱导机体局部免疫反应，使膀胱壁内和尿液中细胞因子表达增加，粒细胞和单核细胞聚集，以预防肿瘤复发、控制肿瘤进展。

05 对症用药：

使用消炎药、人血白蛋白、止痛药物，调节体内电解质平衡。

六、膀胱癌的预后与护理

（一）术后随访

术后3个月内进行第一次膀胱镜检查；低危患者如果第一次膀胱镜检查阴性，建议1年后行第二次膀胱镜检查，之后每年1次，直至第5年。中危患者随访方案介于低危、高危患者之间，依患者个体而定。高危患者推荐前2年每3个月行1次膀胱镜检查，第3年开始每6个月1次，第5年开始每年1次直至终身。

（二）术后并发症护理

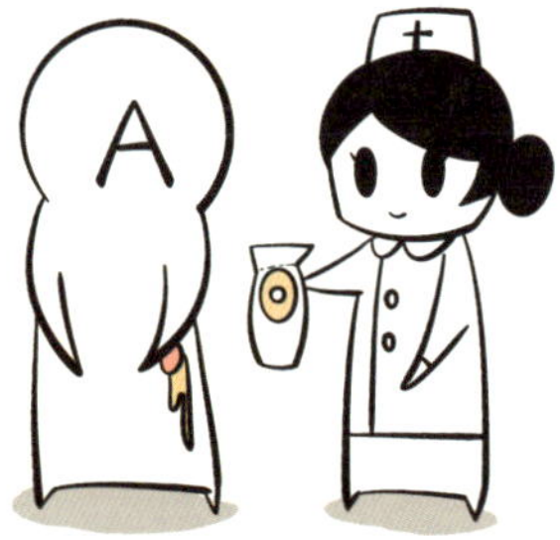

01 造口渗漏：

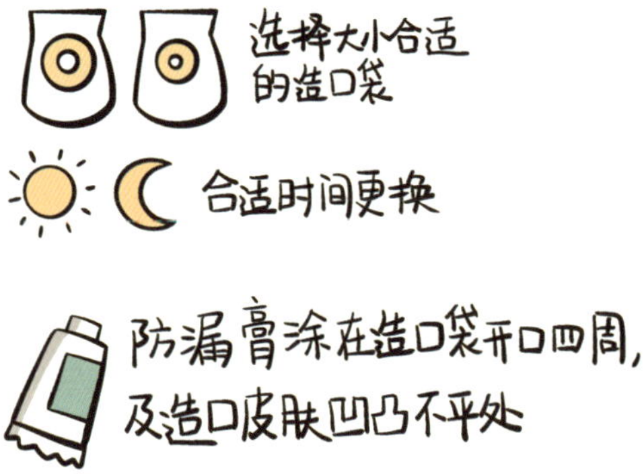
选择大小合适
的造口袋
合适时间更换
防漏膏涂在造口袋开口四周，
及造口皮肤凹凸不平处

(1)选择合适造口袋，剪裁合适；

(2)选择最佳时间更换造口袋；

(3)将防漏膏涂在造口袋开口四周及造口4点和8点皮肤最为凹凸不平处。

02 造口周围皮肤炎：

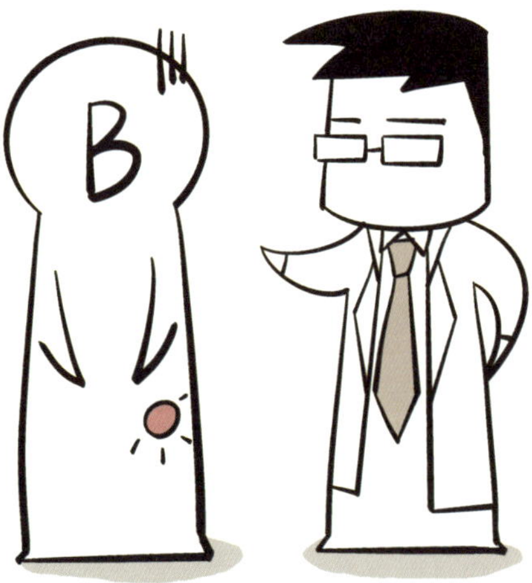

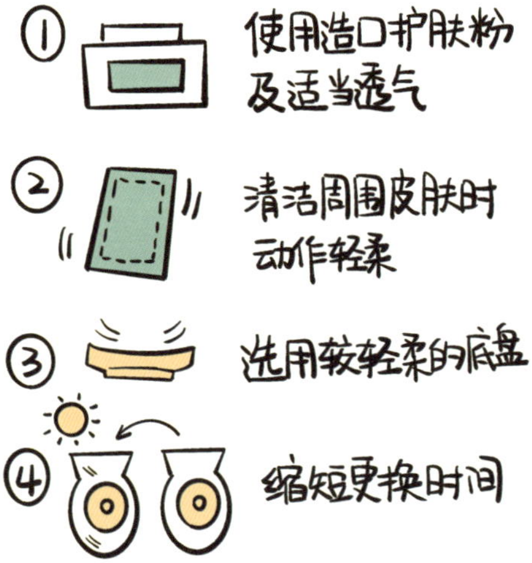
①
使用造口护肤粉
及适当透气
②
清洁周围皮肤时
动作轻柔
③
选用较轻柔的底盘
④
缩短更换时间

七、健康教育

保证充足的休息，适度身体锻炼，加强营养，多饮水，禁止吸烟，避免高脂肪食物，多吃水果蔬菜，尤其是摄入十字花科蔬菜如卷心菜、菜花、萝卜及猕猴桃、无花果、香蕉、大枣等鲜果。

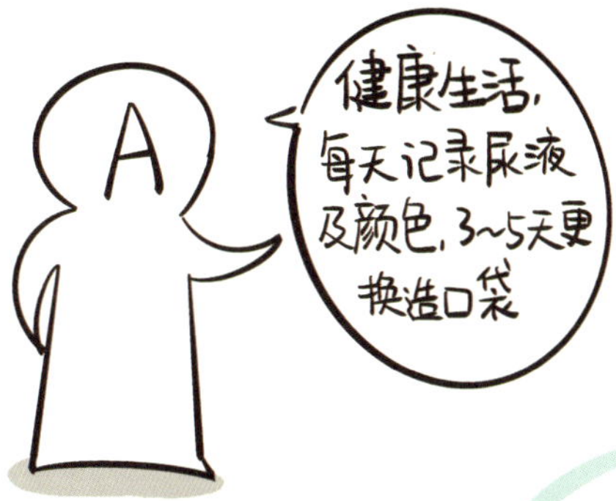

每日记录回肠膀胱造口引流尿液及颜色，根据情况3～5天更换造口袋。

避免穿紧身裤，以免摩擦或压迫造口，影响造口血液循环。

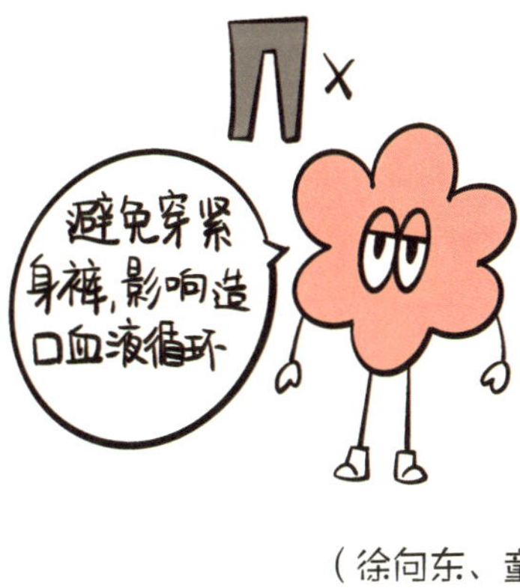

（徐向东、童利）

12 脑肿瘤

一、脑肿瘤的流行病学

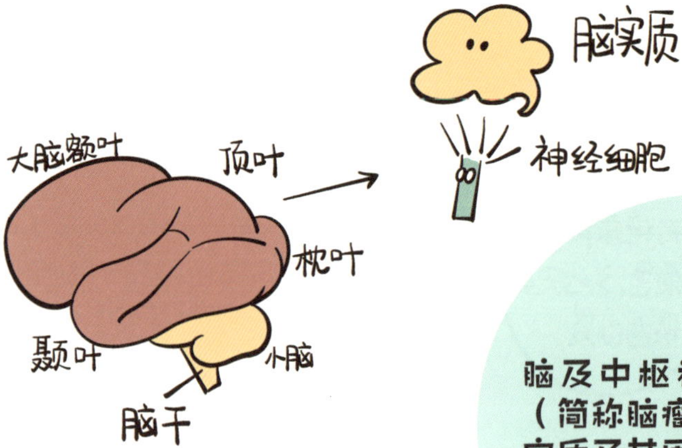

脑及中枢神经系统癌症（简称脑瘤）是一种由脑实质及其周围结构引起的异质性良或恶性肿瘤。

原发性颅内肿瘤可发病于任何年龄，20～50岁年龄组多见，40岁为发病高峰。

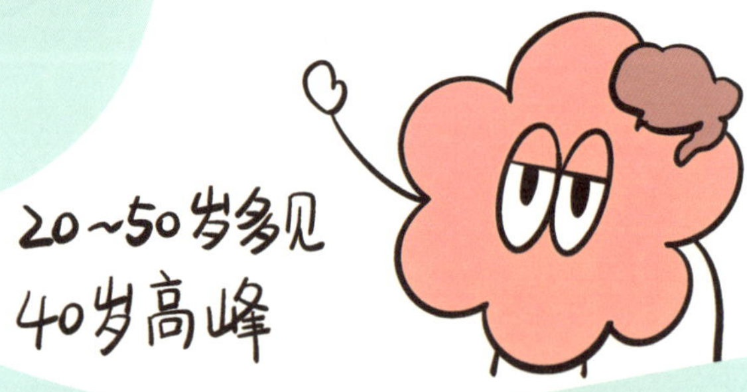

二、脑肿瘤的分类

原发性脑瘤：起源于大脑或脑实质肿瘤。

脑胶质瘤是指起源于脑神经胶质细胞的肿瘤，是最常见的原发性颅内肿瘤。

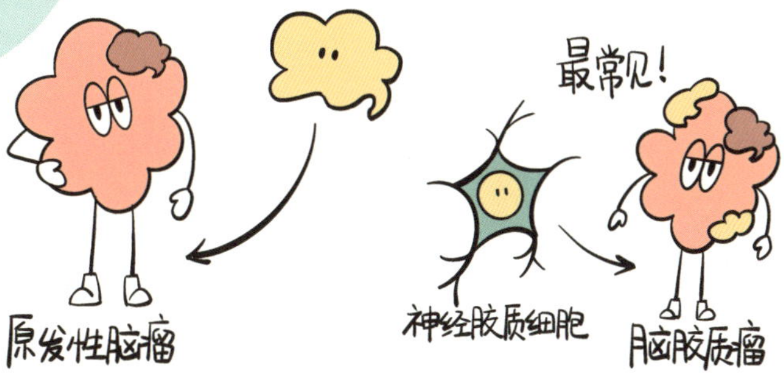

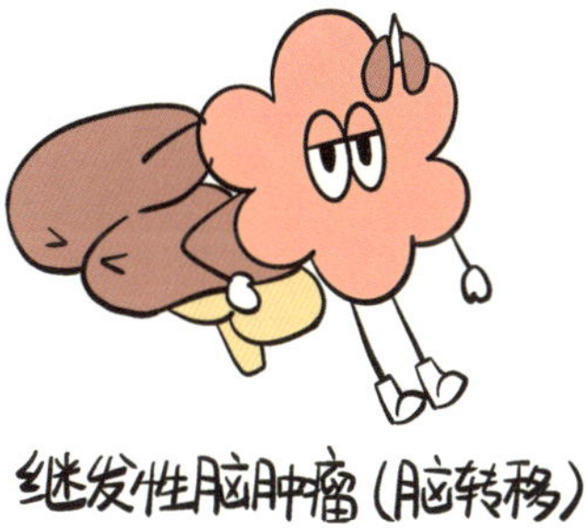

继发性脑肿瘤（脑转移）：起源于脑外组织并播散至脑部。

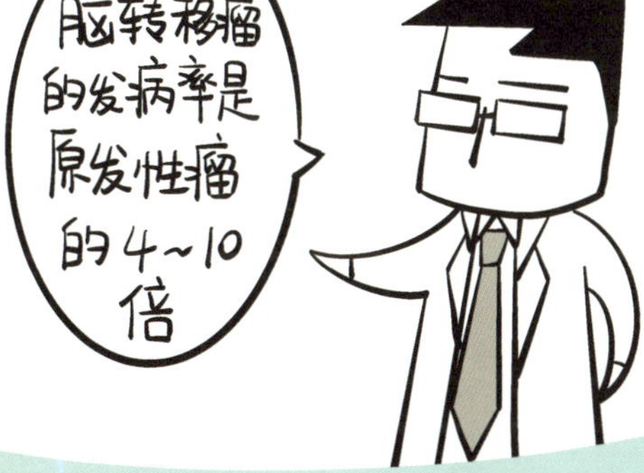

三、原发性颅内肿瘤的危险因素及预防

（一）危险因素

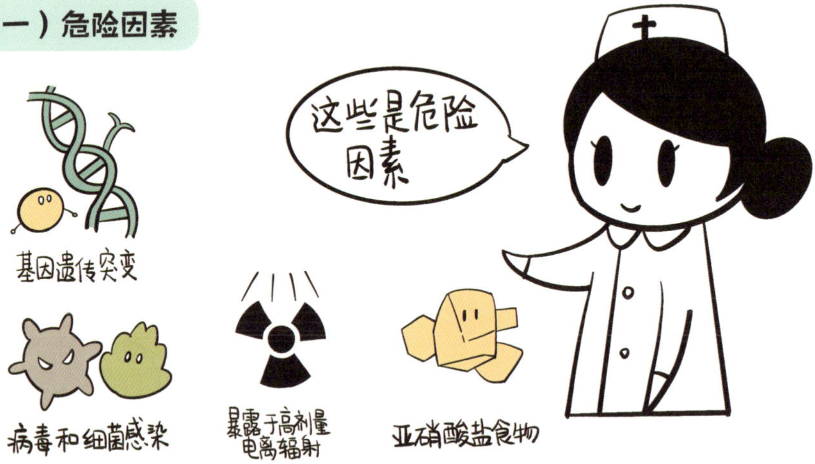

（二）预防措施

1.定期体检：早期发现颅内肿瘤，及时治疗。

2.避免头部外伤：防止颅内肿瘤的发生和发展。

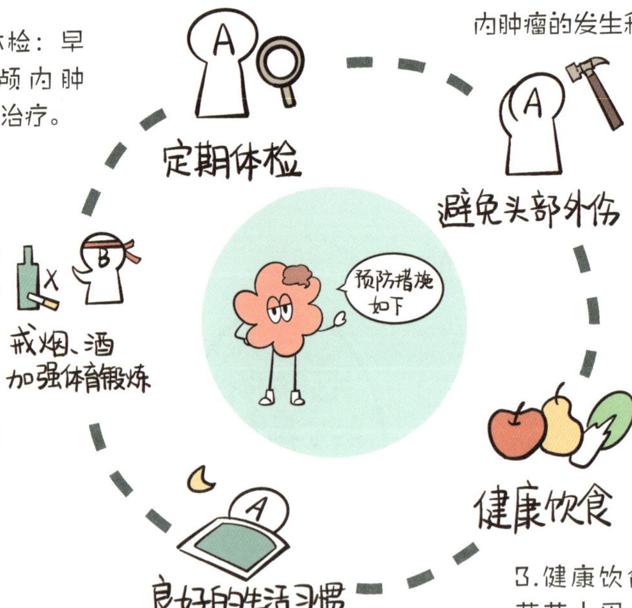

3.健康饮食：多吃蔬菜水果，少吃高脂肪、高糖食物。

4.保持良好的生活习惯：规律作息，避免过度劳累和压力过大。

5.戒烟限酒：减少烟草和酒精对脑部的伤害。

6.加强体育锻炼：提高身体素质，增强免疫力。

四、原发性颅内肿瘤的临床表现

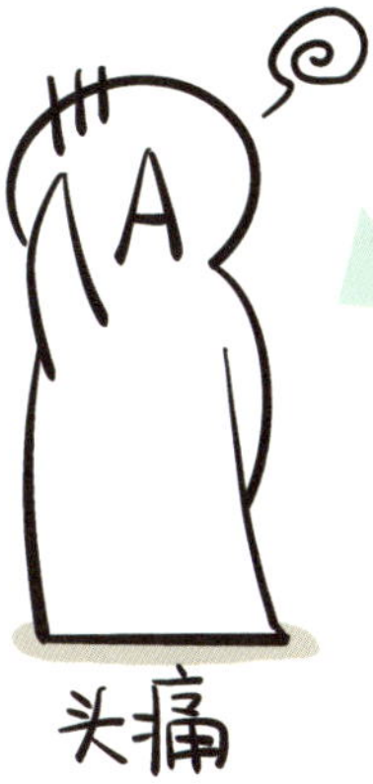

头痛。

精神状态异常。

包括嗜睡、昏睡、人格改变、行为怪异以及认知功能受损。

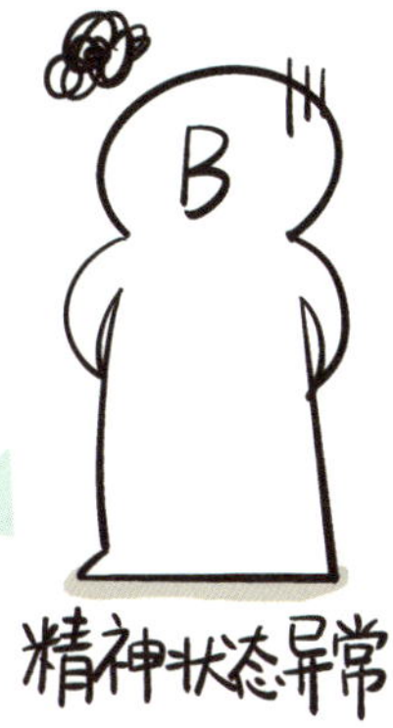

局部脑功能障碍导致的症状。

根据病灶部位不同，患者可出现局灶性神经功能缺损、内分泌功能紊乱或局灶性癫痫（有时候伴有继发的全身性癫痫）。局灶性神经症状和体征往往提示病变位置。

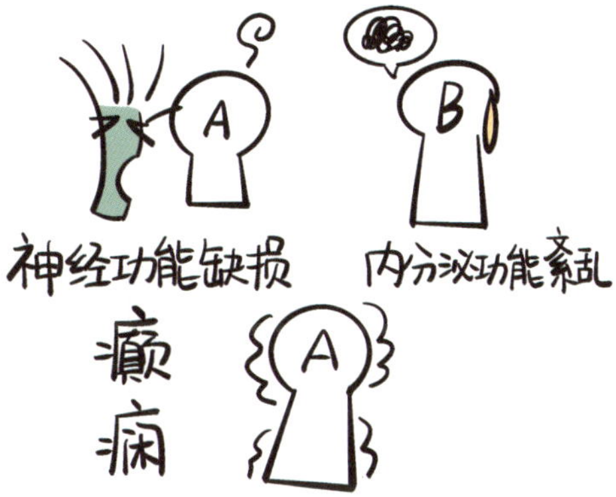

有时局灶性神经功能缺损与病灶位置不符，这样的缺损，被称为假性定位体征。

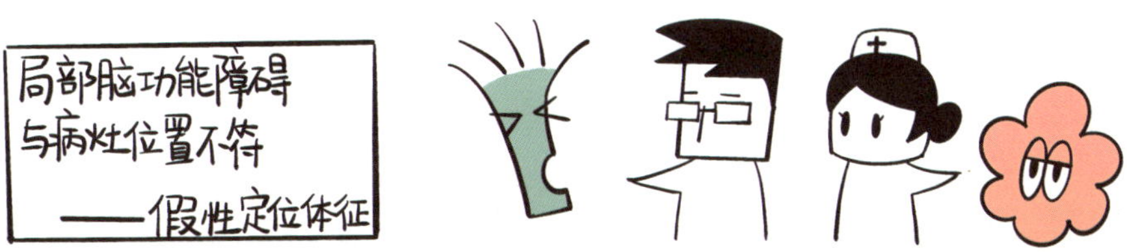

五、原发性颅内肿瘤的诊断方法

头颅影像学检查，如CT、MRI、PET等是最简便快捷的诊断方法。

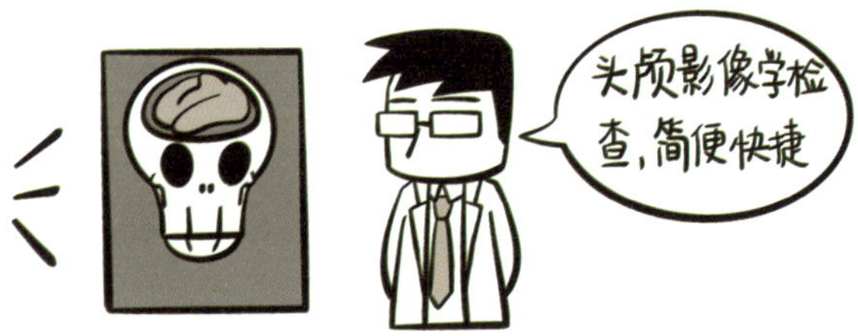

六、原发性颅内肿瘤治疗方法

手术治疗：

手术目的主要在于切除肿瘤，以缓解患者症状；目前采取的手术方式主要有开颅手术和微创手术。

药物治疗：

根据患者的身体状况和肿瘤类型可选择合适的药物，目前主要有控瘤药物、抗癫痫药物和抗凝血药物等，分别可抑制肿瘤生长、控制癫痫发作和预防血栓形成等作用；在临床用药中根据患者体重、年龄等因素确定合适的药物剂量，以减少患者可能出现的恶心、呕吐、脱发等副作用，服药期间要密切观察患者病情变化并采取相应措施。

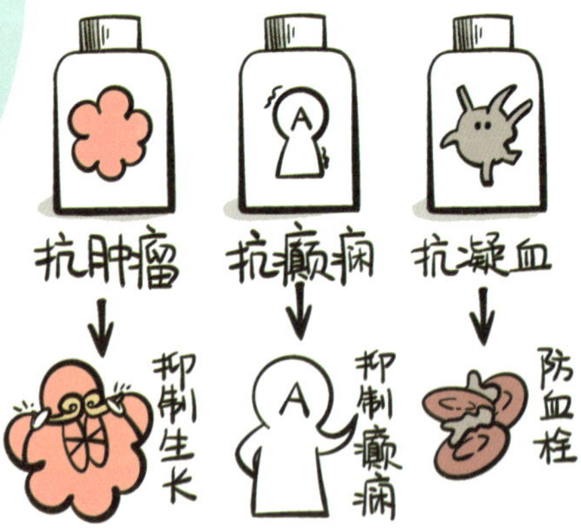

放射治疗： 通过放射线杀死肿瘤细胞。

化学治疗： 使用化学药物杀死肿瘤细胞。

免疫治疗： 利用免疫系统攻击肿瘤细胞。

靶向治疗： 针对肿瘤细胞的特定基因或蛋白质进行治疗。

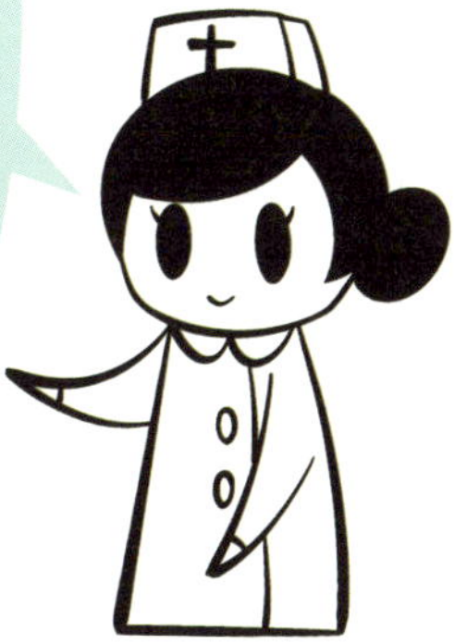

七、原发性颅内肿瘤的康复训练

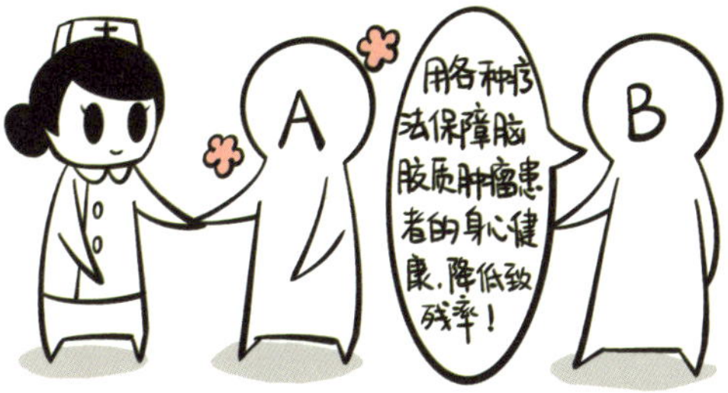
A
用各种方法保障脑胶质肿瘤患者的身心健康，降低致残率！
B

合理适度的康复治疗能够有效降低脑胶质瘤相关致残率，提高生活质量；可采用运动疗法、作业疗法、心理疗法等措施；在患者康复训练过程中要注意患者安全，避免过度劳累和受伤。

脑胶质瘤患者术后大多存在不同程度的生理功能和社会心理方面的障碍，这些障碍限制了患者的日常活动和社会参与度，降低了患者的生活质量。

八、原发性颅内肿瘤的家庭护理与自我管理

01 保持良好的生活习惯，如规律作息、合理饮食等。

02 定期进行身体检查，及时发现并处理异常情况。

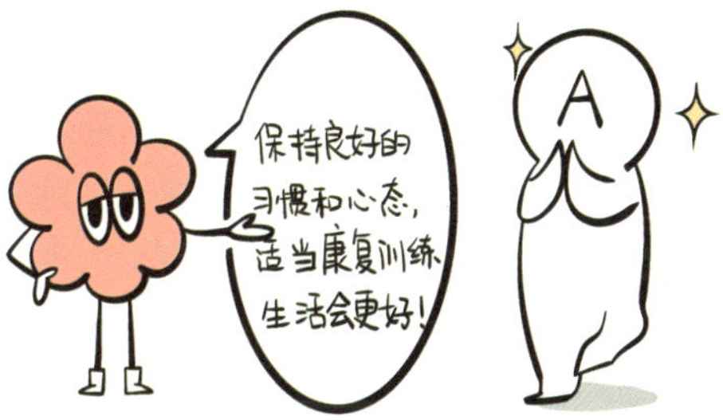
保持良好的习惯和心态，适当康复训练，生活会更好！
A

03 保持良好的心态，避免过度紧张和焦虑。

04 适当进行康复训练，如散步、瑜伽等，提高生活质量。

（侯晓峰、胡司晨）

13 淋巴瘤

一、淋巴瘤的流行病学

淋巴瘤是原发于淋巴结或淋巴组织及血液系统的恶性肿瘤，2022年我国新发淋巴瘤8.5万例。

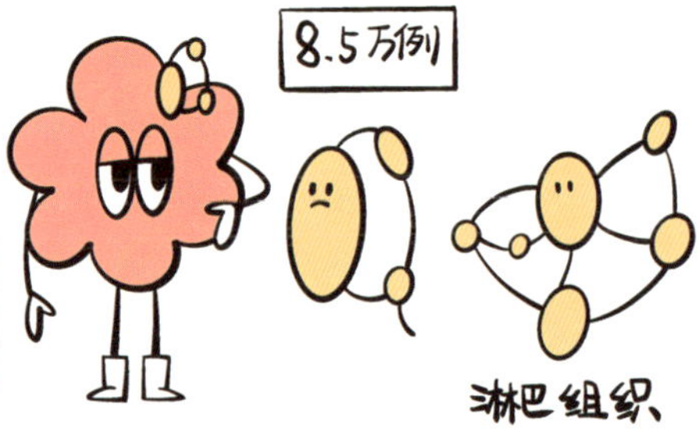

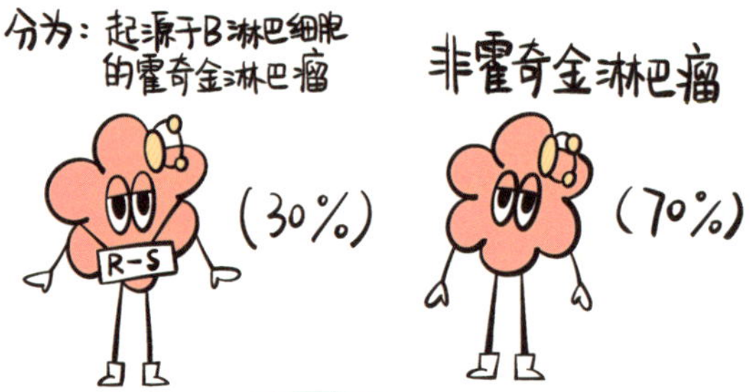

分为霍奇金淋巴瘤（占30%）、非霍奇金淋巴瘤（占70%）。

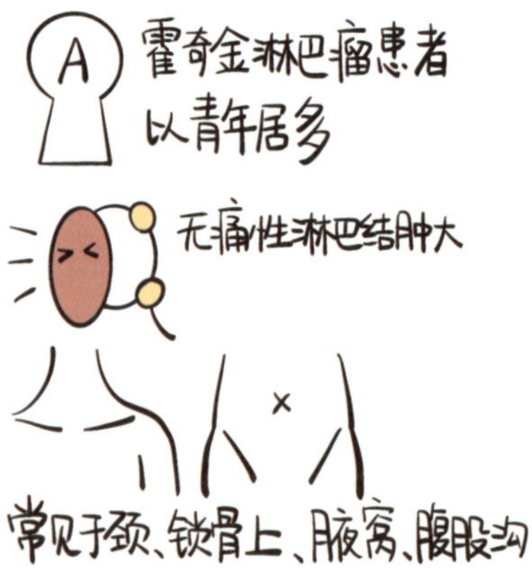

霍奇金淋巴瘤以青年患者多见；以无痛性的淋巴结肿大为首发症状，常见于颈部、锁骨上、腋窝、腹股沟等部位。

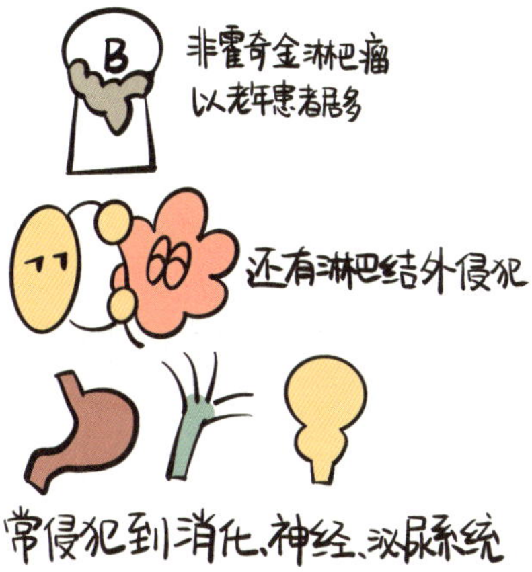

非霍奇金淋巴瘤以老年患者多见；除了淋巴结肿大以外，淋巴结外侵犯的情况比较常见，常侵犯到消化系统、神经系统、泌尿系统等，出现一系列症状。

二、淋巴瘤的危险因素

感染
免疫功能低下
环境因素及职业暴露
遗传因素

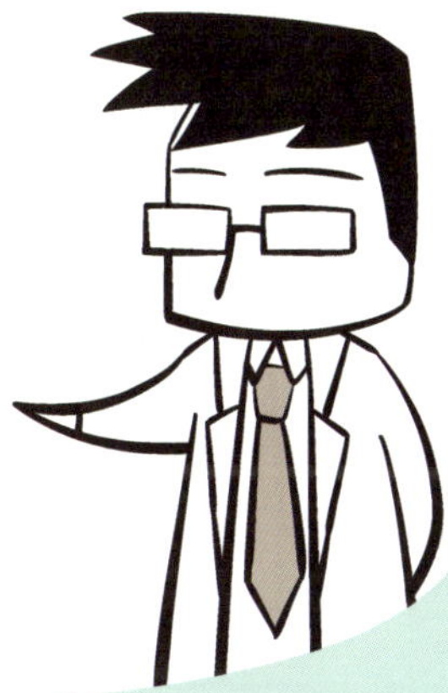

三、淋巴瘤的临床表现

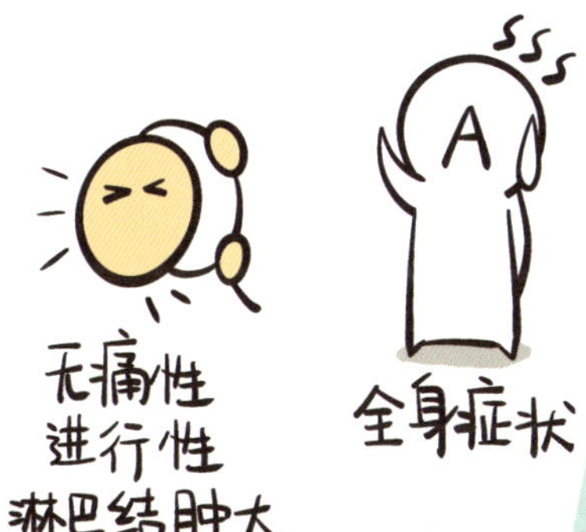

无痛性进行性淋巴结肿大。

全身症状：发热、盗汗、体重减轻、皮肤瘙痒和乏力。

侵犯淋巴结外的淋巴组织，则以相应组织器官受损症状为主。

浸润骨髓时可形成淋巴瘤细胞白血病。

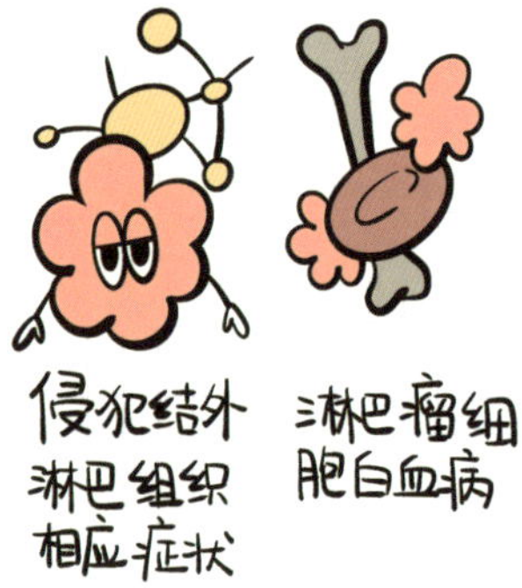
侵犯结外
淋巴组织
相应症状
淋巴瘤细
胞白血病

四、淋巴瘤的筛查与诊断

01 淋巴瘤的发现往往是因为肿大淋巴结或不明原因发热而被动筛查出来。

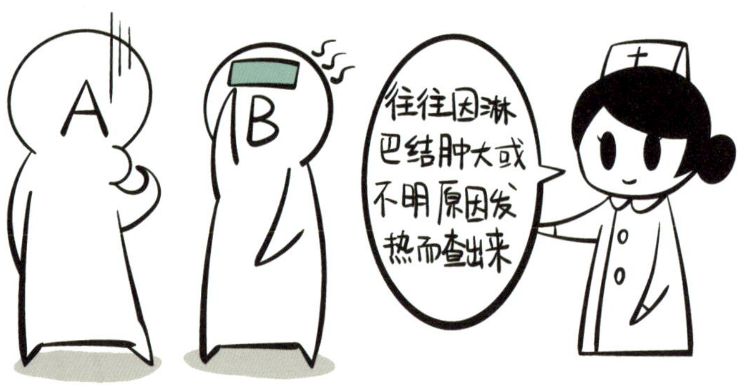

02 淋巴结和其他组织活检是淋巴瘤诊断最直接、最重要的依据。

03 影像学检查：

超声、CT、MRI、同位素骨扫描、PET-CT、内镜等可以明确有无侵犯其他器官。

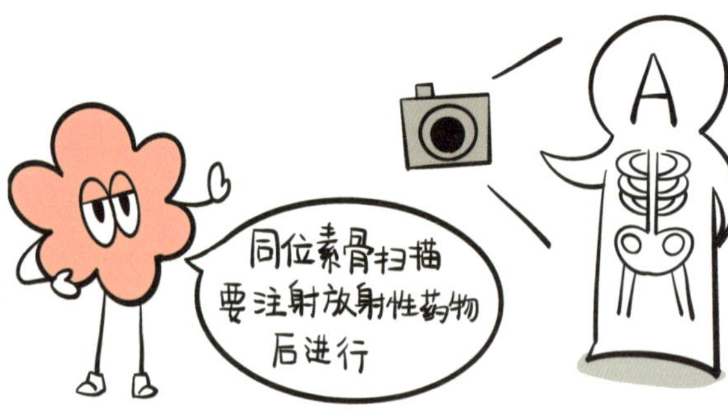
同位素骨扫描
要注射放射性药物
后进行
A

五、淋巴瘤的治疗策略

淋巴瘤的治疗根据具体类型、分期、预后选择。

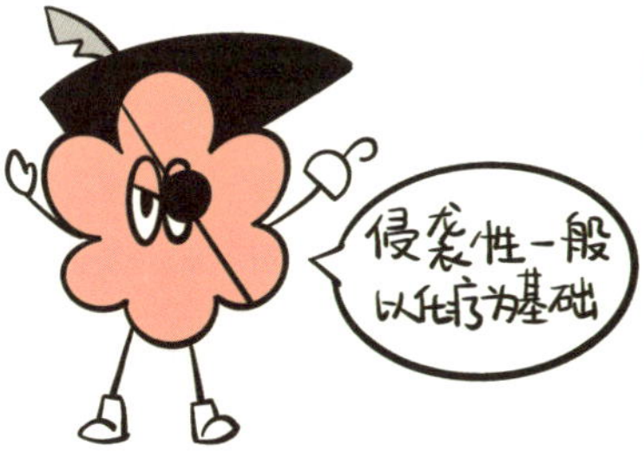
侵袭性一般
以化疗为基础

侵袭性淋巴瘤的治疗，通常选择以化疗为基础的综合治疗模式。

惰性淋巴瘤的治疗，则需要根据治疗指征来决定开始治疗的时机。需结合患者的年龄、体力状况、淋巴瘤病理类型、分期及预后因素，在规范化治疗的原则下制定个体化的诊疗方案。

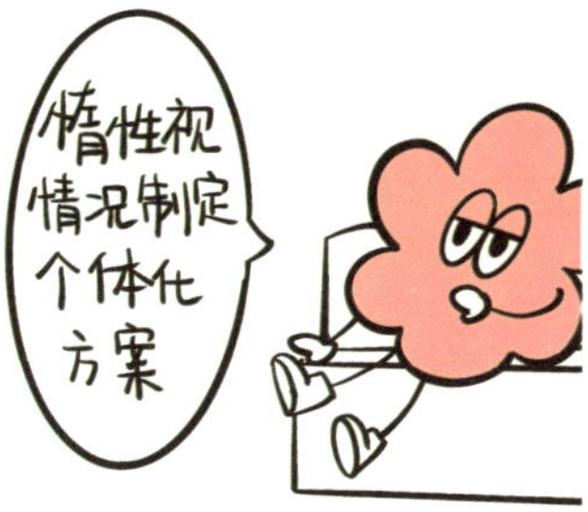
惰性视
情况制定
个体化
方案

六、淋巴瘤的预后与护理

与实体瘤不同，大多数情况下，临床分期不是决定淋巴瘤患者预后的最关键因素，病理类型的预后价值更重要。

患者治疗结束后2年内每3个月复查1次，第3～5年每6个月复查1次，5年后每年复查1次，终身随访。

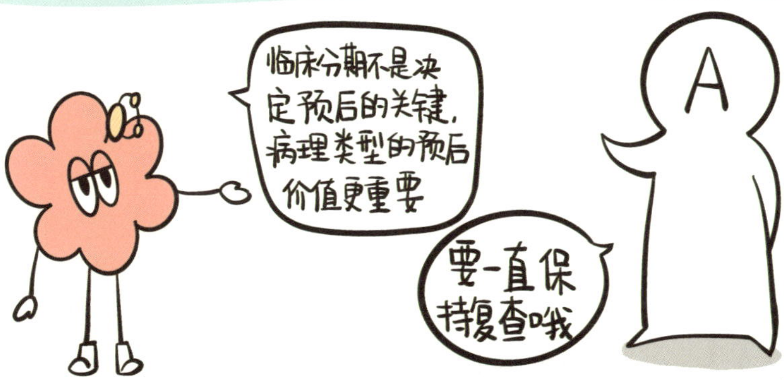

（余敏）

14 白血病

一、白血病概述

人体的血细胞都来源于造血干细胞，可以说，造血干细胞是各种血细胞的种子，这种血液的种子在身体的调控下自我复制、自我更新，保证身体各个细胞不断更新。

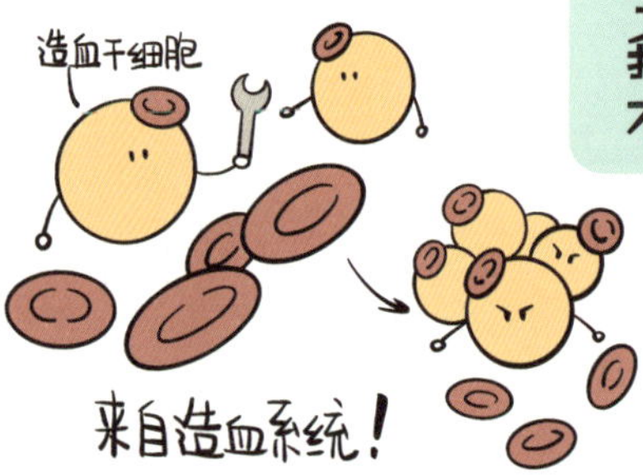

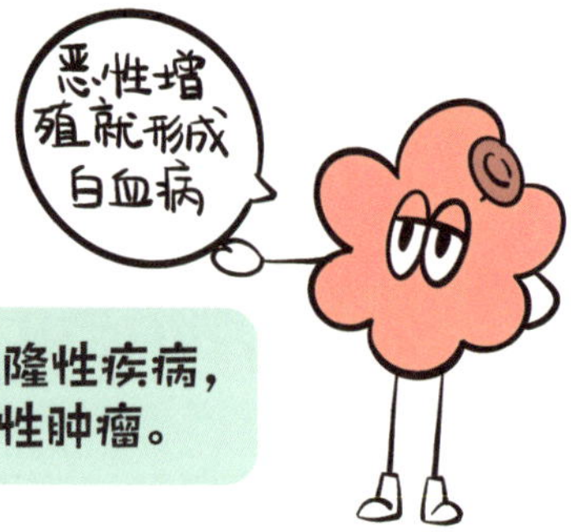

如果这种更新失控，就会形成恶性克隆性疾病，形成白血病。白血病是造血系统的恶性肿瘤。

二、白血病的流行病学

我国白血病发病率3/10万～4/10万。

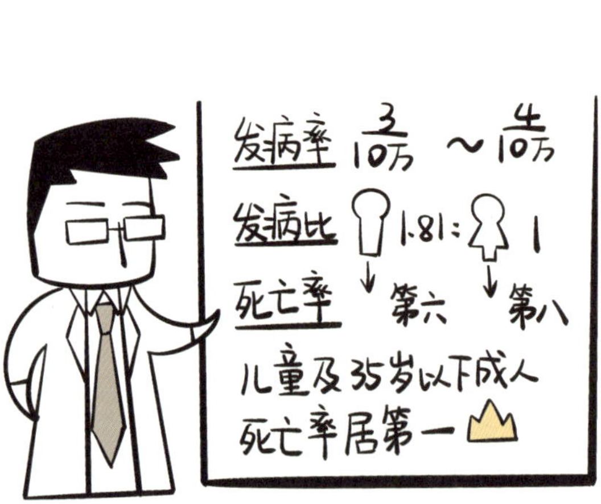

恶性肿瘤所致的死亡率中，白血病居第6位（男）和第8位（女）；儿童及35岁以下成人中，居于第1位。

我国急性白血病多于慢性白血病（发病比约为5.5：1）。

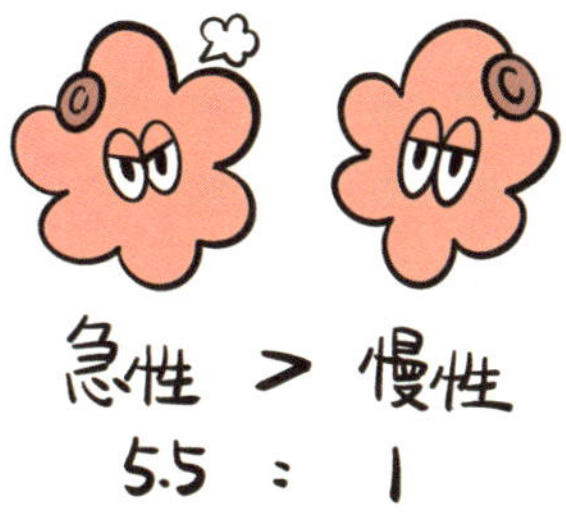

其中急性髓系白血病最多（发病率为 1.62/10 万），其次为急性淋巴细胞白血病（发病率为 0.69/10 万）和慢性髓系白血病（发病率为 0.36/10 万）。男性多于女性（发病比为 1.81：1）。

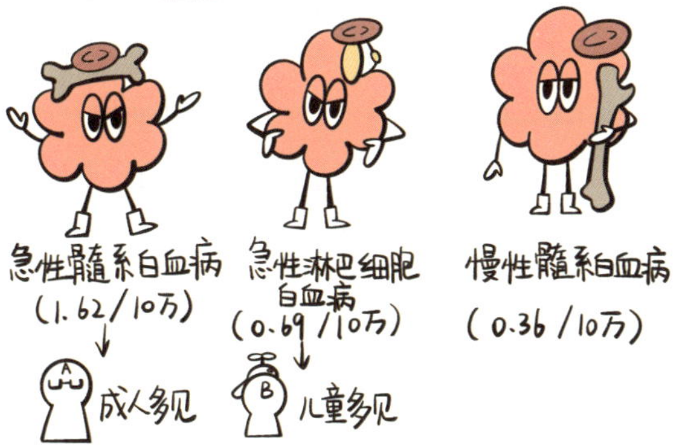

成人急性白血病以急性髓系白血病多见，儿童以急性淋巴细胞白血病多见。

三、白血病的危险因素及预防

病毒感染。

物理因素：X 射线、γ 射线等。

化学因素：苯及含有苯的有机溶剂。

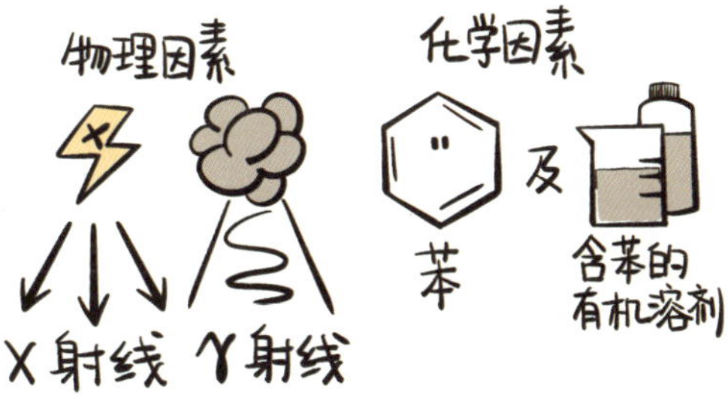

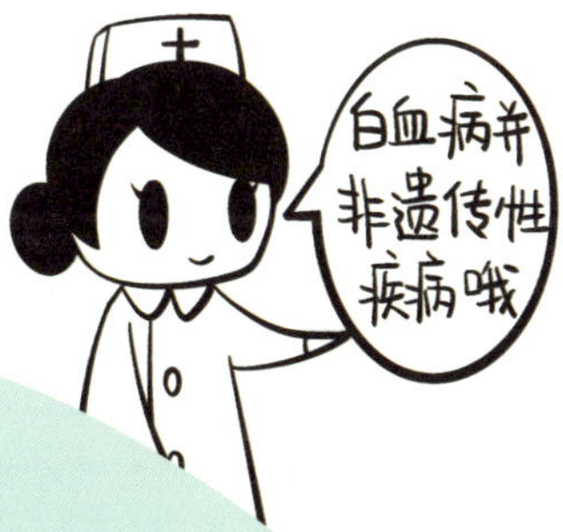

遗传因素：遗传因素对白血病有一定影响，但白血病并非遗传性疾病。

四、急性白血病的临床表现

正常骨髓造血功能受到抑制的表现：

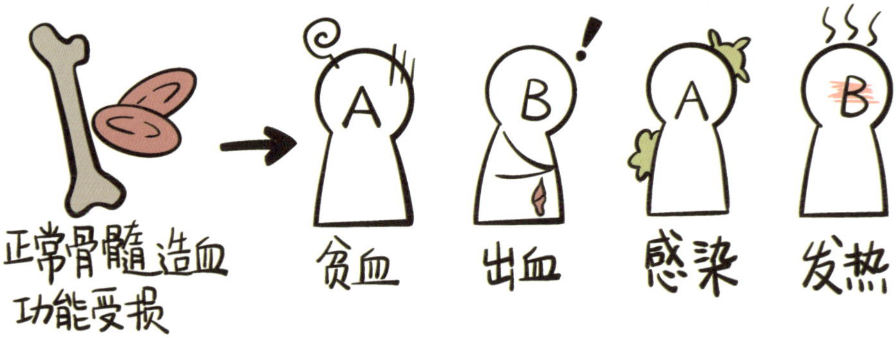

白血病细胞增殖浸润表现：

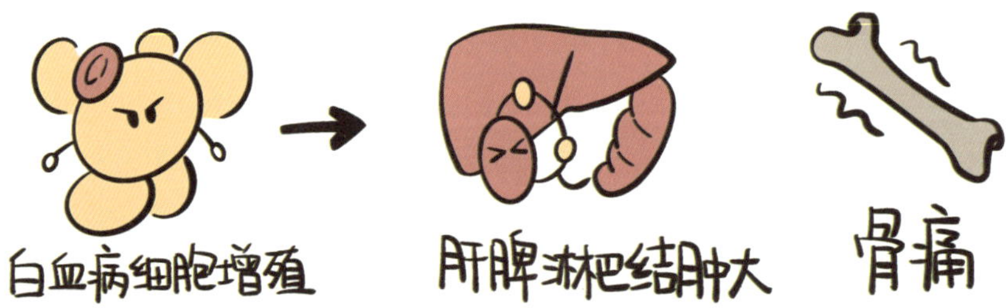

五、急性白血病的筛查方法

当患者出现发热、贫血、出血、骨痛、肝脾淋巴结肿大、体重减轻等症状时，应及时就诊，进行白血病筛查。

(一)筛查手段

1.血常规、血生化、出抗凝血检查。

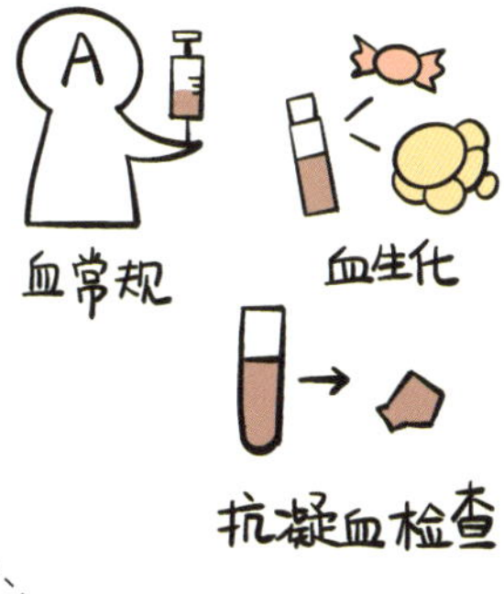

2. 骨髓细胞形态学检查(包括细胞形态学、细胞化学、组织病理学)。

3.免疫学检查。

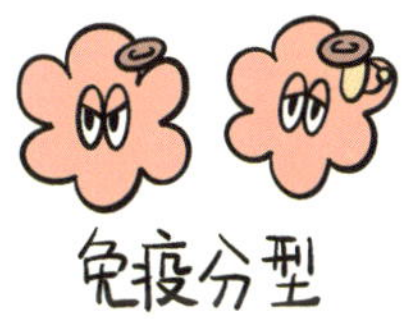

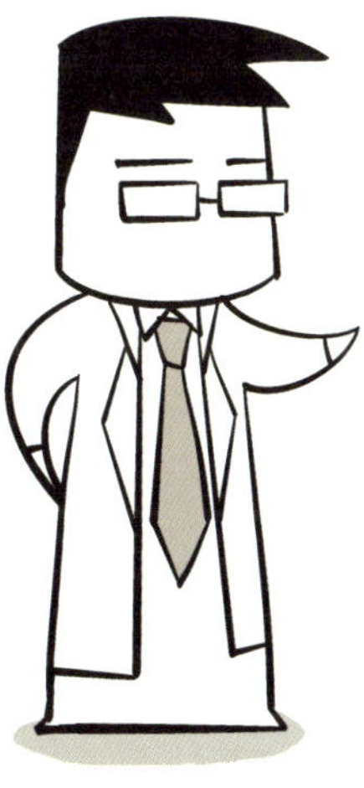

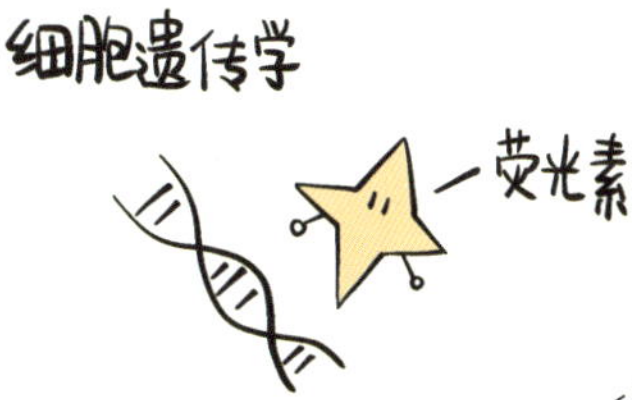

4.细胞遗传学。

5.分子遗传学。

（二）临床诊断标准

外周血或骨髓中原始细胞≥20%是诊断急性髓系白血病的必要条件。

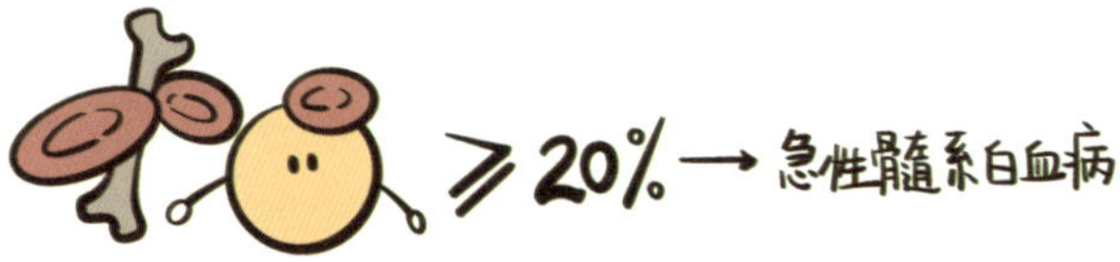

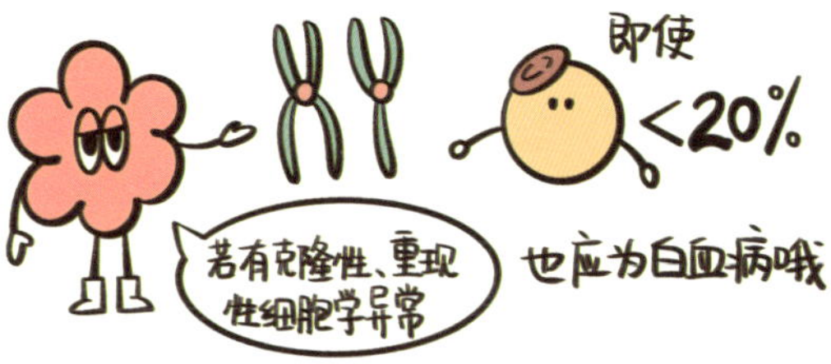

但当患者被证实有克隆性重现性细胞遗传学异常时，即使原始细胞<20%，也应诊断为急性髓系白血病。

六、急性髓系白血病的不良预后因素

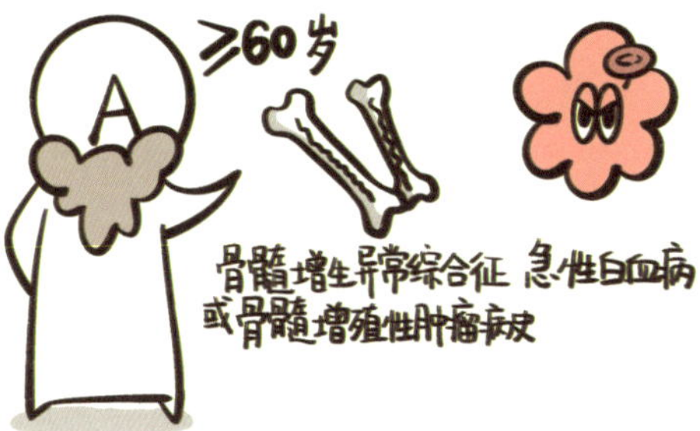

年龄≥60岁。

有骨髓增生异常综合征或骨髓增殖性肿瘤病史。

治疗相关性/继发性急性髓系白血病。

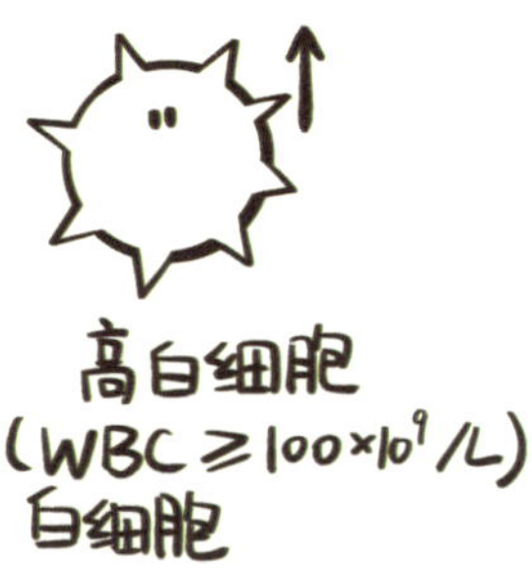

高白细胞（WBC≥100×10^9/L）。

合并中枢神经系统白血病。

合并髓外浸润（除外肝、脾、淋巴结受累）。

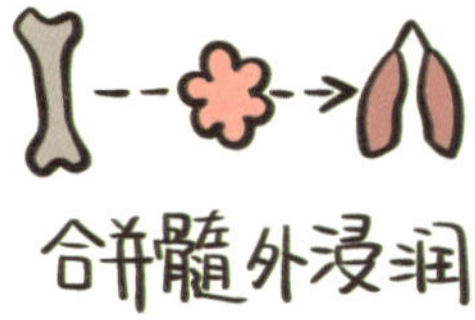

七、急性髓系白血病的治疗策略

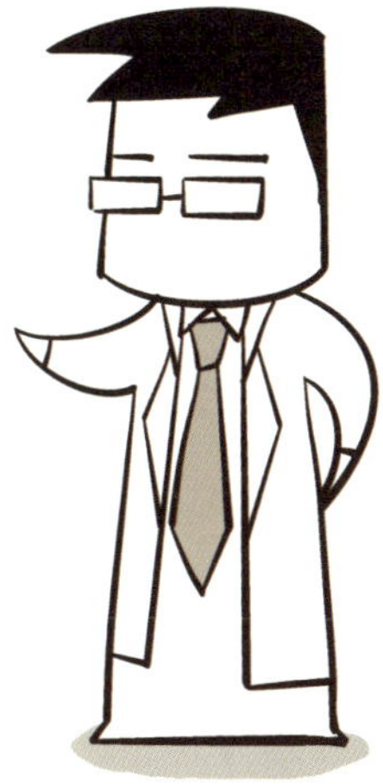

急性髓系白血病以化疗、造血干细胞移植及联合靶向治疗为主要治疗方法。

八、急性白血病的预后

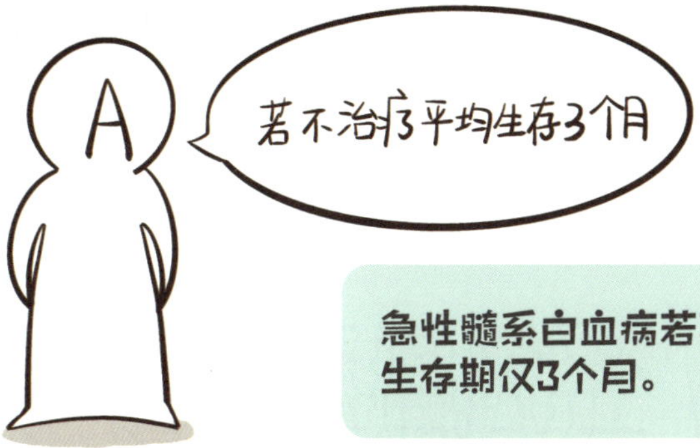
若不治疗平均生存3个月

急性髓系白血病若不经特殊治疗平均生存期仅3个月。

急性早幼粒细胞白血病若能避免早期死亡，则预后良好，经过现代治疗，不少患者可长期存活。

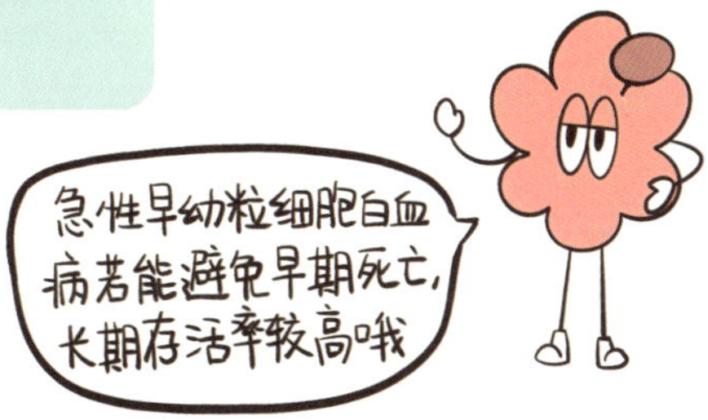
急性早幼粒细胞白血病若能避免早期死亡，长期存活率较高哦

（余敏、胡司晨）

15 子宫内膜癌

一、子宫内膜癌的流行病学

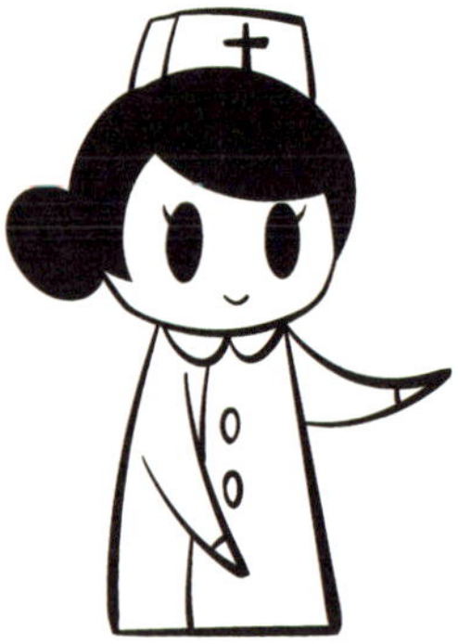

子宫内膜癌是发生于子宫内膜的上皮性恶性肿瘤。在中国，子宫内膜癌发病人数每年约为70000例，居女性生殖系统恶性肿瘤的第二位。

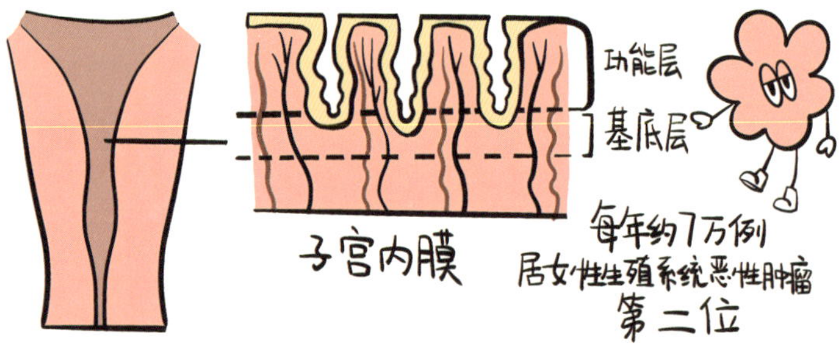

二、子宫内膜癌的危险因素

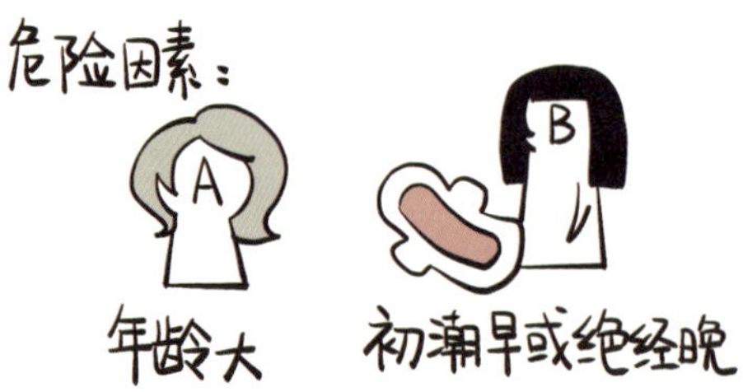

年龄：年龄越大，发病风险越大。

月经及孕育因素：初潮早与绝经晚是危险因素。

子宫内膜癌三联征：肥胖、高血压、糖尿病。

生活方式：吸烟、饮酒、高糖及高胆固醇饮食，增加发病风险。

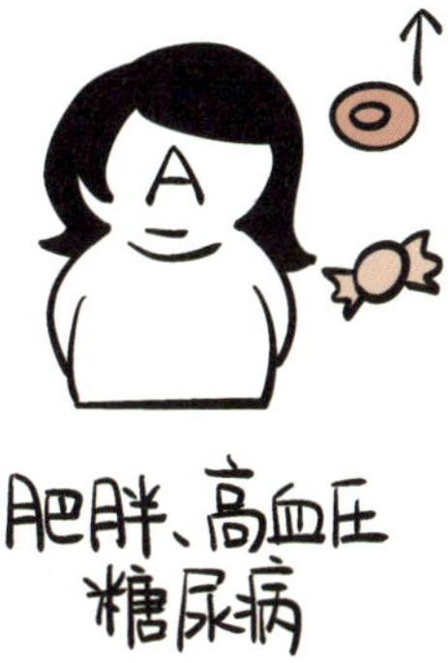

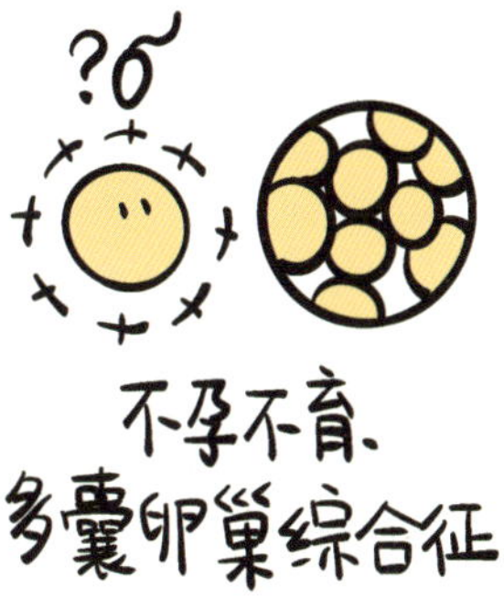

生殖内分泌失调性疾病：不孕不育、多囊卵巢综合征等。

外源性雌激素：口服避孕药、他莫昔芬等。

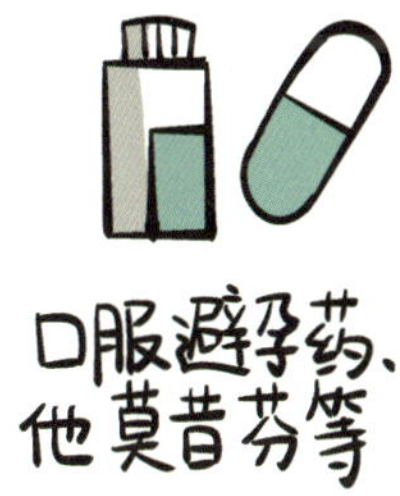

遗传因素：10%的患者与遗传因素有关。

卵巢肿瘤。

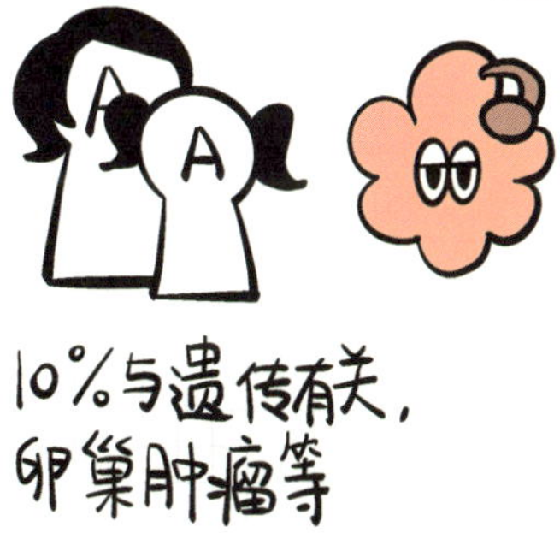

三、子宫内膜癌的临床表现

阴道流血

90%子宫内膜癌的主要症状为各种阴道流血。

1.绝经后阴道流血：绝经后阴道流血为子宫内膜癌患者的主要症状，90%以上的绝经后患者以阴道流血症状就诊。

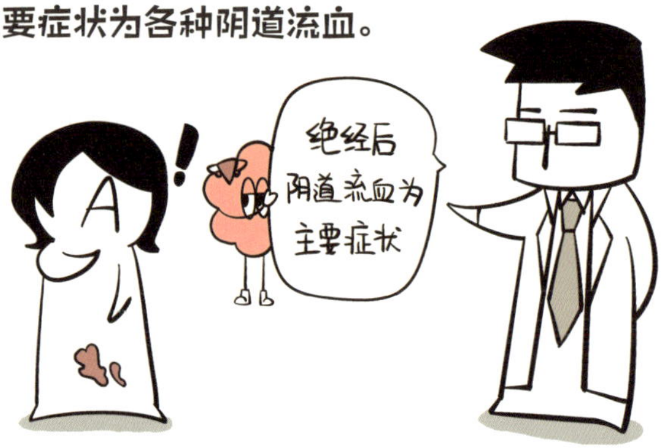
A
绝经后
阴道流血为
主要症状

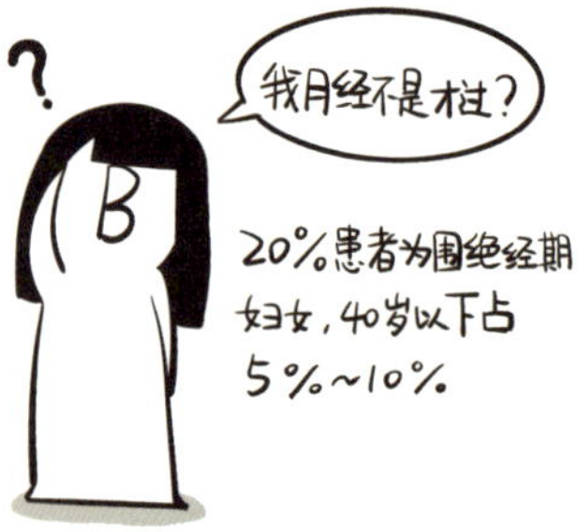
我月经不是才过?
B
20%患者为围绝经期
妇女，40岁以下占
5%~10%。

2. 月经紊乱：约 20% 的子宫内膜癌患者为围绝经期妇女，40 岁以下的年轻妇女仅占 5% ~ 10%。患者可表现为月经周期紊乱，月经淋漓不尽甚至阴道大量出血。

阴道异常排液

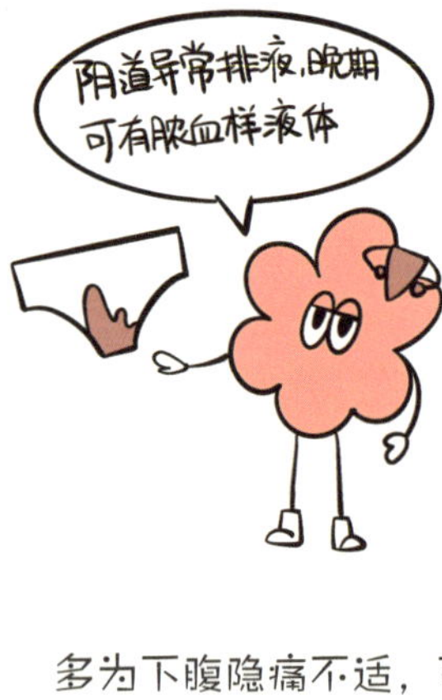
阴道异常排液，晚期
可有脓血样液体

早期可为少量浆液性或血性分泌物。晚期因肿瘤体积增大发生局部感染、坏死，排出恶臭的脓血样液体。

疼痛

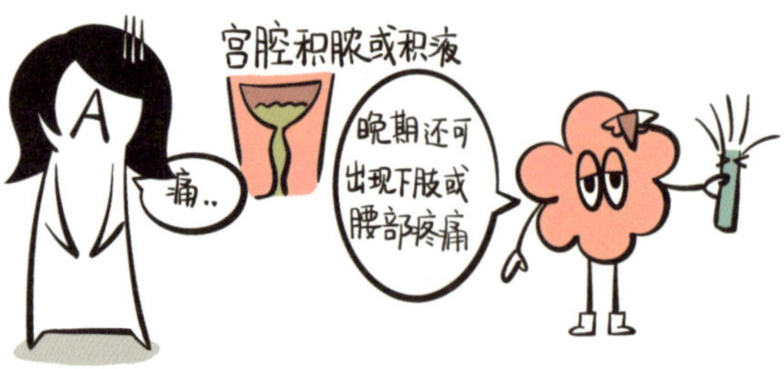
A
痛..
宫腔积脓或积液
晚期还可
出现下肢或
腰部疼痛

多为下腹隐痛不适，可由宫腔积脓或积液引起，晚期则因病变扩散至子宫旁组织韧带或压迫神经及器官，还可出现下肢或腰部疼痛。

其他

晚期患者可触及下腹部增大的子宫，可出现贫血、消瘦、发热、恶病质等全身衰竭表现。

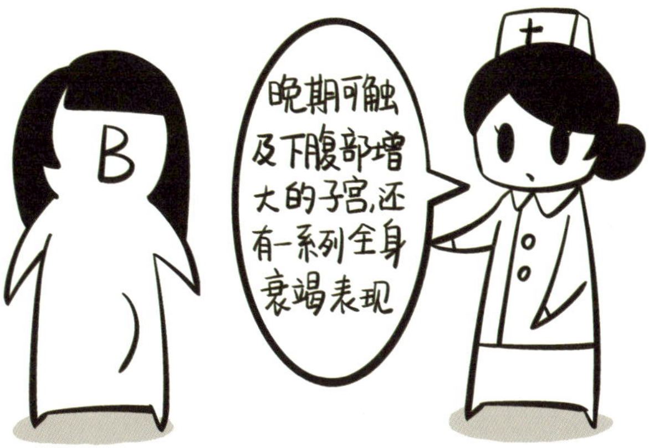
B
晚期可触及下腹部增大的子宫,还有一系列全身衰竭表现

四、子宫内膜癌的筛查策略

01 筛查手段

超声、肿瘤标志物（CA125）、盆腔CT、盆腔磁共振（MRI）、子宫内膜病理检查等是常见的筛查方法。

02 临床诊断标准

病理学诊断标准：子宫内膜的组织病理学检查及子宫外转移灶活检或手术切除组织标本，经病理组织学诊断为子宫内膜癌，此为金标准。

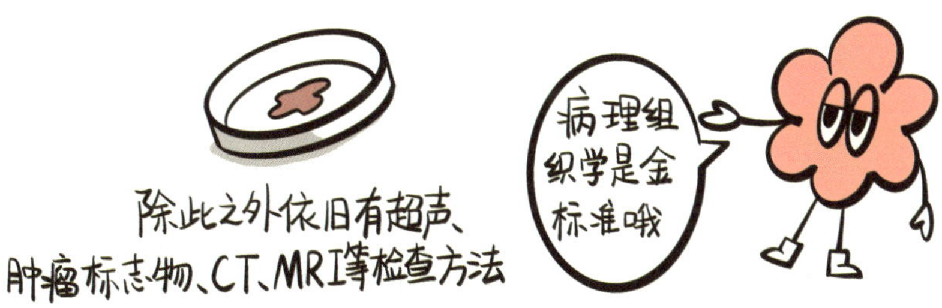
除此之外依旧有超声、肿瘤标志物、CT、MRI等检查方法
病理组织学是金标准哦

五、子宫内膜癌的治疗策略

01 手术治疗。

02 放射治疗。

对于不能手术的子宫内膜癌可行根治性放疗，包括体外放疗联合近距离放疗。放疗在子宫内膜癌中常为对术后患者的辅助治疗。

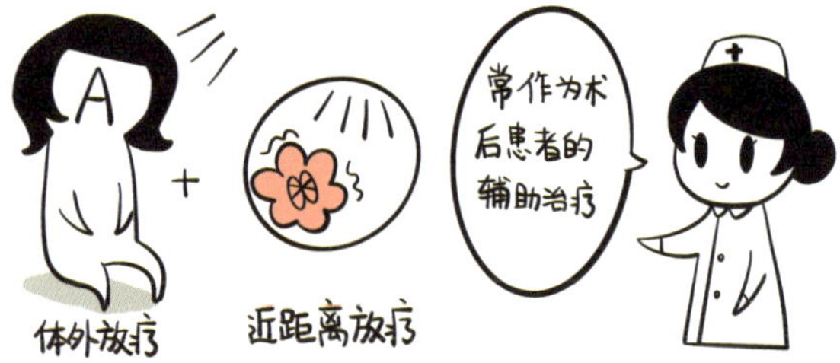

03 化学治疗。

主要应用于晚期或复发患者以及特殊病理类型患者。

04 激素治疗。

激素治疗仅用于分化较好的子宫内膜样腺癌，需保留生育功能的年轻早期子宫内膜癌患者及晚期、复发性或无法手术的患者。以高效药物、大剂量、长疗程为佳，对肿瘤分化良好、孕激素受体阳性者疗效较好，对远处复发者效果疗效优于盆腔复发者。治疗时间尚无统一标准，但至少应用6个月以上。

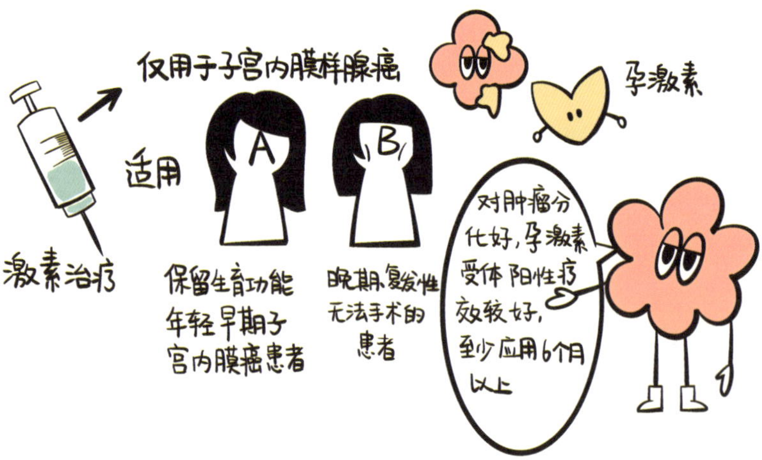

05 靶向治疗。

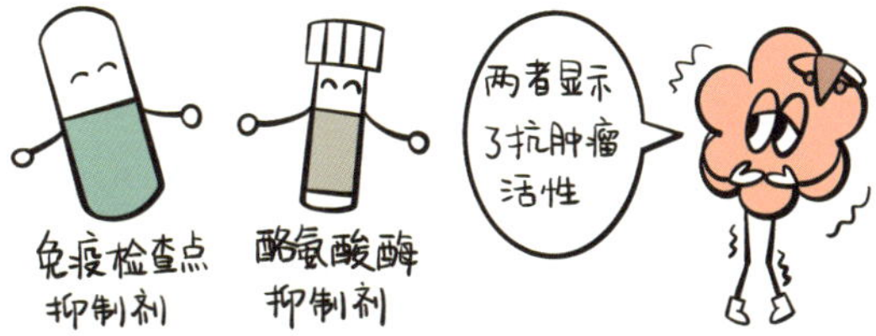

免疫检查点抑制剂及酪氨酸激酶抑制剂作为新型靶向治疗制剂，在基于分子标记物指导的子宫内膜癌二线治疗中显示了抗肿瘤活性。

06 综合治疗。

07 保留生育功能患者指征和方法。

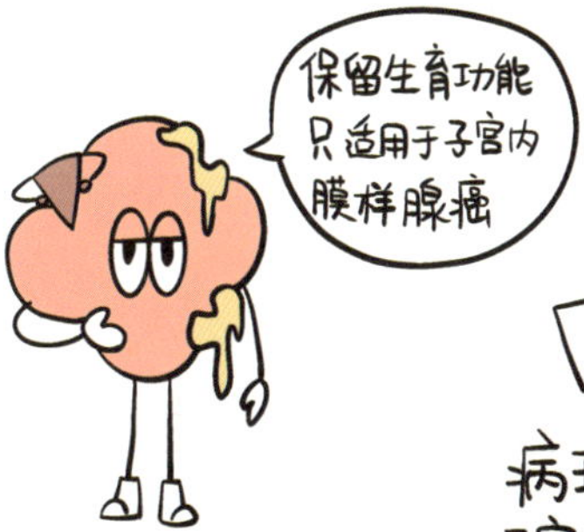

保留生育功能只适用于子宫内膜样腺癌。符合下列所有条件才能保留生育功能。

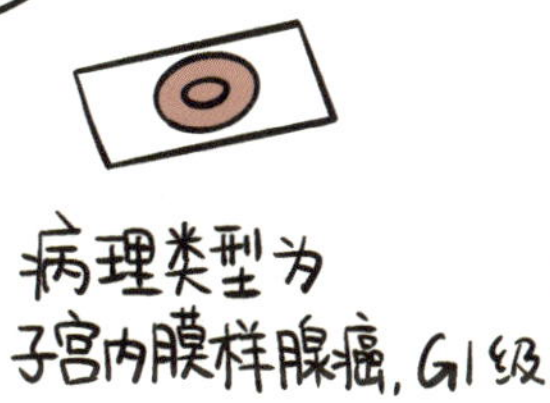

分段诊刮标本经病理专家核实病理类型为子宫内膜样腺癌，G1级。

MRI检查(首选)或经阴道超声检查发现病灶局限于子宫内膜。

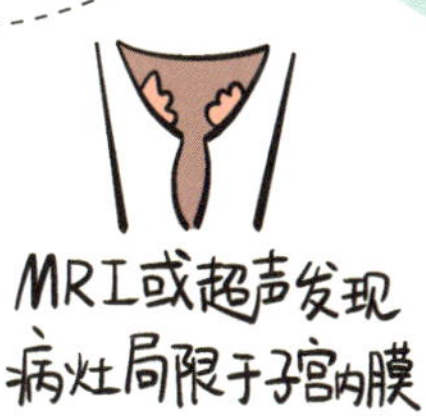

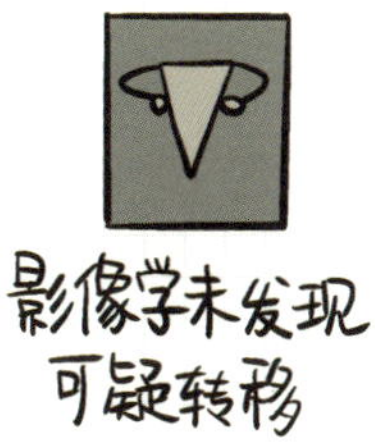

影像学检查未发现可疑的转移病灶。

无药物治疗或妊娠的禁忌证。

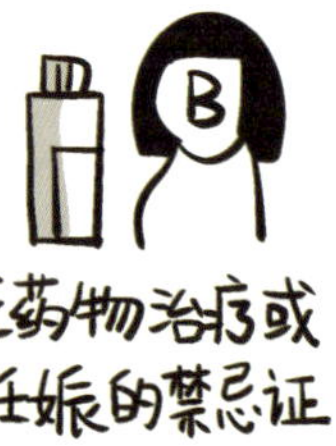

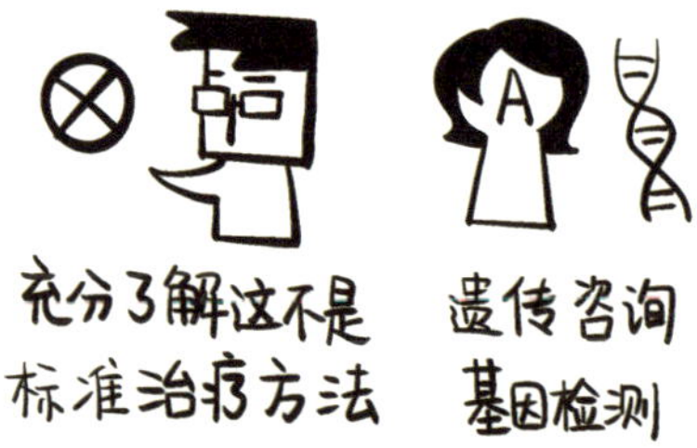

经充分解释，患者了解保留生育功能并非子宫内膜癌的标准治疗方式，并在治疗前咨询生殖专家。

对合适的患者进行遗传咨询或基因检测。

可选择甲地孕酮、醋酸甲羟孕酮和左炔诺孕酮,宫内缓释系统治疗。

治疗期间每 3 ～ 6 个月分段诊刮或取子宫内膜活检，若子宫内膜癌持续存在 6 ～ 12 个月，则行全子宫 + 双附件切除 + 手术病理分期，术前可考虑行 MRI 检查。

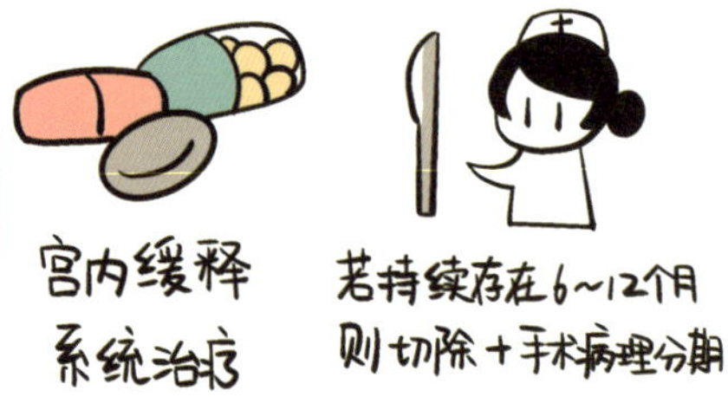

完成生育后或子宫内膜取样发现疾病进展，即行全子宫+双附件切除+手术病理分期。

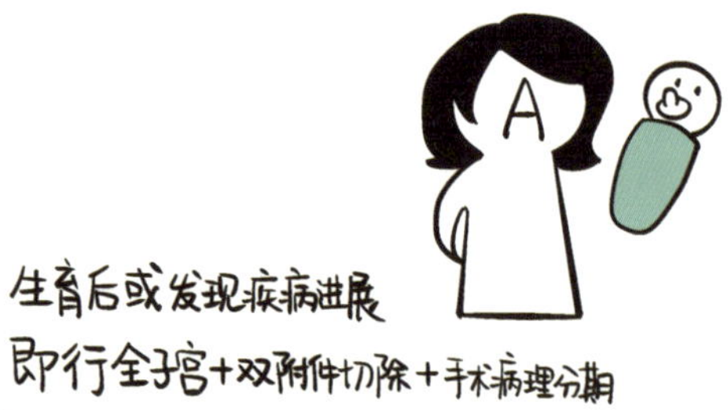

六、子宫内膜癌的预后

（一）子宫内膜癌的5年生存率：如图。

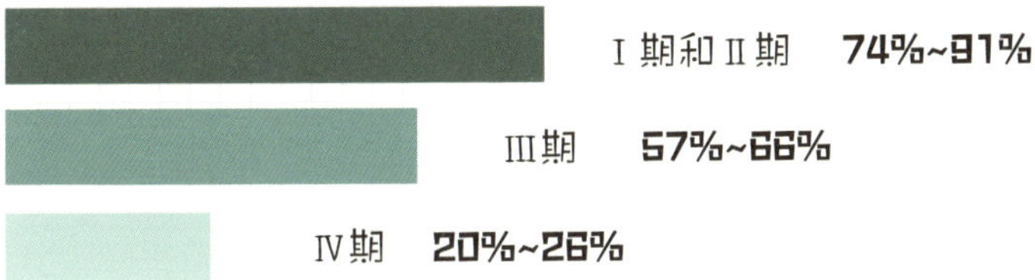

（二）淋巴结转移患者的5年生存率：如图。

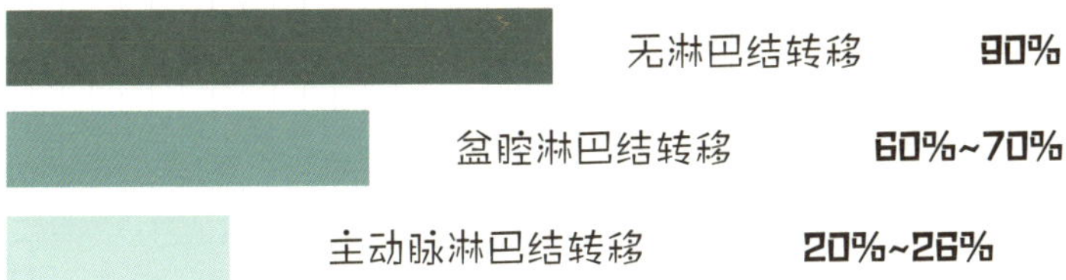

（曾娜、童利）

16 肾癌

一、肾癌的流行病学

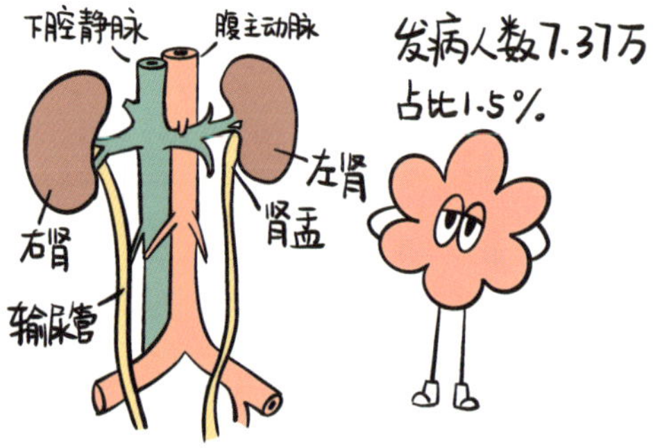

2022年中国肾癌发病人数为7.37万，在所有恶性肿瘤新发病例中占比 1.5%。

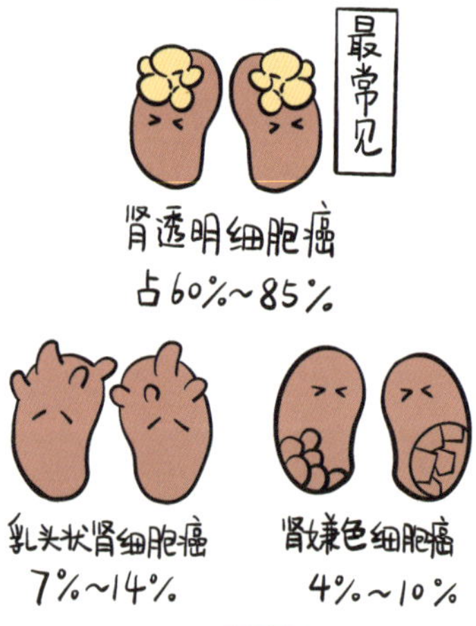

肾透明细胞癌在肾癌中最常见，占 60% ~ 85%；乳头状肾细胞癌占 7%~14%；肾嫌色细胞癌占 4% ~ 10%。

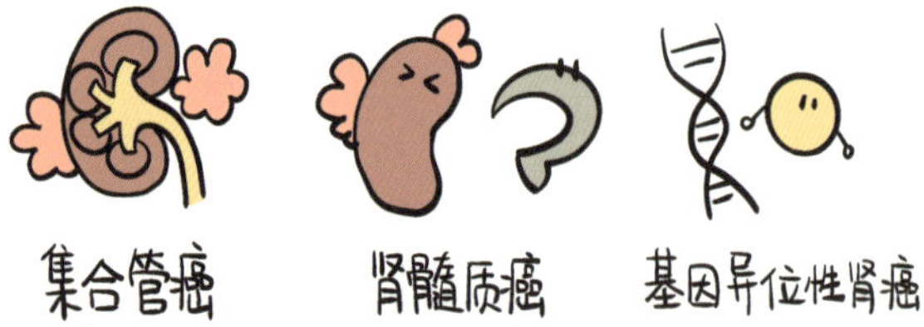

此外还有集合管癌、肾髓质癌、基因异位性肾癌等一些少见的肾癌。

二、肾癌的危险因素

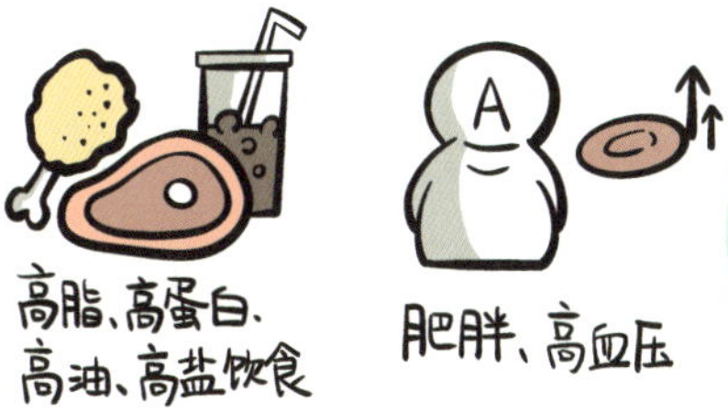

生活方式因素

- 吸烟。
- 遗传因素。
- 高脂肪、高蛋白、高油、高盐的饮食。
- 肥胖和高血压。

职业因素

长期接触金属的工人、印刷工人、焦炭工人、干洗业和石油化工产品工人，肾癌的发病率和死亡率增加。

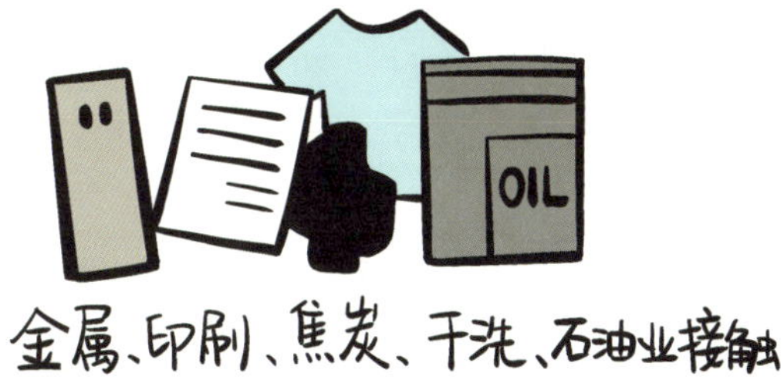

三、肾癌的发病机制

正常情况下，肾细胞遵循着严格的生长和分裂规律。然而，一旦受到诸如基因突变、吸烟暴露产生的有害物质、长期肥胖导致的慢性炎症反应、高血压等因素影响，它们可能会失去原有的调控机制，开始无节制地增殖，逐渐聚集成团，形成肿瘤组织。

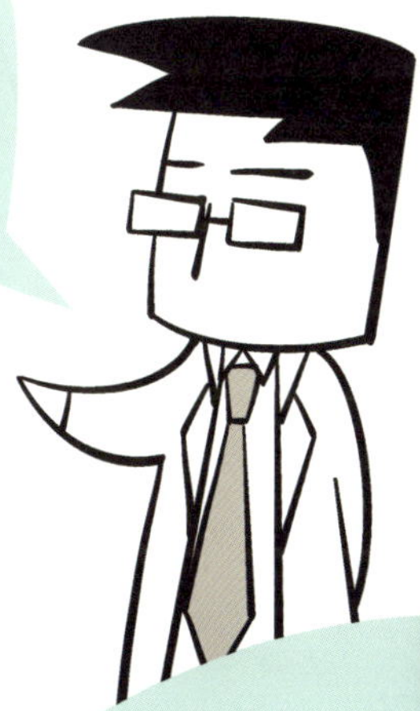

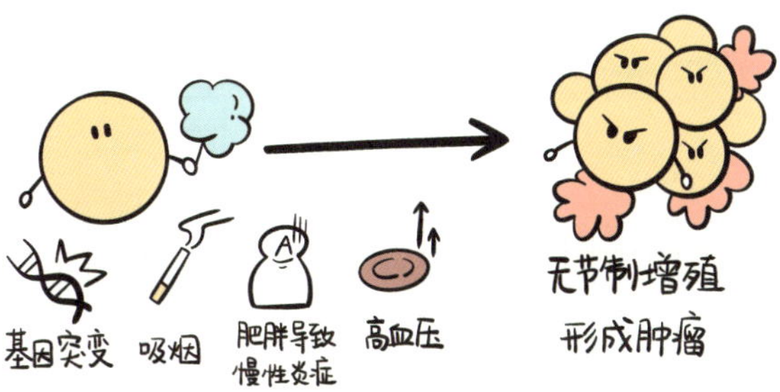

四、肾癌的临床表现

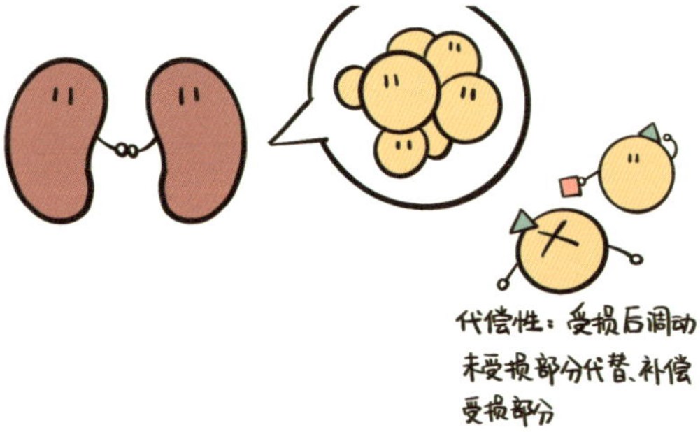

人体两侧的肾脏由数百万个肾单位构成，代偿性非常强大。

当处于肾脏疾病的初期，人们很难觉察到有早期症状，等到出现明显不适时（如出现血尿、腰痛和腰腹部肿块等“三联症”时）才去就诊，病程往往已经进展到中晚期。

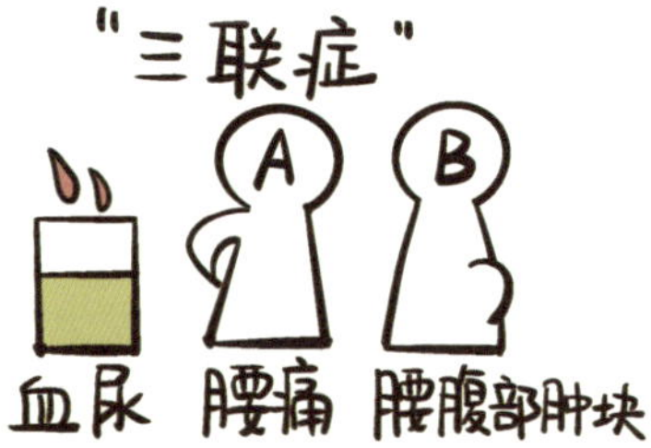

目前临床上40%以上的肾癌是体检或其他原因检查而发现的，并没有明显症状，这些患者大部分为早期病变，预后良好。因此，定期体检很重要。

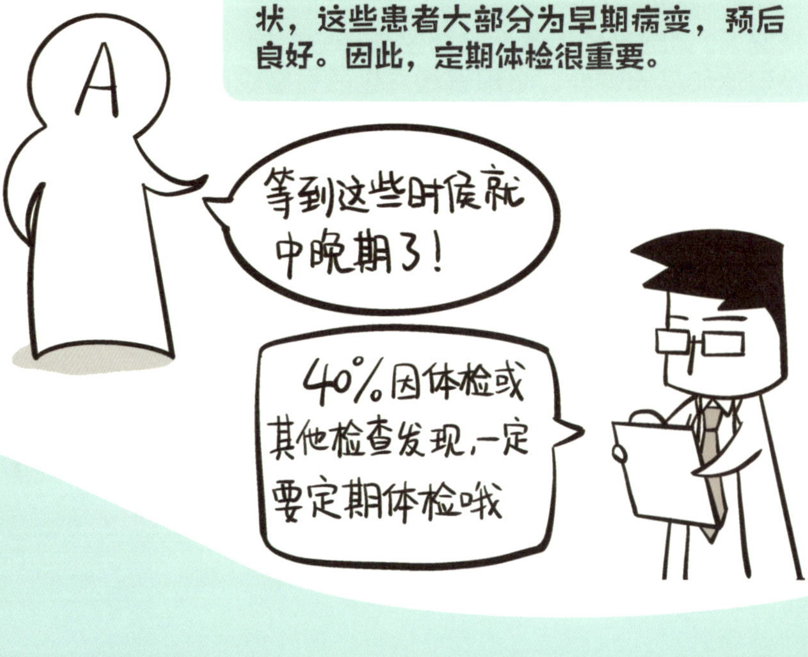

五、肾癌的筛查方法

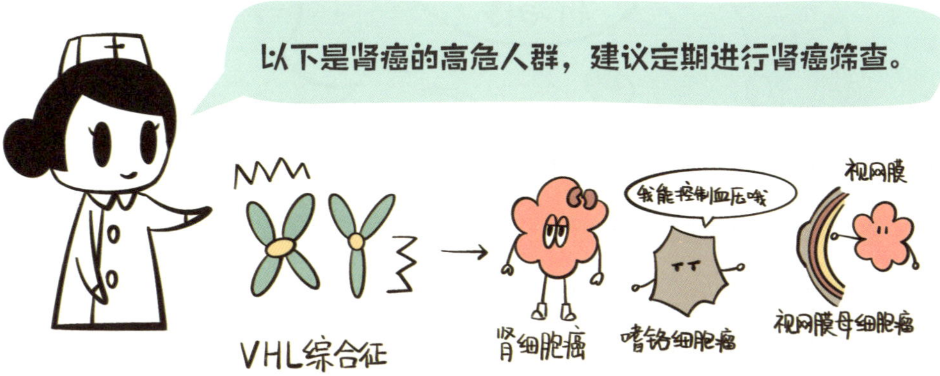

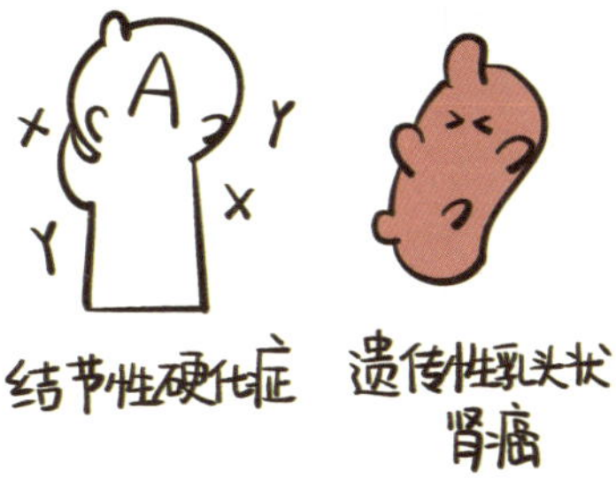

1.VHL综合征（VHL基因突变，一种相对罕见的常染色体显性遗传病，主要表现包括肾细胞癌、嗜铬细胞瘤、视网膜母细胞瘤等）、结节性硬化症（TSC1/2突变）、遗传性乳头状肾癌（MET基因突变）等遗传性肿瘤患者。

对于存在肾癌家族史、多发肿瘤病史或家族中存在多发肿瘤病史的人，也推荐积极筛查。对于年轻、双侧肾癌、合并其他肿瘤的肾癌患者应积极筛查是否存在遗传异常。

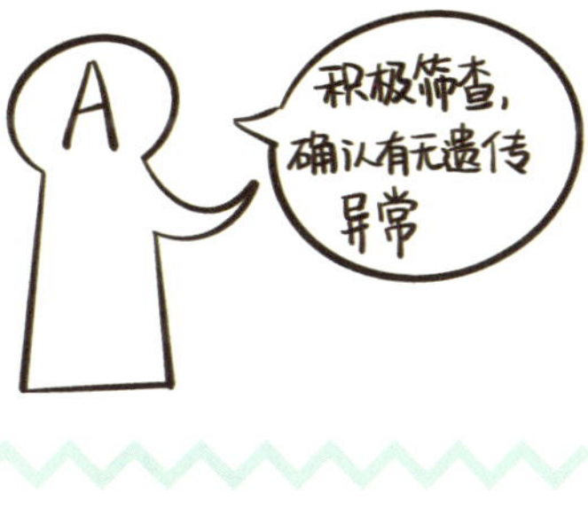

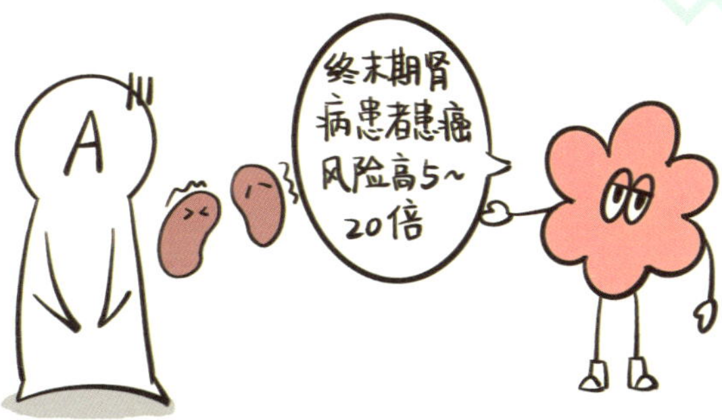

2.终末期肾病患者。这类患者患肾癌的风险为普通人的5～20倍。

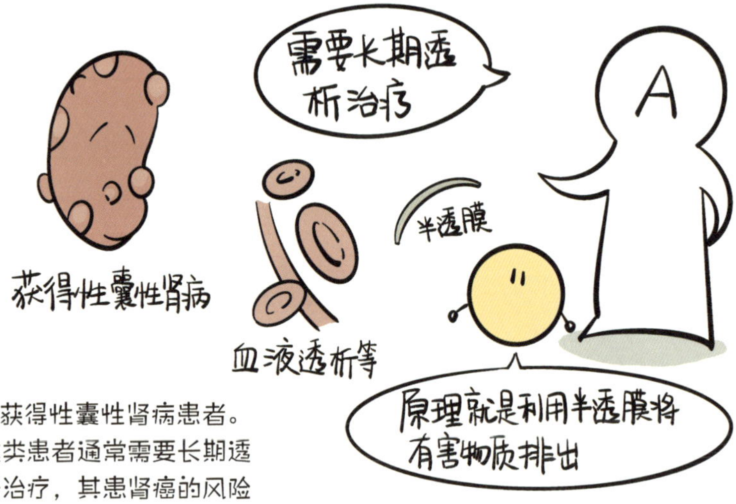

3.获得性囊性肾病患者。这类患者通常需要长期透析治疗，其患肾癌的风险和透析时间成正比。

4.肾移植患者。这类患者发生肾癌的风险比普通人群高10～100倍，肿瘤可发生在原肾或移植肾上。

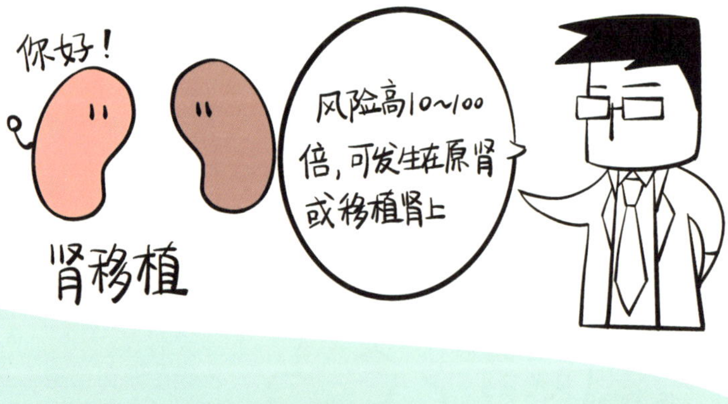

5.对于存在肾癌发病危险因素（如吸烟、肥胖、高血压等）的人群，尤其是男性，应积极进行肾癌筛查。

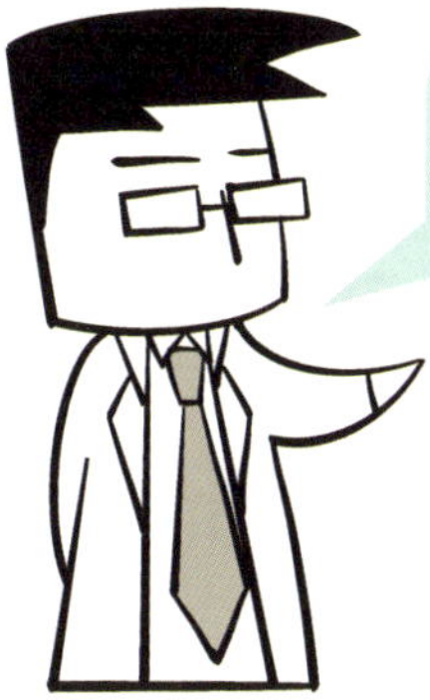
肾癌的临床诊断主要依靠影像学检查，
确诊则需病理学检查。

1.尿常规检查：肾癌患者出现血尿（包括肉眼血尿和显微镜下血尿）的概率为35%。由于该检测简便易行，且为临床常规检查，因此推荐筛查时一并完善。如尿常规提示血尿，需考虑肾癌的可能。

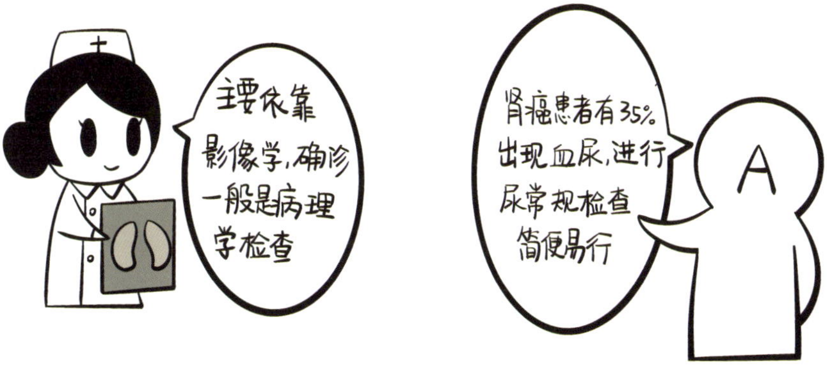

2.肾脏超声为发现早期肾癌最简便易行的检查，适宜人群筛查。

3.确诊则需病理学检查。

六、肾癌的治疗策略

（一）手术治疗

根治性肾切除术（切除包括肿瘤在内的整个肾脏和肾周围组织如脂肪、部分输尿管等）和肾部分切除术。

（二）非手术疗法

小体积肾癌或身体无法耐受手术患者可通过非手术疗法进行治疗。

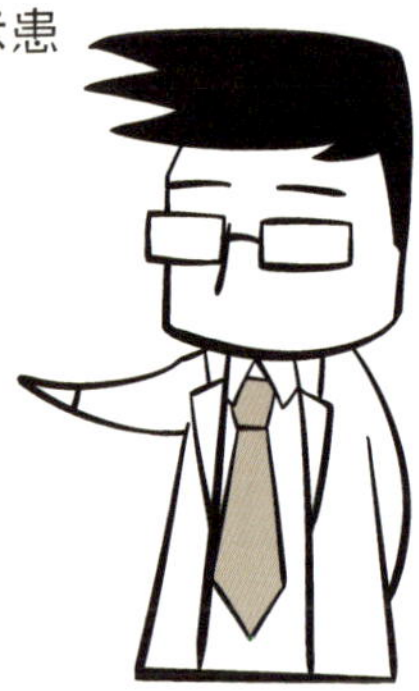

1.冷冻消融。在B超或腔镜引导下，将特殊的空心针经皮插入肾肿瘤内部，通过快速降温破坏癌细胞，引起细胞坏死或凋亡。

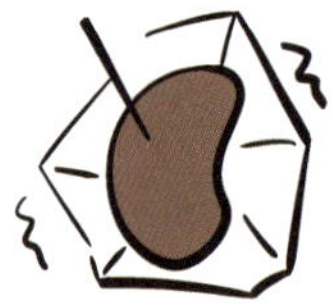

冷冻消融

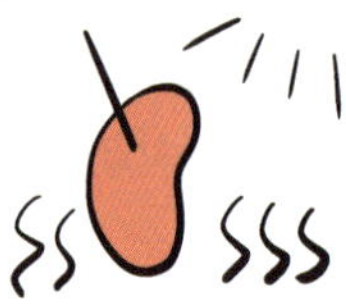

射频消融

2.射频消融。在B超或腔镜引导下，将电极经皮肤插入肾肿瘤内部，通过射频高能量产生高温，导致细胞变性、坏死。

3.药物治疗

药物治疗可用于：转移性或晚期肾癌；无法手术治疗患者；肾癌术后复发患者；局部进展期患者术后辅助治疗。

（1）靶向药物治疗。它通过阻断肿瘤血管生成和细胞增殖，从而抑制肿瘤生长，达到治疗目的。

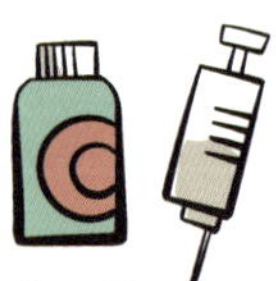

靶向药物治疗

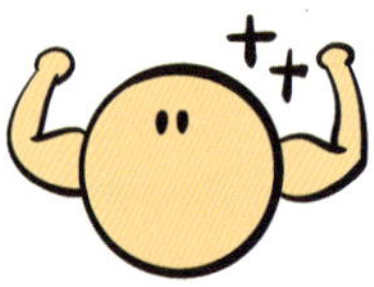

免疫治疗

（2）免疫治疗。免疫治疗增强人体免疫系统后，有助于有效地识别和杀灭癌细胞。免疫治疗可以作为一种单独治疗或与靶向药物联合治疗。

七、肾癌的预后

肾癌预后与TNM分期密切相关，预计5年生存率：I期96%，II期82%，III期64%，IV期23%。

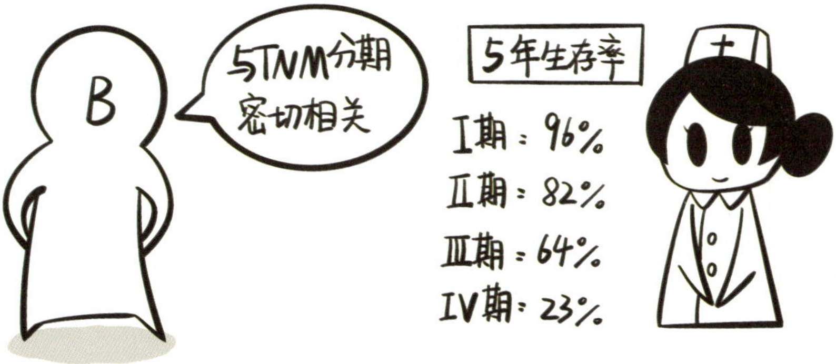

（杨华安、李丽娜）

17 口腔癌

一、口腔癌的流行病学

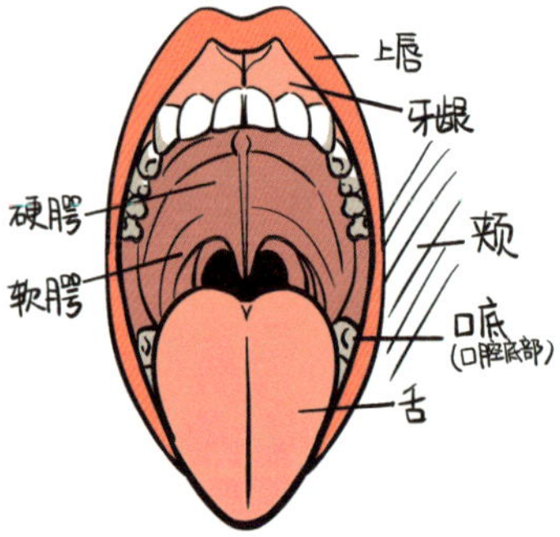

口腔癌是指发生在口腔部位，包括唇、舌、颊、牙龈、软硬腭、口底等部位的恶性肿瘤，病理类型以鳞状细胞癌为主。

口腔癌占所有恶性肿瘤新发病例的6.51%。主要发生于中老年人，男性多于女性。

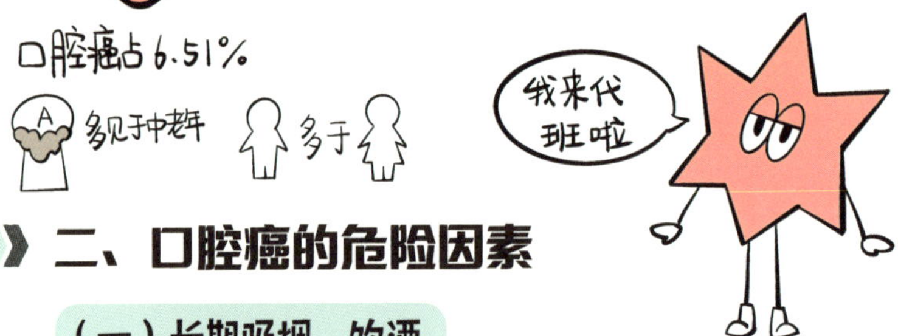

二、口腔癌的危险因素

（一）长期吸烟、饮酒

吸烟是导致40岁以下人群罹患口腔癌的罪魁祸首。饮酒与口腔癌的发生呈正相关；酒精与口底黏膜长期反复接触，可造成口底黏膜的化学性灼伤，并促进癌变。

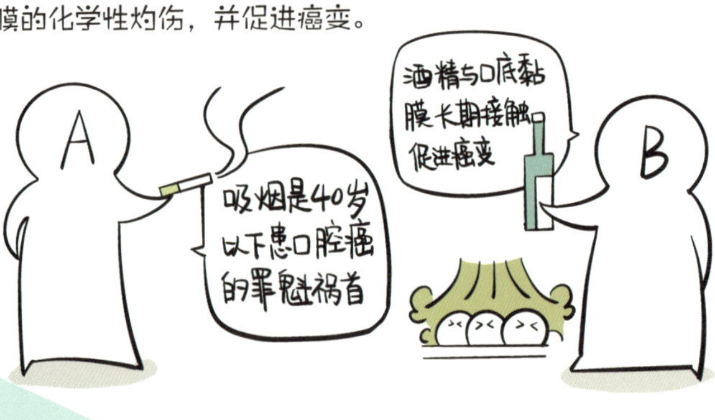

（二）长期大量食用槟榔

槟榔容易诱发口腔癌，主要与其含有的化学物质经咀嚼后形成亚硝基有关，而且槟榔质硬，容易造成口腔黏膜的机械创伤和慢性炎症。

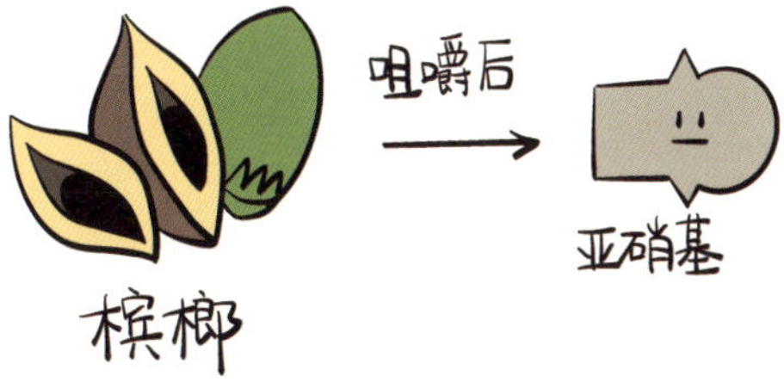

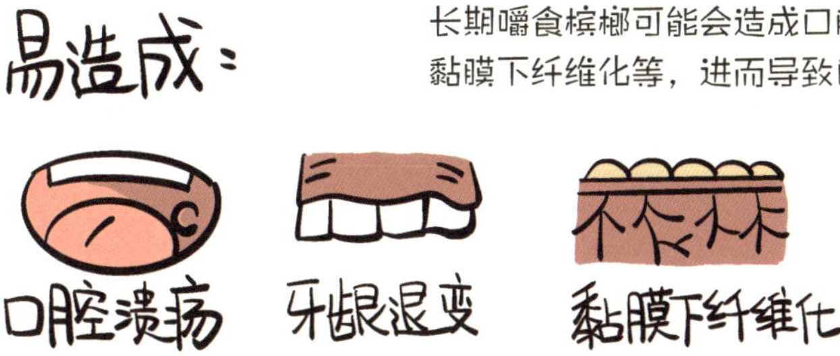

长期嚼食槟榔可能会造成口腔溃疡、牙龈退变、黏膜下纤维化等，进而导致口腔癌变。

（三）病毒感染

有研究认为人乳头瘤病毒（HPV），尤其是高危型HPV16和HPV18等亚型与部分癌前病变和口咽癌的发生有关。除HPV外，有研究发现，接近1/4的梅毒患者患有口腔癌。

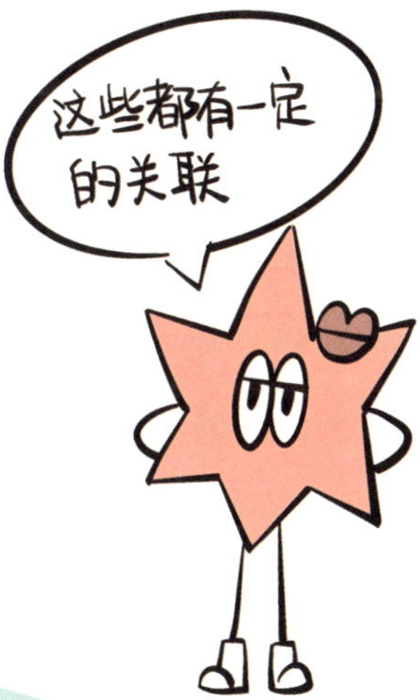

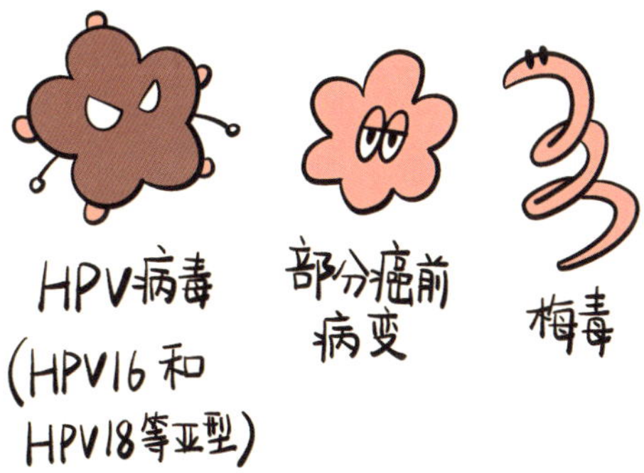

（四）异物长期刺激、长期未愈的口腔溃疡

牙齿残根或锐利的牙尖、不合适的假牙长期刺激口腔黏膜，产生慢性溃疡乃至癌变。口腔黏膜溃疡一般在 2 周内能愈合，如因各种原因出现口腔溃疡长期不愈，需要及时就诊。

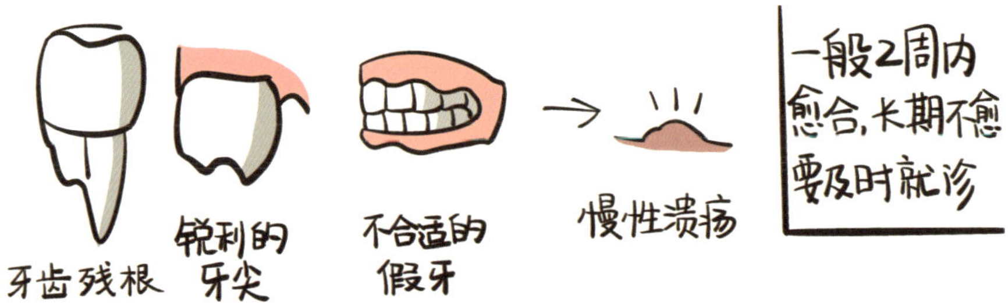

（五）口腔卫生差

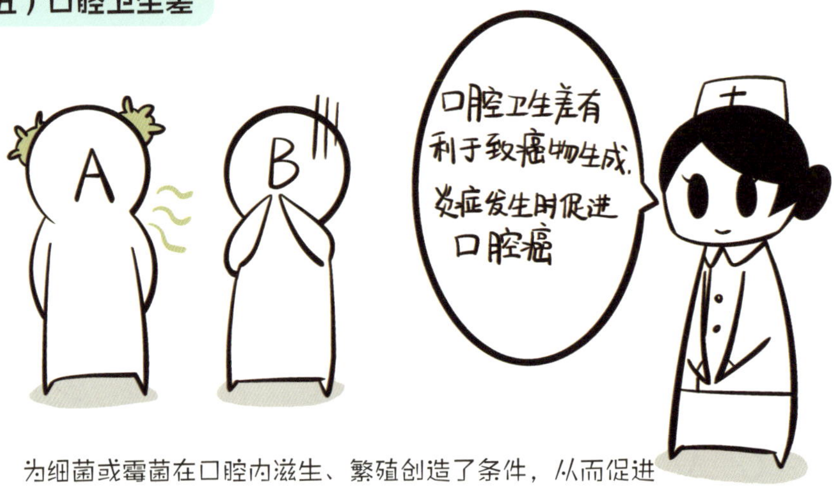
A
B
口腔卫生差有利于致癌物生成，炎症发生时促进口腔癌

为细菌或霉菌在口腔内滋生、繁殖创造了条件，从而促进亚硝胺（强致癌物）及其前体的形成。当口腔炎症发生时，一些细胞处于增生状态，对致癌物更敏感，可能促进口腔癌发生。

（六）营养不良

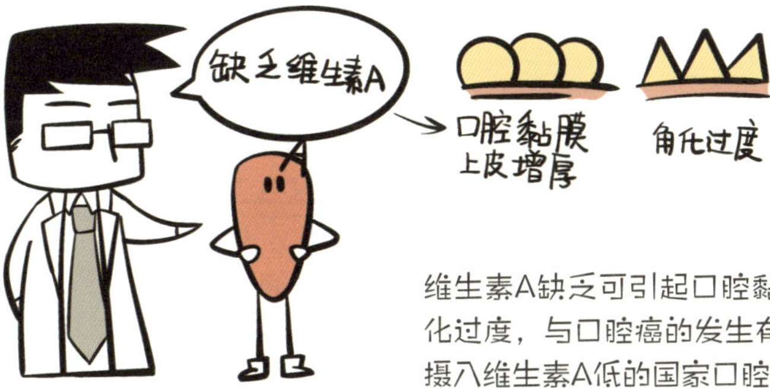

维生素A缺乏可引起口腔黏膜上皮增厚、角化过度，与口腔癌的发生有关。有研究显示摄入维生素A低的国家口腔癌发病率高。

微量元素摄入不足如食物含锌量低，锌缺乏可能导致黏膜上皮损伤，为口腔癌的发生创造了有利条件。

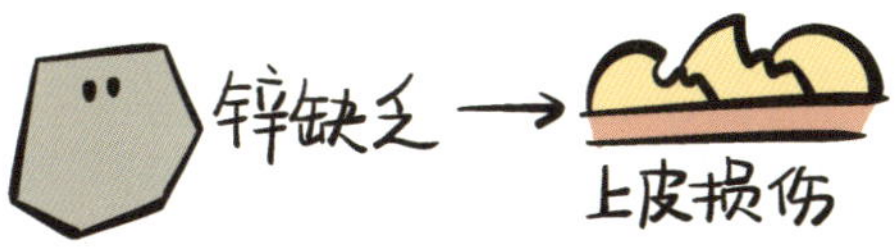

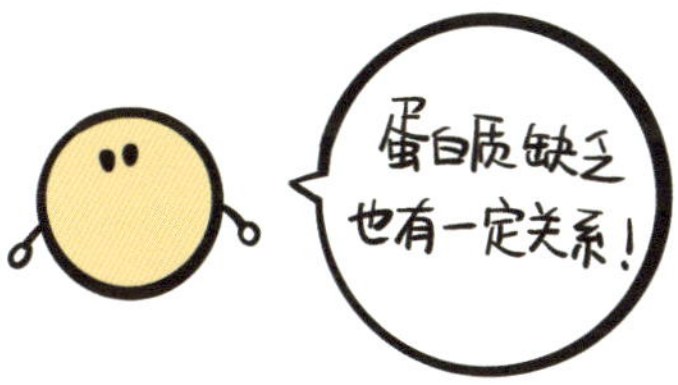

蛋白质缺乏，总蛋白和动物蛋白摄取量不足可能与口腔癌有关。

（七）其他危险因素

遗传因素、环境因素、激素、免疫水平变化和其他系统性疾病等。

三、口腔癌的发病机制

在上述危险因素及致癌因子的作用下，口腔黏膜发生变异，长期不愈的溃疡、黏膜下纤维性变、口腔扁平苔藓、口腔黏膜白斑、口腔黏膜红斑等癌前病变进一步发展，最终可发展为口腔癌。

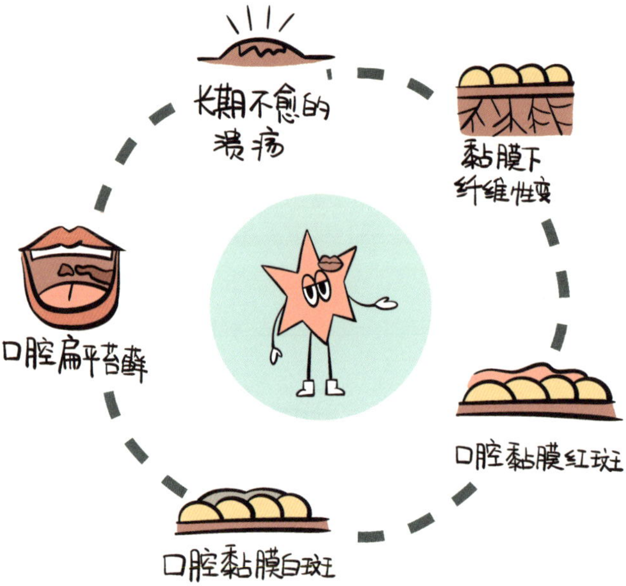

四、口腔癌的临床表现

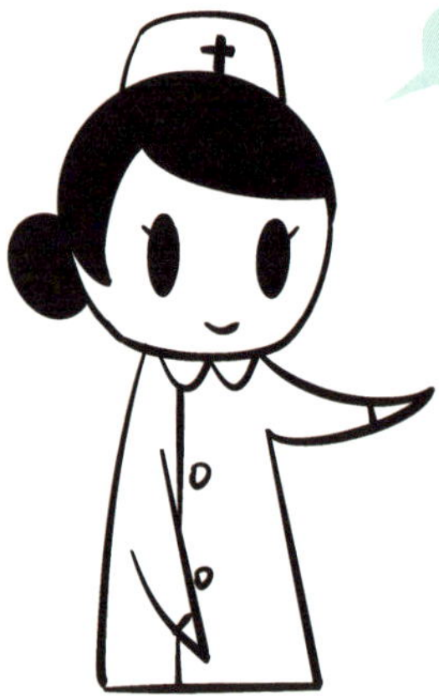

常见表现：溃疡、疼痛、肿块、功能障碍。

01 有肿块、结节出现。

02 有白色、平滑或鳞状斑块状出现。

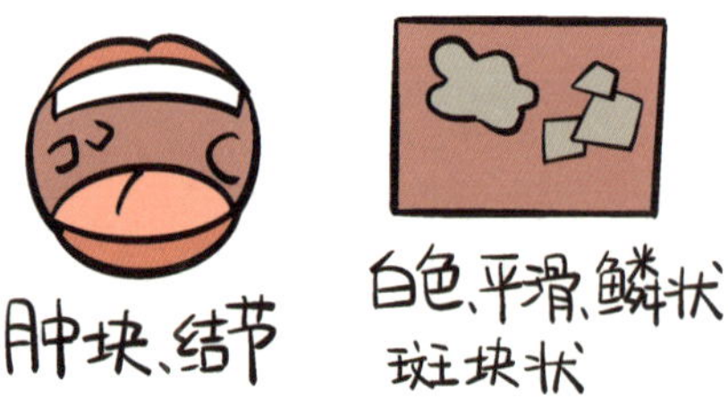

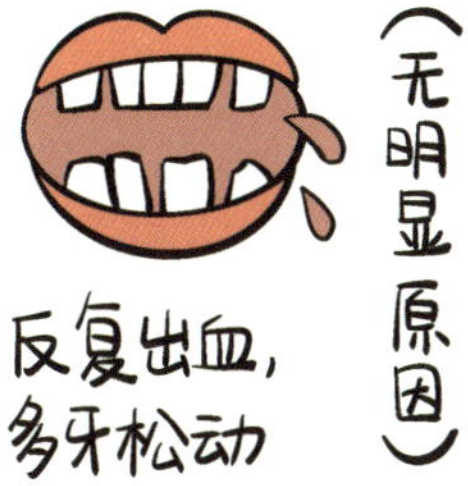

03 有红色斑块、溃疡、炎症等症状，且较长时间不能痊愈者。

04 口腔中无明显原因的反复出血、无征兆的多牙松动。

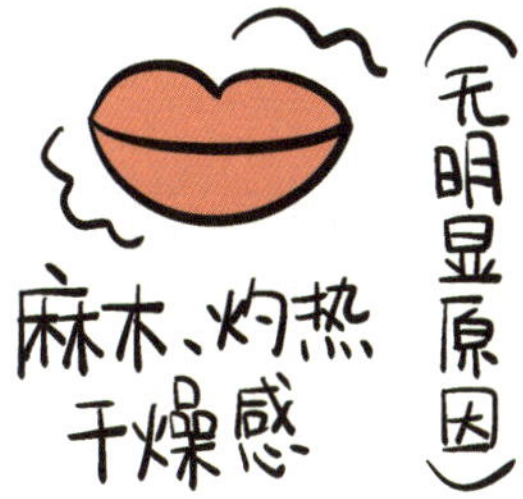

05 口腔中无明显原因的麻木、灼热或干燥感。

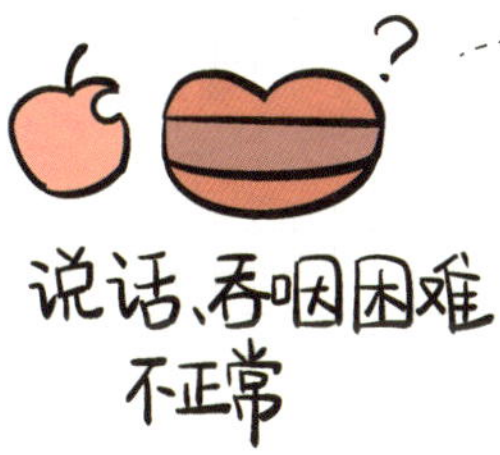

06 说话或吞咽时发生困难或不正常。

五、口腔癌的筛查方法

（一）筛查方法

1.实验室检查： 肿瘤标志物、血生化免疫学检验等。

2.病理学检查： 是口腔癌诊断的金标准。

3.影像学检查： 包括X线、超声检查、CT、MRI、放射性核素扫描、DSA、PET-CT等，主要用于明确肿瘤的位置、大小、范围，初步判断肿瘤的性质。

（二）鉴别诊断（非癌性溃疡）

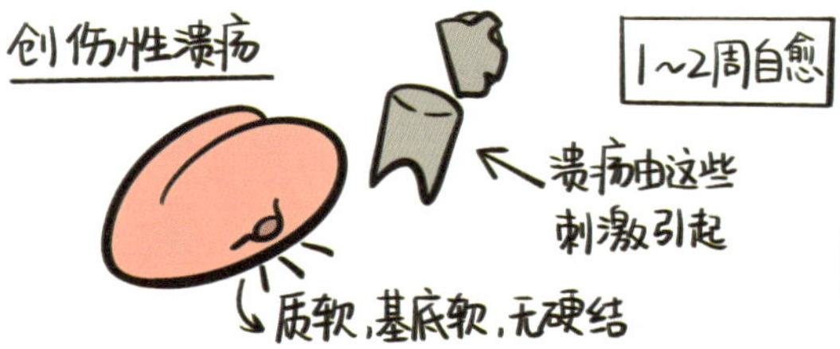

1.创伤性溃疡

此溃疡常发生于舌侧缘，与溃疡相对应处总有锐利牙尖、牙残根或不规则的牙修复体，说明溃疡是由上述刺激物引起。溃疡质软，基底软，无硬结。消除上述刺激物1～2周后溃疡即可自愈。

2.结核性溃疡

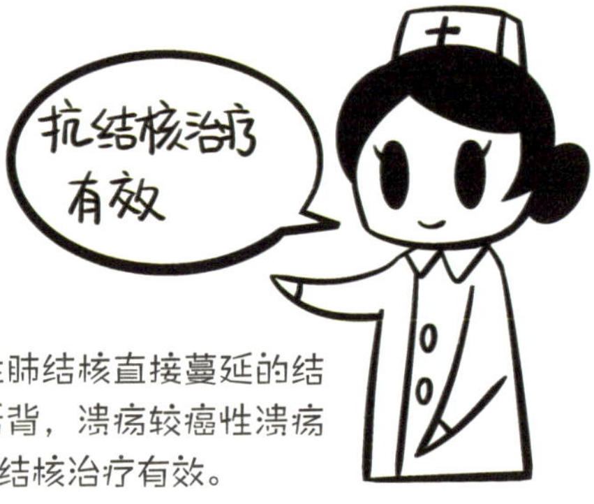

几乎均为继发性，大多为开放性肺结核直接蔓延的结果，常发生于软腭、颊黏膜及舌背，溃疡较癌性溃疡浅，溃疡基底软无浸润硬结，抗结核治疗有效。

结核性溃疡

影像学检查及组织活检可准确鉴别并诊断。

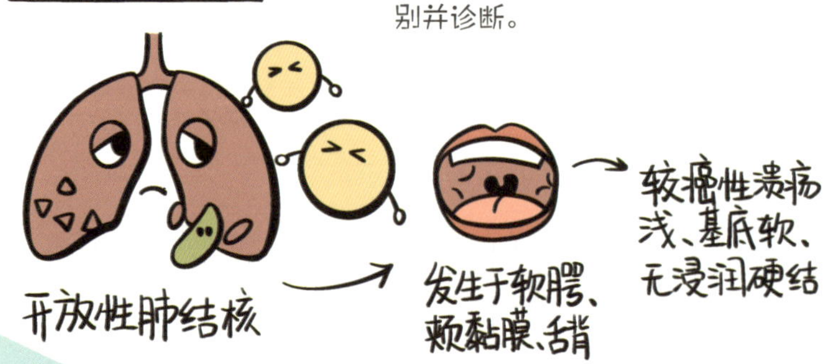

六、口腔癌的治疗策略

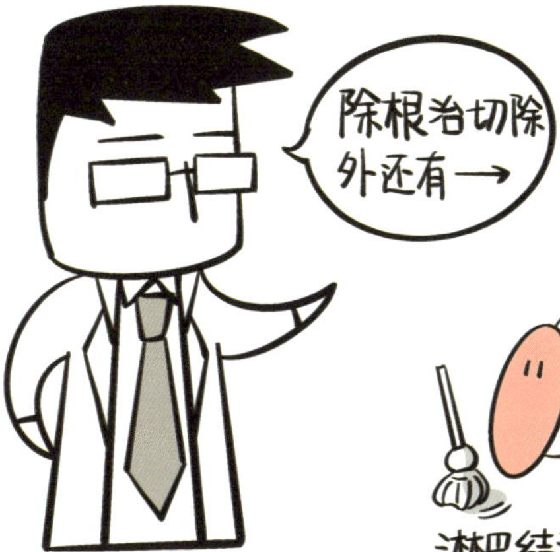

以手术根治性切除为主的综合治疗原则。手术治疗包括根治切除术、淋巴结清扫术、组织缺损修复术。

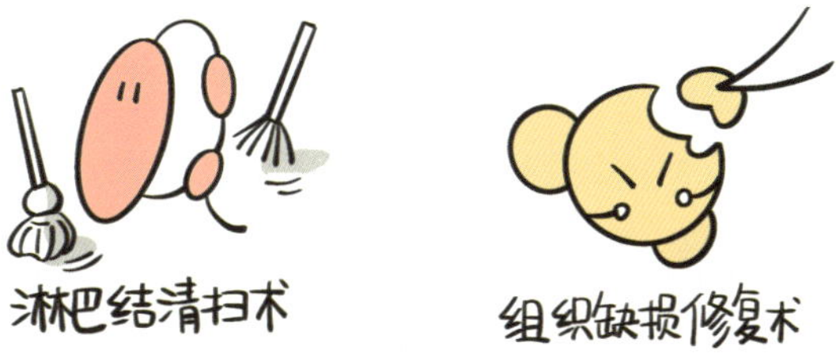

其他治疗方式包括放疗、化疗、免疫治疗、基因或靶向治疗、中医治疗、冷冻治疗、加热疗法、激光治疗、介入化疗等。

七、口腔癌的预后

早期口腔癌5年生存率为90%，中期口腔癌为60%，晚期仅有24%。

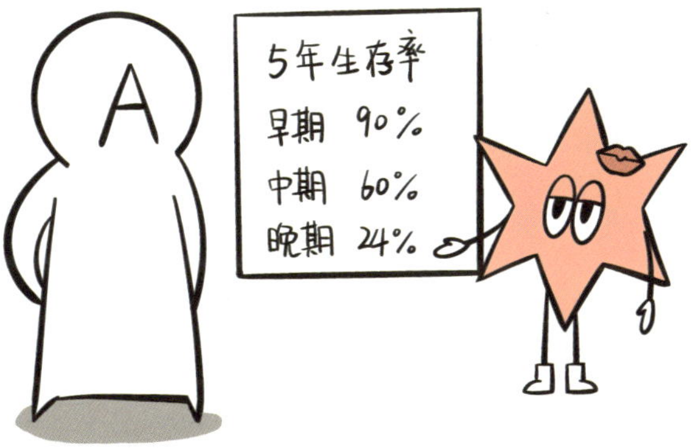

（李玥、陈小苕）

18 卵巢癌

一、卵巢癌的流行病学

中国每年发生卵巢癌约6万例，死亡3万例以上，病死率居妇科之首。

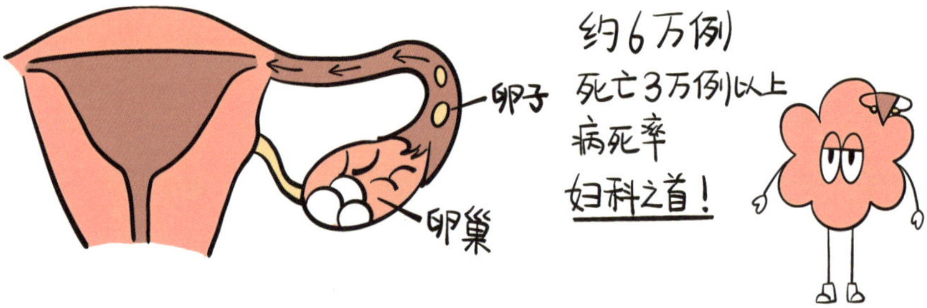

二、卵巢癌的危险因素

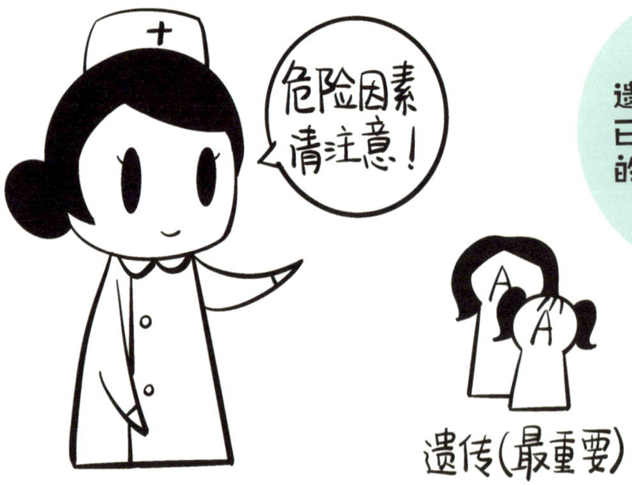

遗传体质：目前已知的、最重要的危险因素。

生活因素

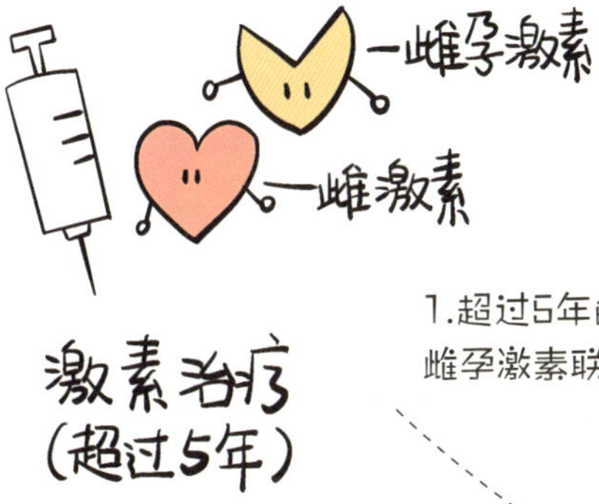

1.超过5年的激素治疗。雌激素和雌孕激素联合都会增加风险。

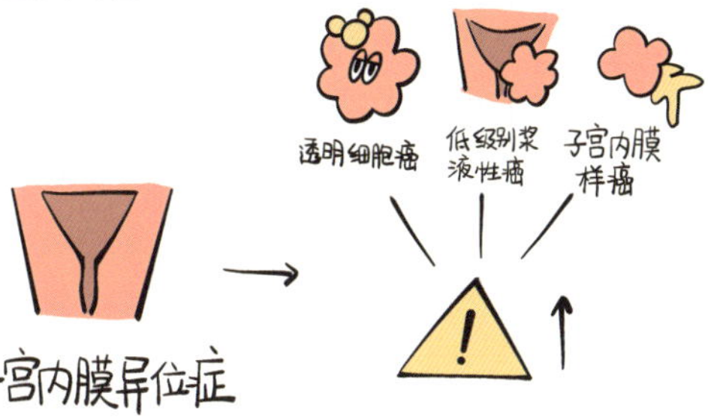

2.子宫内膜异位症：增加透明细胞癌、低级别浆液性癌和子宫内膜样癌风险。

其他因素如：

3.其他因素：酒精、肥胖、吸烟、应用滑石粉、饮食、缺乏体育锻炼。

三、卵巢癌的发病机制

卵巢癌高危因素→卵巢功能紊乱→卵巢良性肿瘤→卵巢交界性肿瘤→卵巢癌

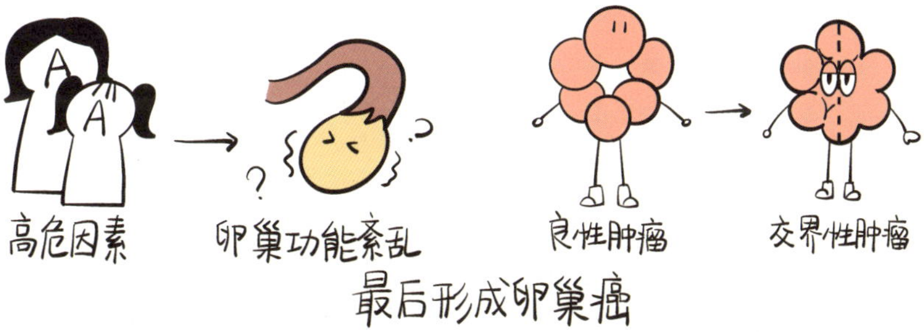

四、卵巢癌的临床表现

卵巢癌起病隐匿，早期常无明显症状。

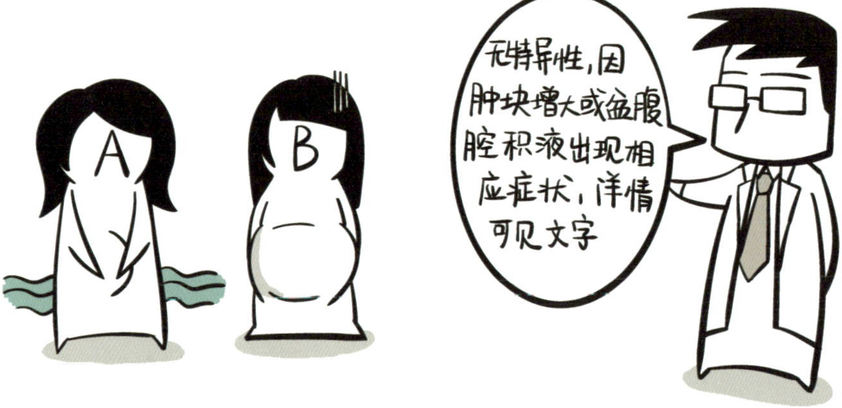

A
B
无特异性，因肿块增大或盆腹腔积液出现相应症状，详情可见文字

中晚期患者临床表现常缺乏特异性，主要因肿块增大或盆腹腔积液而出现相应症状，表现为下腹不适、腹胀、食欲下降等，部分患者表现为短期内腹围迅速增大，伴有乏力、消瘦等症状。也可因肿块压迫出现大小便次数增多的症状。出现胸腔积液者可有气短、难以平卧等表现。

五、卵巢癌的筛查方法

（一）筛查手段

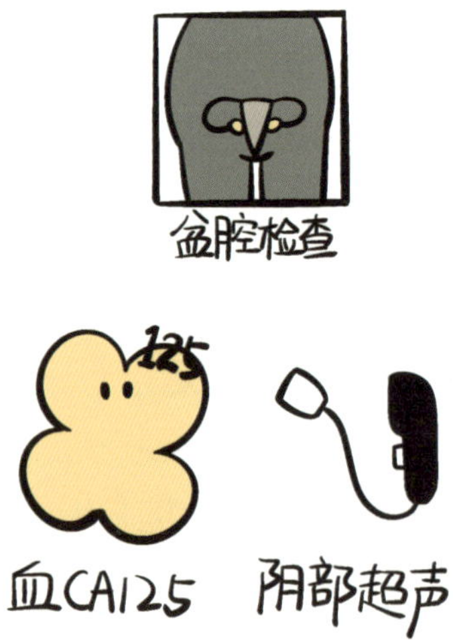

1.盆腔检查、血CA125和经阴道超声的联合筛查。有家族史者，进行相关基因筛查。

2.肿瘤标志物：血CA125、人附睾蛋白4（HE4）、甲胎蛋白（AFP）、人绒毛膜促性腺激素（β-hCG）、神经元特异性烯醇化酶（NSE）、乳酸脱氢酶（LDH）、CA19-9、癌胚抗原（CEA）。

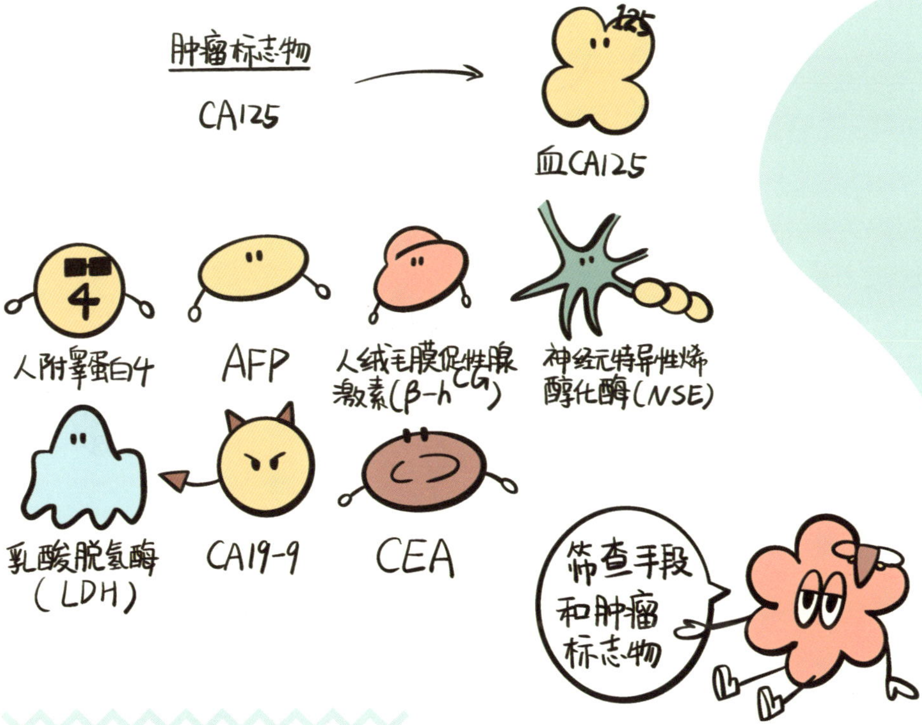

（二）临床诊断标准

1.存在卵巢癌的危险因素。
2.肿瘤标志物异常。
3.影像学发现占位。
4.组织病理学是诊断的金标准。

六、卵巢癌的治疗策略

01 手术治疗

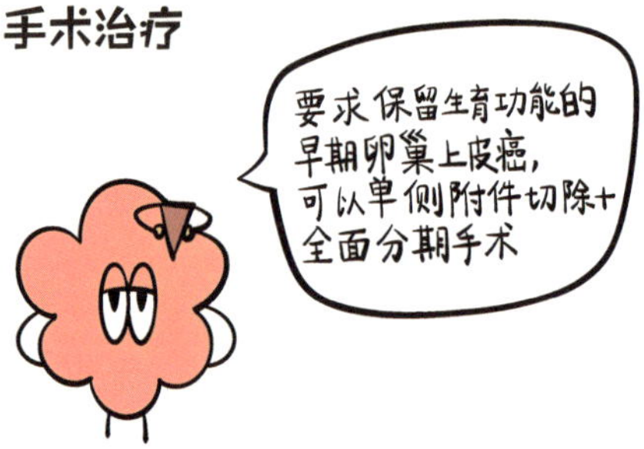

全面分期手术

适用于临床I–II期的早期卵巢恶性肿瘤患者。

保留生育功能手术

如果患者年轻，要求保留生育功能，对于早期卵巢上皮癌，可行单侧附件切除+全面分期手术，保留健侧附件和子宫。

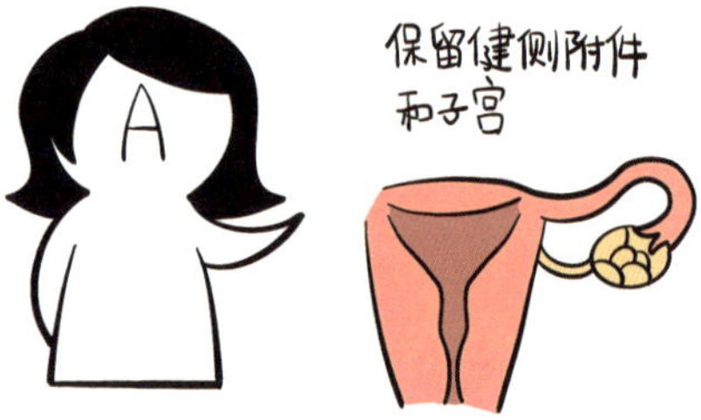

肿瘤细胞减灭术

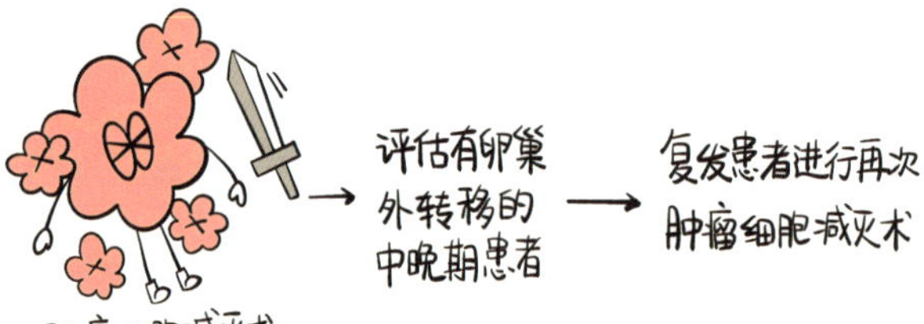

适用于术前或术中评估有卵巢外转移的中晚期患者。

腹腔镜探查术

对早期卵巢癌、晚期卵巢癌能否满意切除的评估。

再次减瘤术

对完成初次或间隔减瘤术并接受化疗后复发患者，进行的再次肿瘤细胞减灭术。

辅助性姑息手术

对接受姑息治疗的晚期卵巢癌患者，如有必要可行以下辅助性手术。

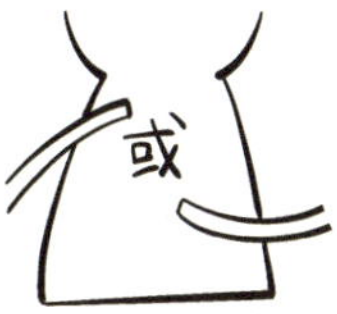

合并胸腹腔积液者行胸腔或腹腔穿刺引流术；

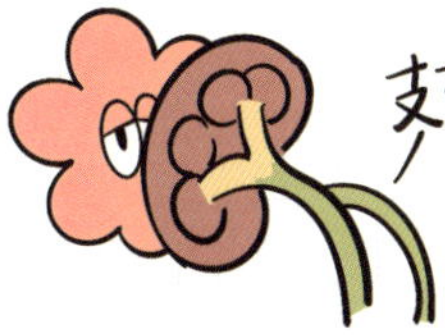

肿瘤压迫或侵犯输尿管导致肾盂输尿管积水时，可考虑放置输尿管支架或肾造瘘术；

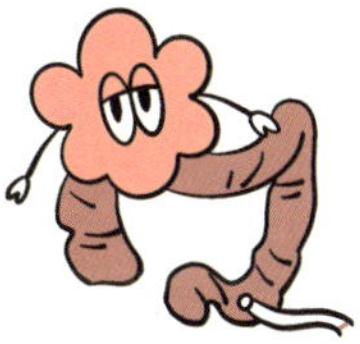

肿瘤侵犯肠道导致肠穿孔，可考虑近端造瘘术；盆底肿瘤压迫或侵犯直肠导致大便困难或直肠阴道瘘者，可考虑结肠造瘘术。

降低风险输卵管－卵巢切除术

推荐 BRCA1/2 胚系突变携带者在完成生育后，接受降低风险输卵管–卵巢切除术（RRSO）。

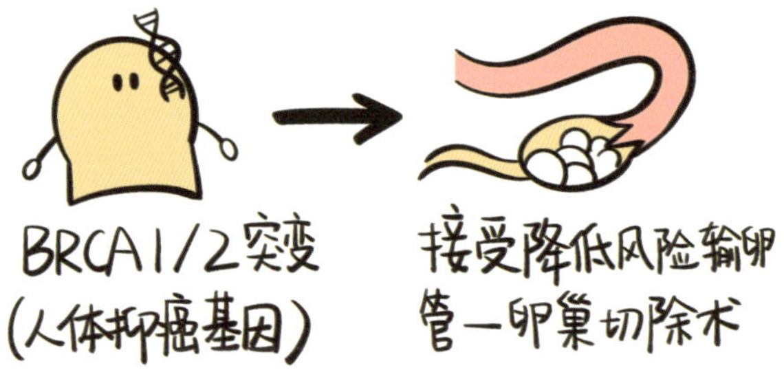

02 化疗

化疗是卵巢上皮癌治疗的主要手段，在卵巢癌的辅助治疗、复发治疗中均占有重要地位。

03 靶向治疗

04 免疫治疗

05 放疗

目前放疗仅用于部分复发卵巢癌的姑息治疗。对于肿瘤局限，例如仅有腹膜后或纵隔淋巴结转移，但手术难以切除，且化疗效果不佳，可考虑调强放射治疗。

06 激素治疗

对于无法耐受化疗或化疗无效的复发患者，可考虑激素治疗，药物包括：他莫昔芬、芳香化酶抑制剂（来曲唑、阿那曲唑等）、高效孕激素及促性腺激素释放激素类似物等，总体有效率大约 10%。

07 中医中药治疗

七、卵巢癌的预后

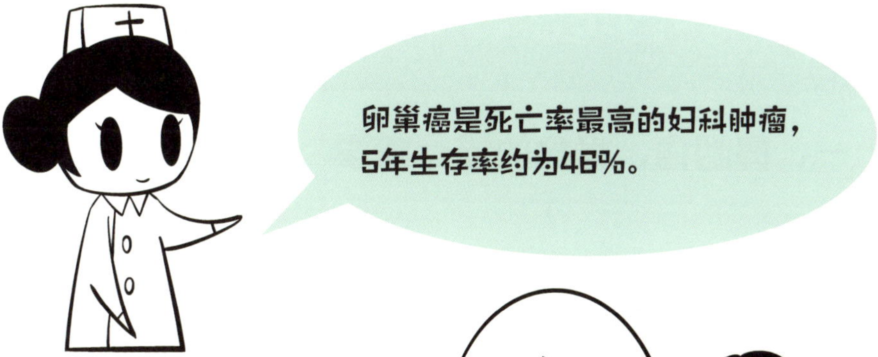

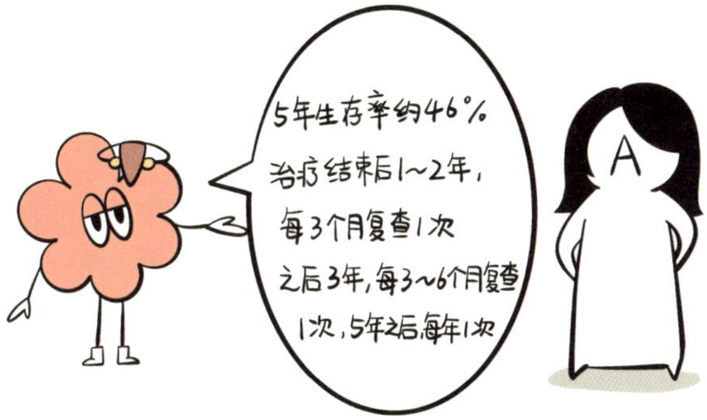

影响卵巢恶性肿瘤患者预后的因素包括：年龄、肿瘤的分期、肿瘤的组织学类型、分化程度、肿瘤细胞减灭术后残留病灶的大小等。

无症状患者前2年3个月复查1次，第3~5年，6个月复查1次，5年后每年复查1次。

（李刚）

19 鼻咽癌、喉癌

一、鼻咽癌、喉癌的流行病学

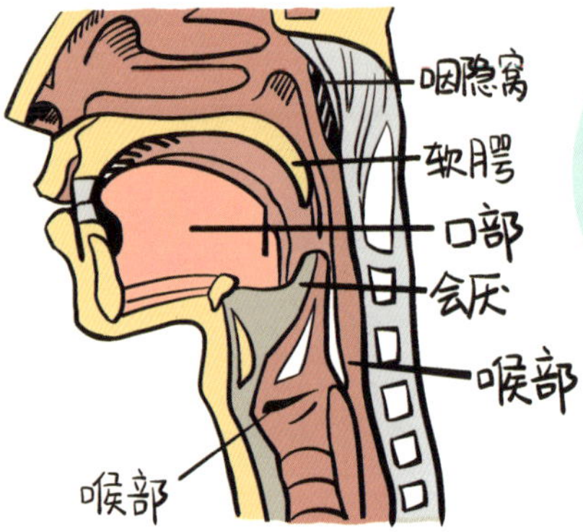

鼻咽癌是一种发生于鼻咽部黏膜上皮的恶性肿瘤，多发生于鼻咽部顶壁及侧壁，尤其是咽隐窝，是我国常见的恶性肿瘤之一；在所有恶性肿瘤新发病例中占比5.10%。

全球70%以上的鼻咽癌新发病例来自东亚和东南亚地区，我国鼻咽癌的发病人群主要集中于华南地区，且以男性居多，约为女性的2倍；可发生于各年龄段，以40～50岁居多。

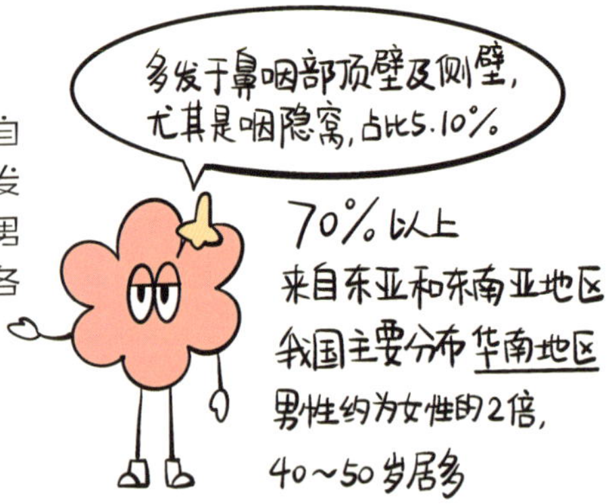

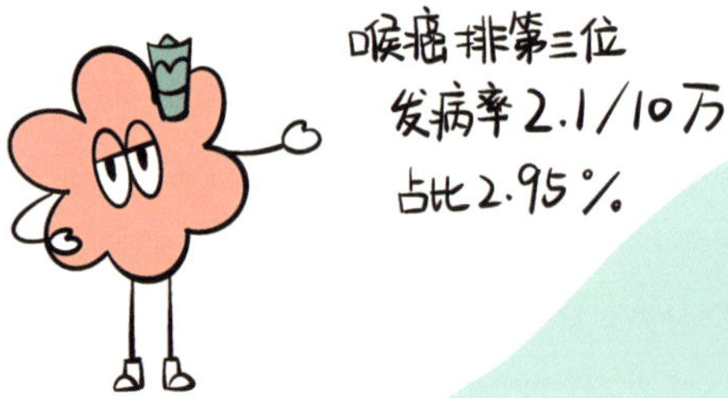

喉癌在头颈肿瘤家族中比较常见，排在第三位。发病率为2.1/10万，在所有恶性肿瘤新发病例中占2.95%。

二、鼻咽癌、喉癌的危险因素

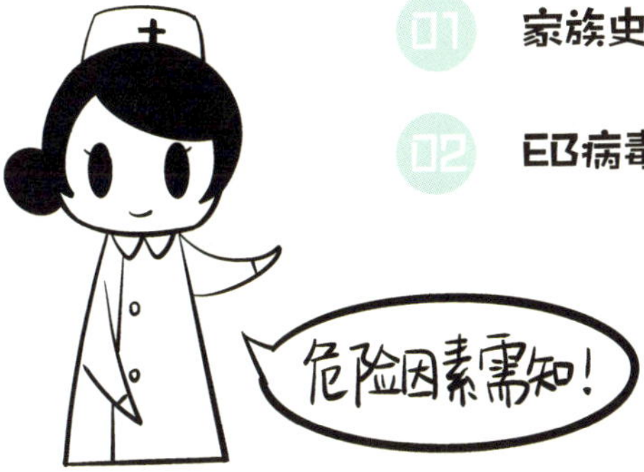

01 家族史。

02 EB病毒感染。

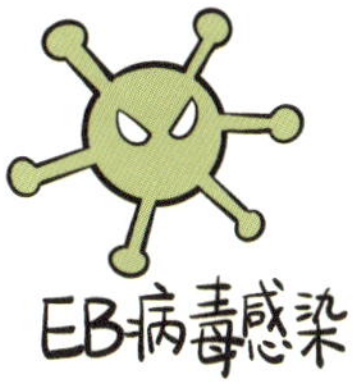

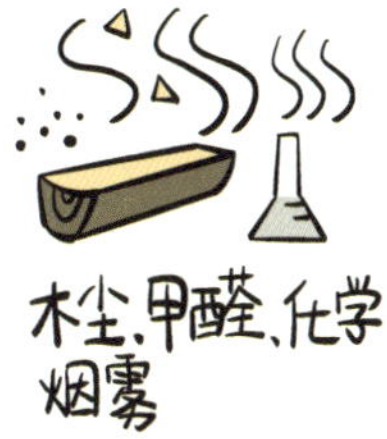

03 吸烟，饮酒，烧香，职业暴露于木尘、甲醛和化学烟雾中。

04 大量摄入亚硝胺含量较高的腌制（盐渍）和发酵食品。

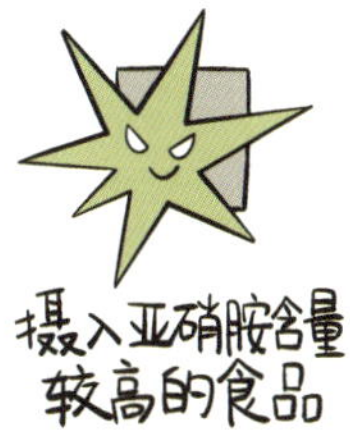

05 免疫抑制，如获得性免疫缺陷综合征。

06 其他。

1.癌前病变：喉癌的癌前病变主要有喉白斑病（包括喉角化症）、成人型慢性肥厚性喉炎及成人型喉乳头状瘤。

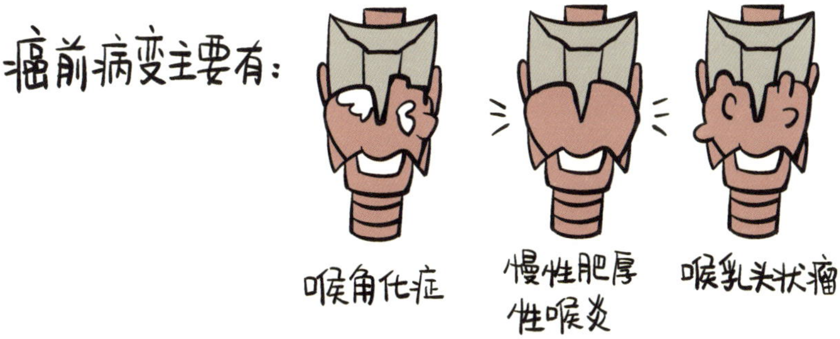

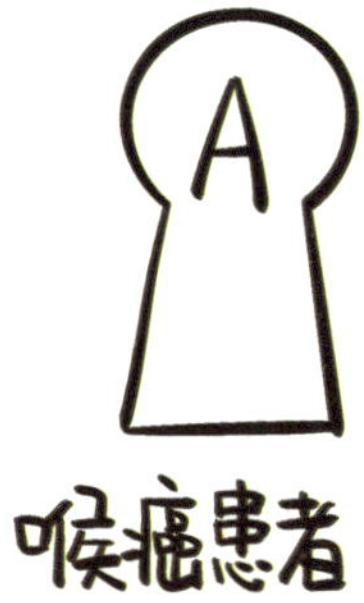

2.性激素：喉癌患者男性明显多于女性。临床研究发现喉癌患者睾酮水平高于正常人，雌激素降低；切除肿瘤后睾酮水平明显下降。

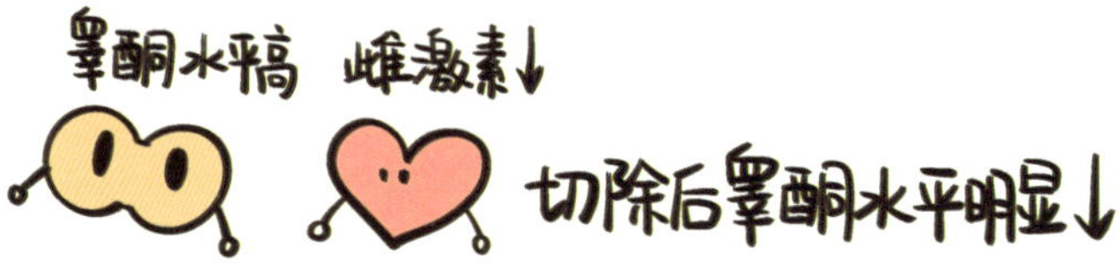

三、鼻咽癌、喉癌的临床表现

（一）鼻咽癌的临床表现

1.鼻部症状：回缩涕带血或擤鼻涕中带血为早期较典型的症状，晚期可有大出血，肿瘤阻塞引起一侧鼻塞，瘤体增长可有双侧阻塞。

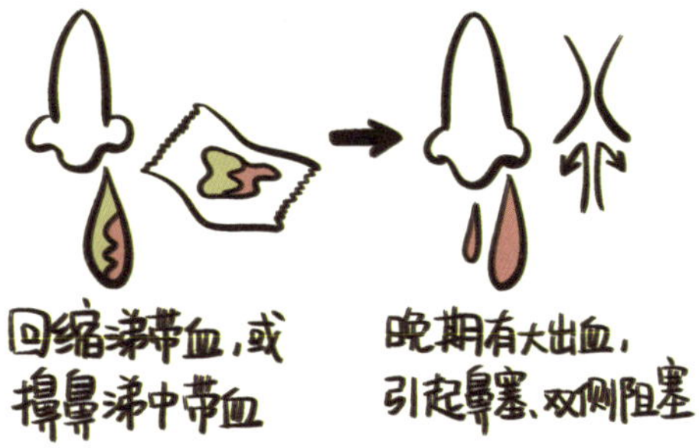

2.耳部症状：肿瘤压迫阻塞咽鼓管咽口，引起耳闷、耳鸣、听力下降、中耳积水。

3.颈淋巴结肿大：常出现于颈深部上群淋巴结。

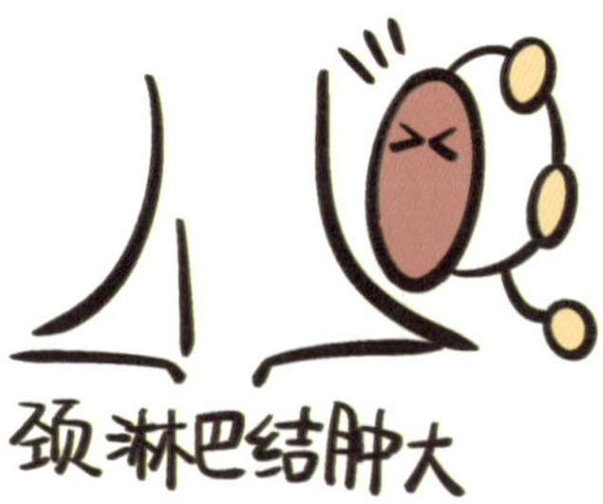

4.脑神经症状：从颅底破裂孔处或颈内动脉管进入颅内，可侵犯V、VI、IV、III、II对颅神经，引起头痛、面部麻木、复视、上睑下垂、眼球固定。直接侵犯咽旁隙或转移淋巴结压迫IX、X、XII，引起软腭瘫痪、反呛、声嘶、伸舌偏斜等。

5.远处转移症状：常见的转移部位为骨、肺、肝，脑转移少见。症状如骨痛、咳嗽、腹痛等。

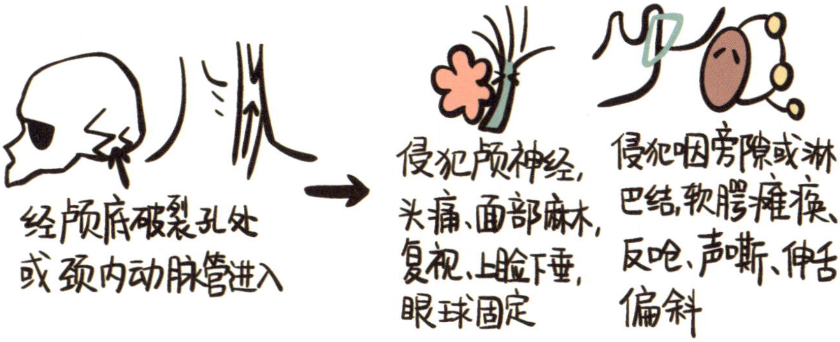

（二）喉癌的临床表现

1.声音嘶哑：是声门型喉癌的典型表现，主要因为声带本身的占位导致声门闭合欠佳，另一方面因为支配声带的神经受累而引起声带运动障碍。早期为发声易倦或声音嘶哑，多误认为感冒、喉炎。

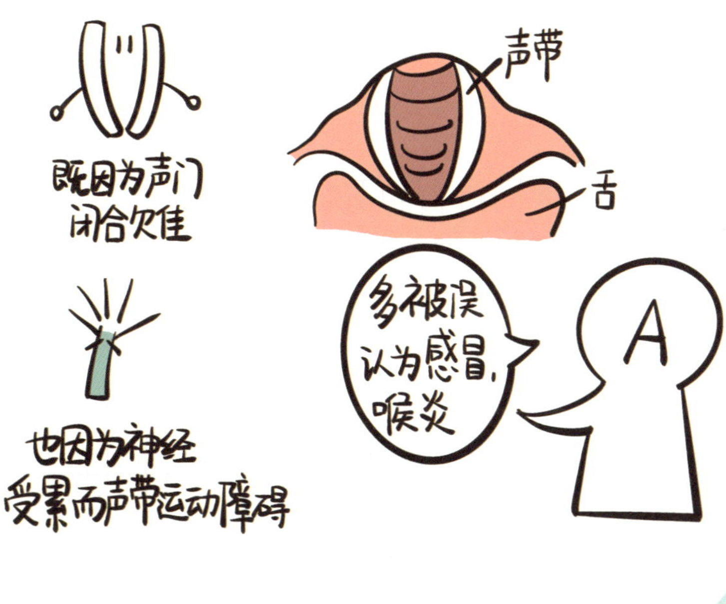

2.咽喉部异物感：声门上型喉癌患者多以咳嗽、疼痛、血痰、咽喉部不适感及异物感为早期症状，早期时和慢性咽炎不能够明显区分。

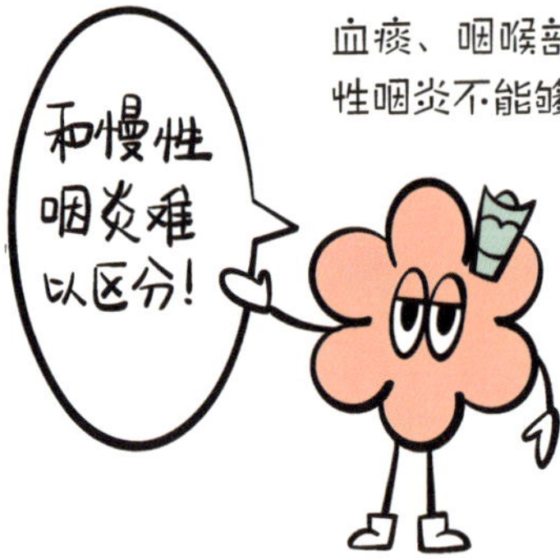
和慢性
咽炎难
以区分！

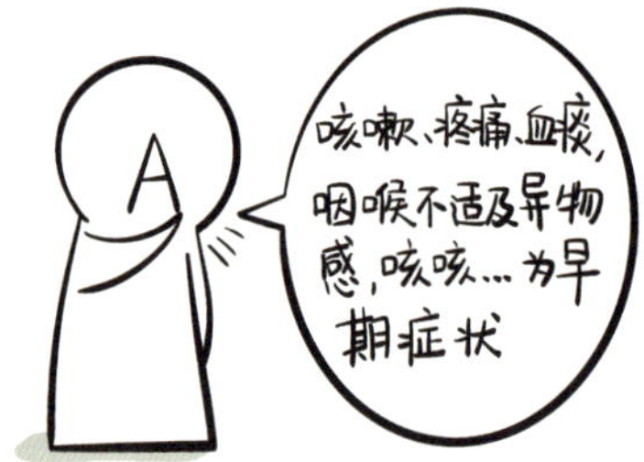
咳嗽、疼痛、血痰，
咽喉不适及异物
感，咳咳……为早
期症状

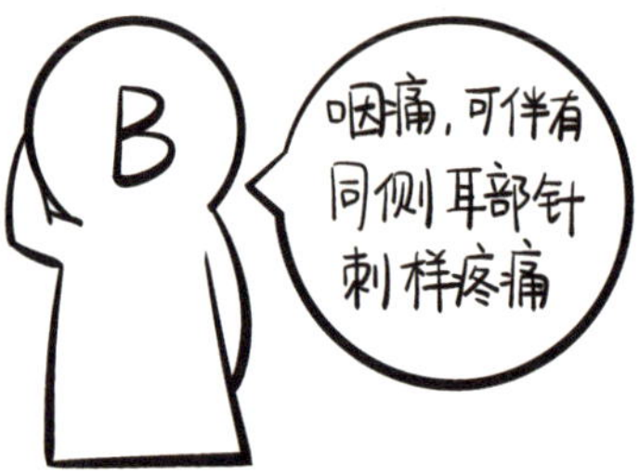
咽痛，可伴有
同侧耳部针
刺样疼痛

3.咽痛：肿瘤向深部侵犯可出现咽喉部疼痛。初始仅在吞咽时有疼痛，随着病情的发展，疼痛可为持续性，部分患者可伴有同侧耳部针刺样疼痛。

4.进食呛咳：多为肿瘤影响了环杓关节运动出现的异常。

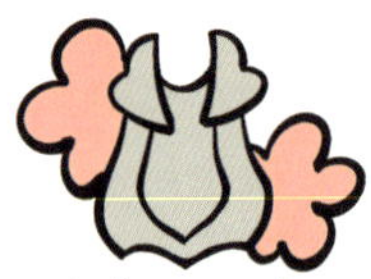

进食呛咳
（影响环杓关节导致）

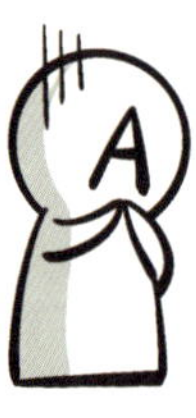

吞咽、呼吸困难（晚期）

5.吞咽困难：多见于晚期的声门上型喉癌。

6.呼吸困难：由于声门裂区是呼吸道最狭窄的部位，当肿瘤过大时可阻塞喉腔引起呼吸困难，呼吸困难常为喉癌晚期症状。

7.痰中带血：晚期喉癌或肿瘤溃烂时，可出现少量咯血。

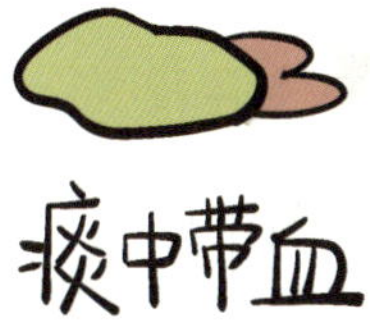

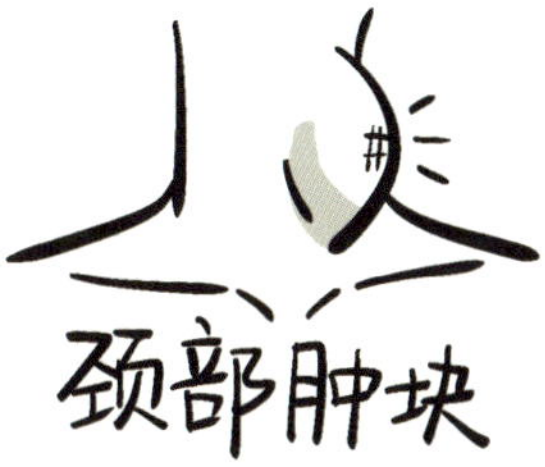

8.颈部肿块：肿瘤突破喉体侵及到颈前组织，造成颈部不活动性的包块组织，或者喉癌发生颈部淋巴结转移时，出现颈部无痛性肿块。

四、鼻咽癌、喉癌的筛查方法

电子鼻咽、喉镜检查活检是鼻咽癌、喉癌确诊的金标准。

五、鼻咽癌、喉癌的治疗策略

（一）鼻咽癌的治疗

放射治疗是鼻咽癌的唯一根治性治疗手段。治疗以放射治疗为主，同时包括手术、化疗、靶向、免疫和中医治疗等多种方式的综合治疗。

（二）喉癌的治疗

01 手术治疗

02 放射治疗

03 化学药物治疗

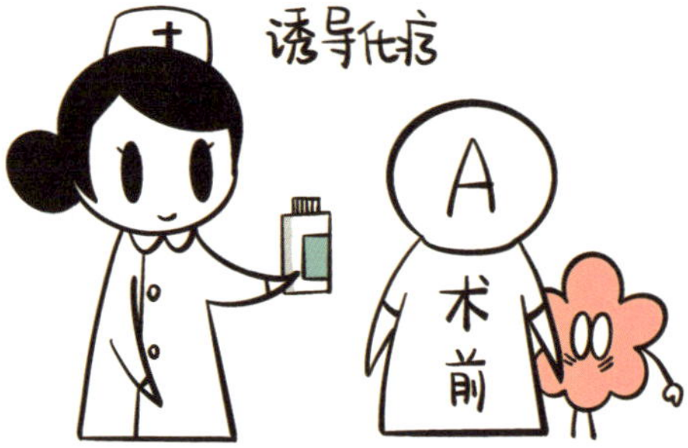

(1)诱导化疗即手术或放疗前给药，此时肿瘤血供丰富，利于药物发挥作用。

(2)辅助化疗指手术或放疗后加用化疗，以杀灭可能残存的肿瘤细胞。

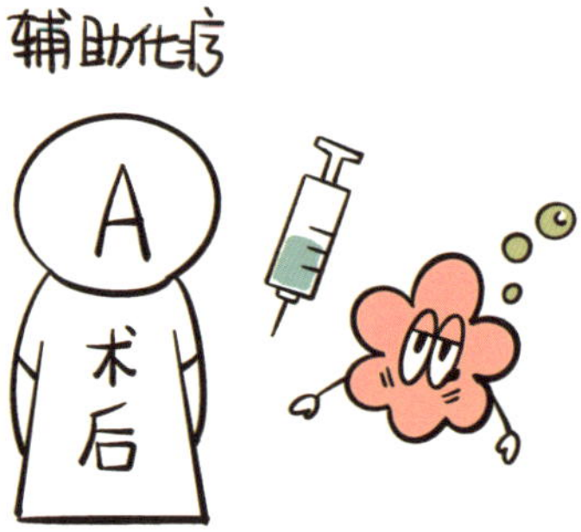

04 免疫治疗

是利用人体自身免疫系统抗击肿瘤，抑制肿瘤生长和蔓延，并促进肿瘤组织坏死，以提高病人的生存率。

05 靶向治疗

主要针对基因突变或者肿瘤的某种信号传导通路进行治疗，目的是减轻肿瘤的血管供应、控制喉癌的发展。目前常见的靶向药物是西妥昔单抗，这种药物属于表皮生长因子拮抗剂，可以减少肿瘤血管的新生和转移。

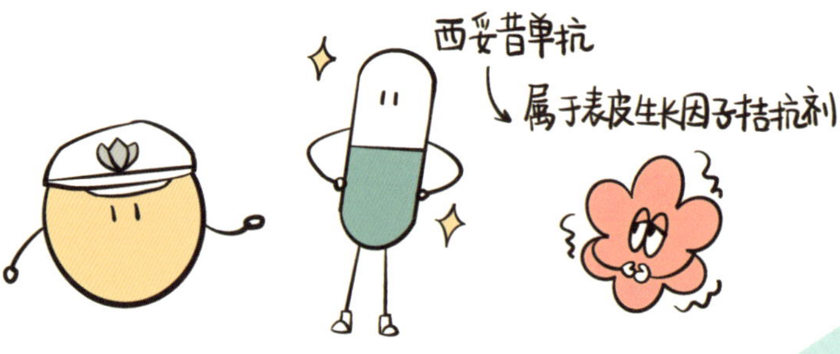

六、鼻咽癌、喉癌的预后

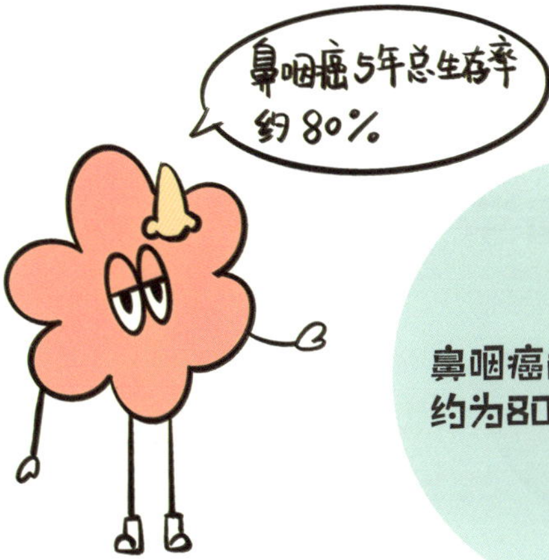

鼻咽癌的5年总生存率约为80%。

喉癌的预后与喉癌类型、分期有关。

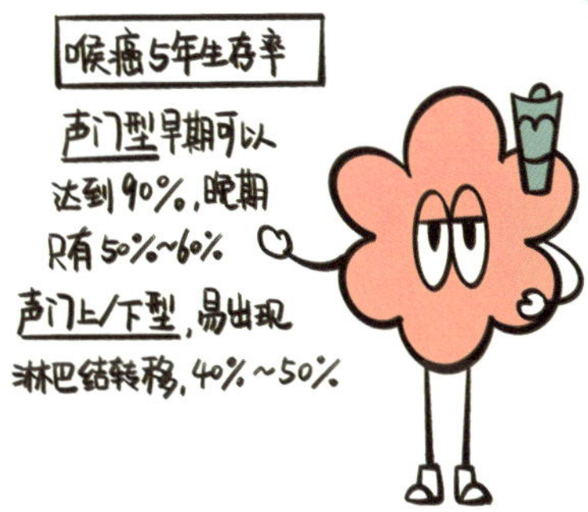

- 早期声门型喉癌，预后效果非常好，5年生存率可以达到90%以上。但是晚期声门型喉癌的预后效果较差，5年生存率50%～60%。
- 声门上型或者声门下型喉癌，预后可能较差。这类疾病较容易出现淋巴结转移，5年生存率40%～50%。

（林力、陈小芳）

20 胆囊癌

一、胆囊癌的流行病学

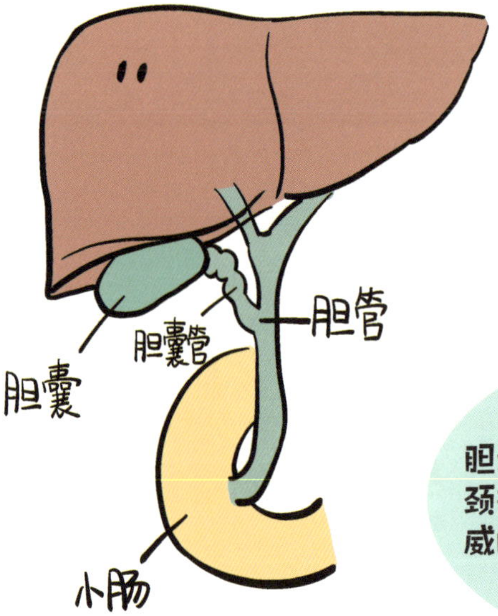

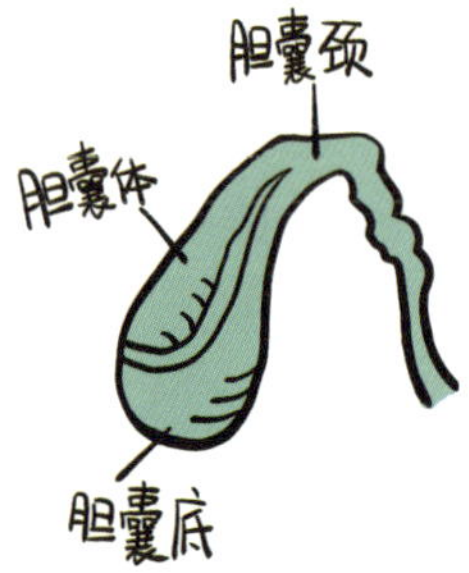

胆囊癌可起源于胆囊底部、体部、颈部或胆囊管等多个部位，是严重威胁人类健康的恶性肿瘤。

胆囊癌占胆道肿瘤的80%～95%，是最常见的胆道恶性肿瘤。女性发病率普遍高于男性。

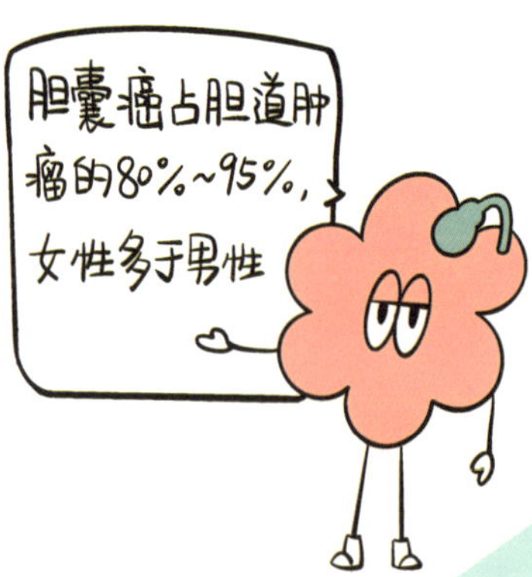

二、胆囊癌的危险因素

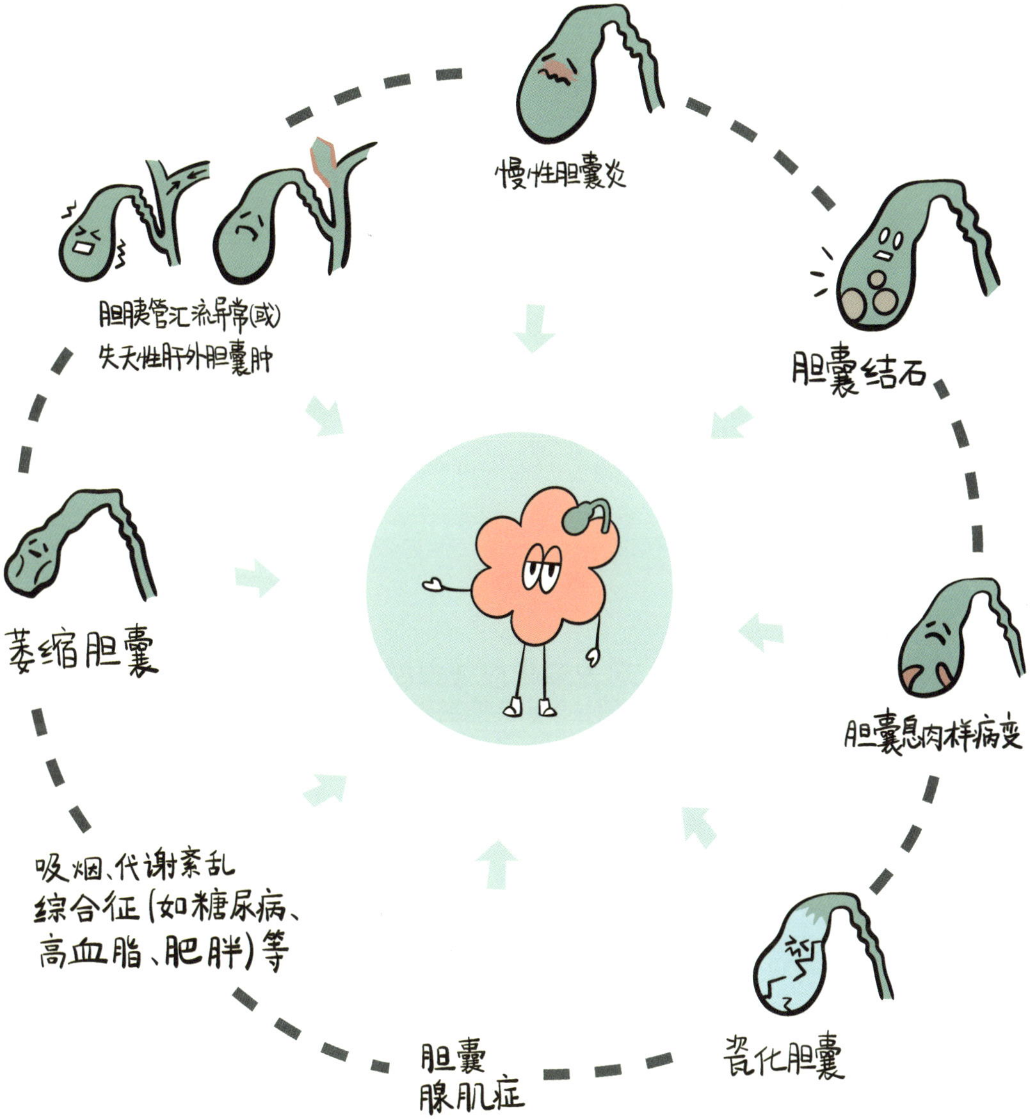
慢性胆囊炎
胆囊结石
胆囊息肉样病变
瓷化胆囊
胆囊
腺肌症
吸烟、代谢紊乱
综合征（如糖尿病、
高血脂、肥胖）等
萎缩胆囊
胆胰管汇流异常(或)
先天性肝外胆囊肿

三、胆囊癌的临床表现

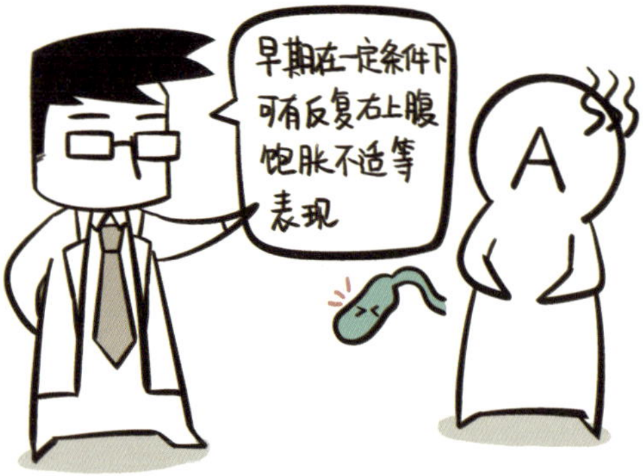
早期在一定条件下可有反复右上腹饱胀不适等表现
A

早期多无明显症状，合并胆囊结石、胆囊息肉者，可有反复右上腹饱胀不适等慢性胆囊炎表现。

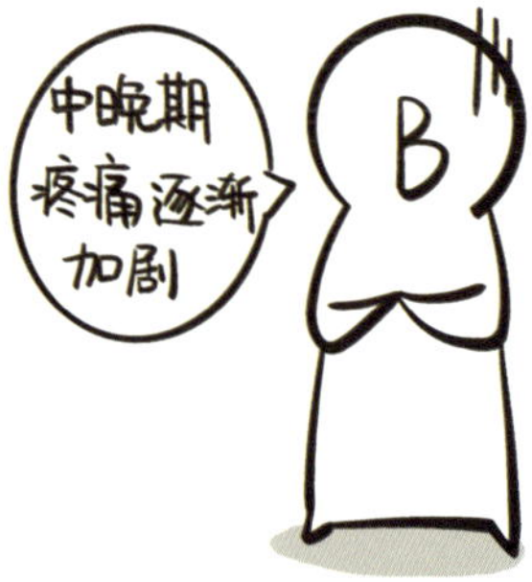
中晚期疼痛逐渐加剧
B

中晚期患者右上腹痛逐渐加剧。

肿瘤转移至骨骼等，可出现相应转移部位疼痛不适症状，如侵犯肝门部胆管，可出现梗阻性黄疸。

四、胆囊癌的筛查方法

超声、CT、MRI、内镜、PET-CT及腹腔镜探查等，是目前胆囊癌最有价值的临床诊断手段。

确诊依赖于病理检查。

五、胆囊癌的治疗策略

（一）外科手术治疗

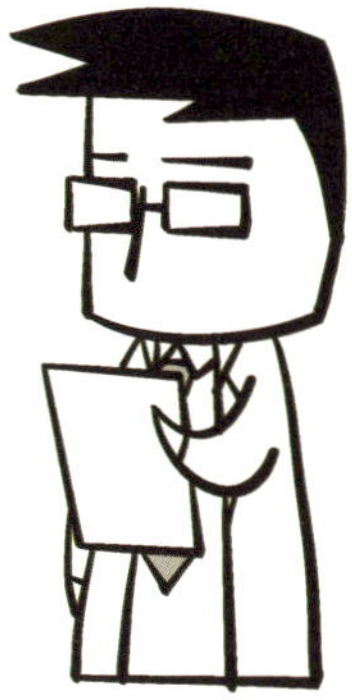

（二）系统治疗

六、胆囊癌的预后

总体5年生存率仅23.0%，可切除肿瘤者为39.6%；晚期未手术者为5.4%，姑息性手术者仅为4.7%。

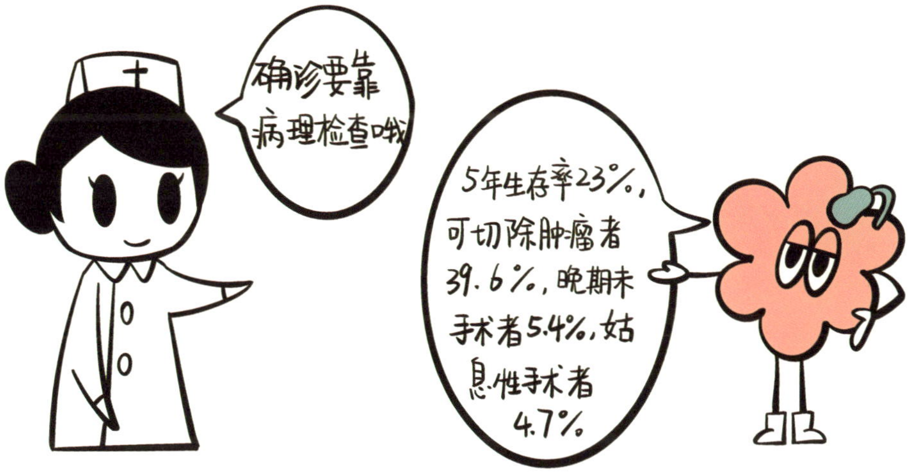

（陈红旭、李潺）

生活与肿瘤

一、吸烟

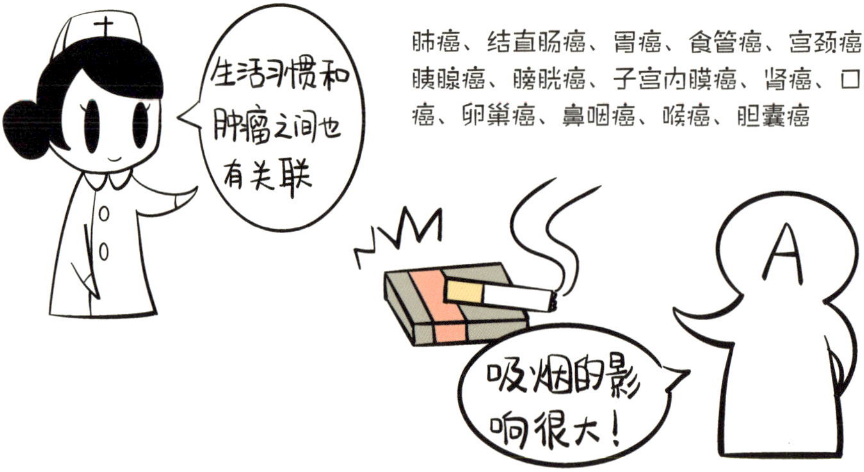
生活习惯和肿瘤之间也有关联
吸烟的影响很大！
A

肺癌、结直肠癌、胃癌、食管癌、宫颈癌、胰腺癌、膀胱癌、子宫内膜癌、肾癌、口腔癌、卵巢癌、鼻咽癌、喉癌、胆囊癌

二、饮酒

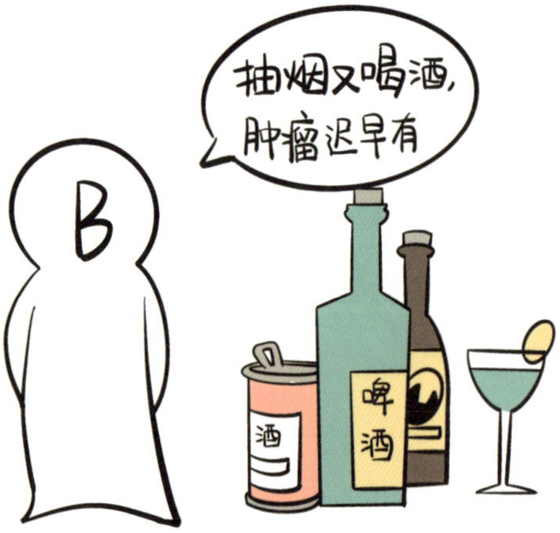
抽烟又喝酒，肿瘤迟早有
B
酒
啤酒

肝癌、胃癌、乳腺癌、食管癌、胰腺癌、子宫内膜癌、卵巢癌、鼻咽癌、喉癌

三、肥胖

结直肠癌、甲状腺癌、胃癌、乳腺癌、胰腺癌、子宫内膜癌、肾癌、卵巢癌、胆囊癌

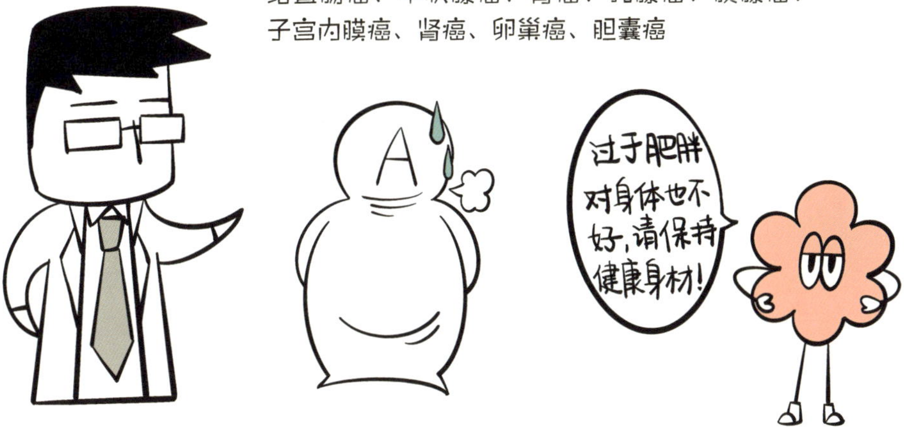
A
过于肥胖对身体也不好，请保持健康身材！

四、环境污染

肺癌、肝癌、食管癌、膀胱癌、淋巴瘤、白血病、肾癌、鼻咽癌、喉癌

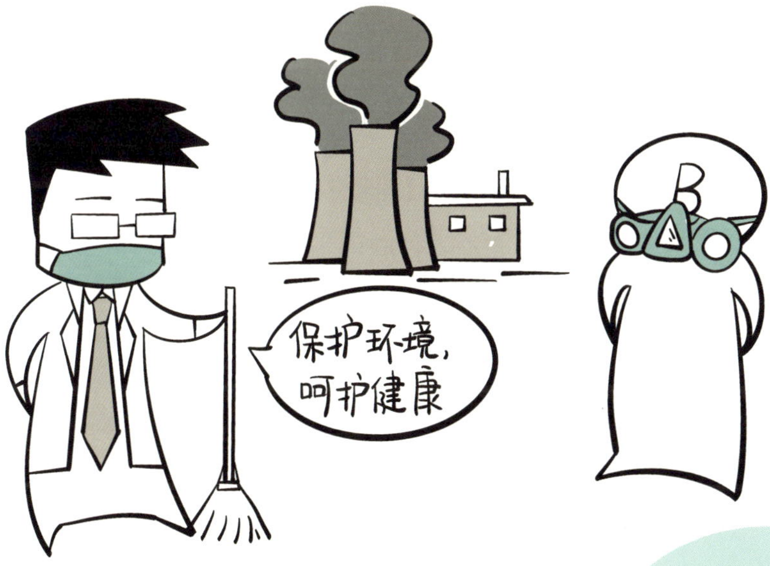
保护环境，呵护健康
B

五、年龄

肺癌、前列腺癌、胰腺癌、子宫内膜癌

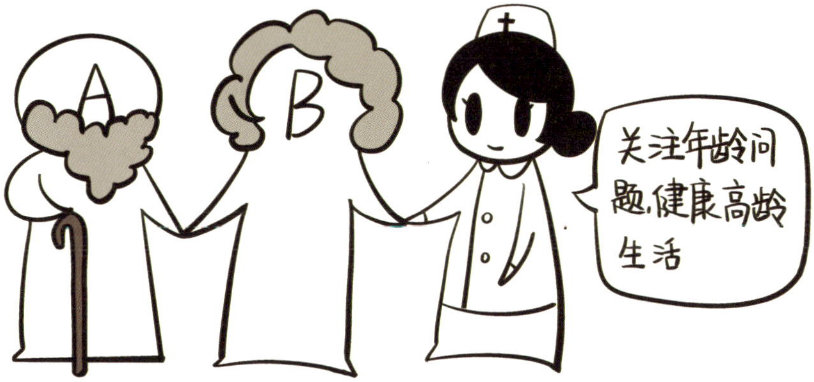

六、高血糖

结直肠癌、胰腺癌、胆囊癌

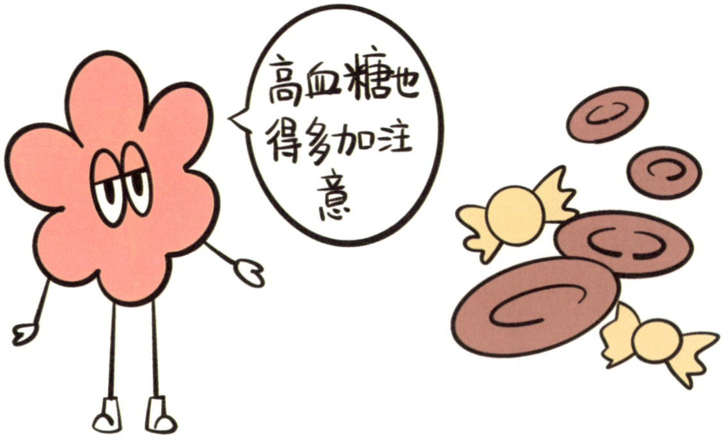

七、放射因素

甲状腺癌、脑瘤

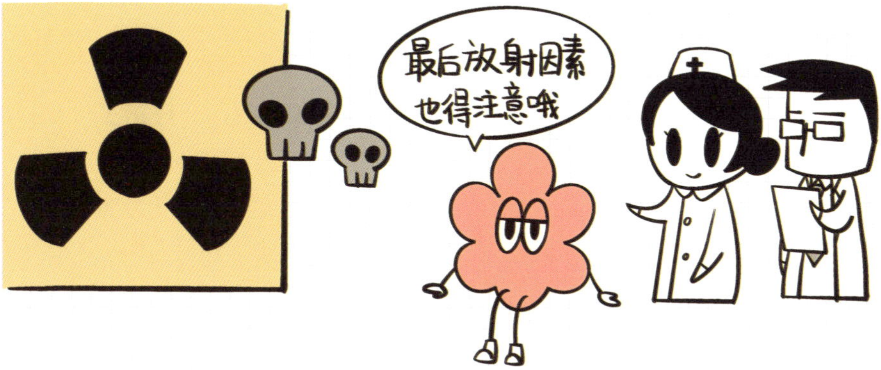

后记

到这里，我们这本《中国常见肿瘤科普图解》就告一段落了。根据2022年中国恶性肿瘤流行情况报告，前20位肿瘤占据了我国恶性肿瘤的93.12%（449.3/482.5）。因此，掌握本书中的20个瘤种，基本就熟悉了绝大部分肿瘤，剩余的小部分肿瘤可能有些专业人士也没有见过，属于少见或罕见肿瘤。如果您能认真读完本书，基本上对肿瘤就有一个系统的认知。本书摈弃了晦涩难懂的肿瘤发病机制阐述，重点科普了肿瘤的以下内容：

1.各个肿瘤的发病情况，目的是让大家科学地认知每一类肿瘤离我们有多远；

2.肿瘤的危险因素，目的是让读者能够远离这些危险因素，避免肿瘤的发生；

3.比较肿瘤的治疗手段，目的是让大家了解每一个肿瘤的最优治疗策略和效果；

4.每个肿瘤的预后和生存期，目的是客观描述肿瘤的预后，让大家不再谈瘤色变。

本书的编撰形式是我们第一次大胆尝试，尽管我们经过了几轮反复斟酌，书里难免会出现一些错误，恳请各位读者在阅读时给我们提出更多的修改意见，以便我们再版时或出版系列图书时更好地修正。